超声医学与人工智能

主　编　陈智毅

科学出版社

北　京

内 容 简 介

本书以临床实际需求为出发点,从理论到应用,将人工智能与超声医学有机结合,对相关交叉学科发展展开了详细阐述,旨在让读者全面了解人工智能时代下的超声医学领域的新发展。全书共分为四章,分别从人工智能发展概况、发展要素、临床应用场景及伦理思考等多个方面展开叙述。

本书可作为超声医师、理工科学者、开展医疗人工智能相关跨领域研究者及其他感兴趣读者的学习材料。

图书在版编目(CIP)数据

超声医学与人工智能 / 陈智毅主编 . —北京:科学出版社,2020.12
ISBN 978-7-03-067007-6

Ⅰ.①超… Ⅱ.①陈… Ⅲ.①人工智能 – 应用 – 超声波诊断 – 研究 Ⅳ.① R445.1

中国版本图书馆 CIP 数据核字(2020)第 230912 号

责任编辑:戚东桂 / 责任校对:张小霞
责任印制:肖 兴 / 封面设计:陈 敬

科 学 出 版 社 出版
北京东黄城根北街16号
邮政编码:100717
http://www.sciencep.com
北京九天鸿程印刷有限责任公司 印刷
科学出版社发行 各地新华书店经销

*

2020年12月第 一 版 开本:787×1092 1/16
2020年12月第一次印刷 印张:10 3/4
字数:243 000
定价:98.00元
(如有印装质量问题,我社负责调换)

《超声医学与人工智能》编写人员

主　编　陈智毅

副主编　陆　遥　刘红梅　倪　东

编　者（按姓氏汉语拼音排序）

陈智毅　广州医科大学附属第三医院

梁晓雯　广州医科大学附属第三医院

廖剑艺　广州医科大学附属第三医院

刘红梅　广东省第二人民医院

陆　遥　中山大学

麦武平　广东省第二人民医院

倪　东　深圳大学

庞　虹　广州医科大学附属第三医院

肖　杨　中国科学院深圳先进技术研究院

熊　奕　深圳市罗湖医院集团

曾凤仪　广州医科大学附属第三医院

张建兴　广东省中医院

张湘楠　中国科学院深圳先进技术研究院

朱定局　华南师范大学

前　言

　　多学科融合是科技创新发展的主流趋势。在信息网络新时代，超声医学作为影像医学的重要分支，与人工智能在图像分析及处理、智能化疾病预测及诊疗等领域碰撞出了新的火花，打破了学科壁垒。然而，领域间交叉、融合及发展的同时，也带来了诸如"难以相互理解""流程机制不同"等新问题——超声医师不了解人工智能的算法及原理，理工科人员也难以准确捕捉超声应用的临床需求，而这些问题的发酵将阻碍多学科融合发展的进程。显然，人工智能在超声医学领域的应用不是"超声医师＋理工科人员"就能实现的。如何让双方更快地了解、熟悉这个新兴领域，打破领域间壁垒，开展跨领域研究，是本书编写的初衷。

　　《超声医学与人工智能》的编写由超声医师与理工科人员共同完成。本书共分为四章，第一章从人工智能、医学人工智能及超声医学与人工智能三个维度阐明了超声医学与人工智能融合发展的必要性及现状；第二章从人工智能发展的三大要素（算法、算力、大数据）出发，讲述大数据、数据分析方法及云计算技术如何实现超声数据的高效存储及管理；第三章着重讲述人工智能技术在各系统器官超声诊疗中的具体应用；第四章从伦理、规范、体系构建等角度，引导读者理性面对人工智能热潮，不仅提供方法理论上的指引，更多的是引导读者如何用好手中这把"利剑"。

　　本书紧扣人工智能应用于超声医学领域的关键词——临床需求，辅以最直观的示意图，不仅让超声医师了解人工智能技术如何解决实际临床问题的过程，大胆挖掘临床需求，探索交叉学科领域的结合点；也让理工科人员切实了解实际临床问题，从而"对症下药"，在跨领域研究中迸发火花。

　　由于本书涉猎领域较广，且人工智能在超声医学领域的研究及应用正处于不断发展、理念持续更新的阶段，书中难免存在不足及更新不及时之处，恳请读者批评指正。

编　者

2020 年 8 月

目　　录

第一章 概　述

人工智能（artificial intelligence，AI）的概念于 1956 年在达特茅斯会议上被首次提出，其定义是指利用数字计算机或数字计算机控制的机器模拟、延伸及扩展人的智能，感知环境、获取知识并使用知识获得最佳结果的理论、方法、技术及应用系统。维基百科给出了一个更为简单的定义——通过计算机程序来呈现人类智能。

人工智能的发展共经历了三次浪潮（图 1-0-1）。21 世纪以前，以符号主义、连接主义为代表的两次发展浪潮分别因"缺乏实用性和计算能力"及"应用范畴有限"而热度消退。2016 年，一场"人机大战"在科技界引发了巨大的舆论漩涡——Google 旗下 DeepMind 研发的人工智能程序 AlphaGo 在围棋比赛中，击败了世界冠军李世石，机器的全面胜利使得人工智能再一次以迅雷不及掩耳之势席卷全球，第三次发展浪潮应运而生。

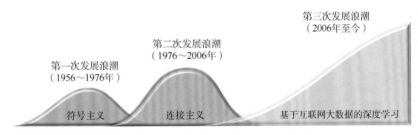

图 1-0-1　人工智能发展的"三次浪潮"

第一次发展浪潮以符号主义为代表；第二次发展浪潮以连接主义为代表；第三次发展浪潮以基于互联网大数据的深度学习为代表

当下，人工智能的发展可谓占尽天时、地利、人和。面对崭新的人工智能时代，世界各国纷纷从国家战略层面推进人工智能技术，力争在由人工智能引领的新一轮科技革命中占得先机，如美国在 2016～2018 年，陆续制订了《国家人工智能研究和发展战略计划》、《人工智能与国家安全》及《人工智能与国家安全：AI 生态系统的重要性》等多项人工智能领域规划，并于 2019 年 6 月发布了《2019 年国家人工智能研发战略规划》；2019 年 11 月，新加坡政府宣布推出"全国人工智能策略"，在交通物流、智能市镇、医疗保健、教育及安保五大领域大力推动人工智能技术的应用；2019 年 12 月，韩国政府公布"人工智能（AI）国家战略"，旨在推动韩国从"IT 强国"发展为"AI 强国"。

同样，自 2015 年来，我国政府相继发布多个政策，如 2016 年出台的《"互联网＋"人工智能三年行动实施方案》、2017 年出台的《新一代人工智能发展规划》及《促进新一代人工智能产业发展三年行动计划（2018—2020）》等，旨在为人工智能在各领域的广泛应用提供指引及导向，促使学科交叉融合、健康稳步发展。2020 年 3 月科技部明确提出要大力推动关键核心技术攻关，人工智能是其中的一项。随后，国家发改委在 2020 年 4 月首次明确人工智能属于新型基础设施的范围。此外，2020 年 6 月的十三届全国人大常委会第五十八次委员长会议中提及需要重视对人工智能、区块链、基因编辑等新技术新领域相关法律问题的研究。

除了政策支持以外，超级计算机、大数据及云计算的出现为人工智能算法提供了发展所需的算力及大数据，人工智能的发展模式随即从过去追求"用计算机模拟人工智能"，逐步转向 "机器与人结合而成的增强型混合智能系统"。随着全球科学、技术、工程和数学领域的人才不断增加，人工智能领域的人才持续增加，如我国有超过 10 万人研究人工智能开发。如今，人工智能正在全球范围内蓬勃发展，其在新时代的发展既是机遇也是挑战。同样，在医疗领域，无论是作为需求方的临床医师，还是作为技术方的工程研究人员，都应该正确认识人工智能在医疗领域的定位及作用。在超声医学领域，应该准确把握人工智能的发展方向及前景。

一、人工智能在医疗领域的应用

1. 人工智能在医疗领域的应用方向   医疗领域是人工智能的主要应用领域之一[1]，其应用主要集中在疾病预防、疾病诊治、资源配置及患者服务四大方面。根据人工智能在医疗领域中的功能定位不同，可将其分为基础设施层、技术层及应用层（图 1-0-2）。

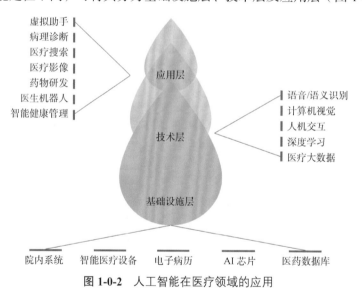

图 1-0-2 人工智能在医疗领域的应用

2. 人工智能在医疗领域的应用意义   作为科技新技术，人工智能在医学领域中的应用如雨后春笋，对医疗领域的发展有着重要的推动作用，如提高医疗质量及服务效率、优化医疗资源配置、降低医疗成本等。

（1）有效提高医疗质量及服务效率：提升医疗质量是医疗机构发展的核心目标。人工智能技术应用于医疗领域，可实现对患者信息的系统性及针对性管理，帮助制订前瞻性管理决策和预算规划，如医院可采用人工智能技术对人口及医疗数据进行实时分析，以预测患者数量的增长，预先做好床位的配置规划。此外，借助人工智能技术进行辅助诊断，可有效避免误诊，提高诊断准确性，减少医疗事故的发生。因此，人工智能技术应用于医疗领域，可有效提高医师的诊疗效率，提升医疗服务质量。

（2）有效缓解医疗资源配置不均等问题：我国地域辽阔，人口众多，公共医疗系统持续承受巨大的压力。一线城市三甲医院医疗资源相对充足，但基层单位医疗水平持续低下，城乡分配严重不均。据统计，2018年我国每千人平均医师拥有量仅为2.59人，医师人才资源缺口问题突出。人工智能技术可通过"学习"和"拷贝"高水平诊疗模式，将优质的诊疗方法通过远程传输或软件等方式进行推广应用，从而提高基层医师的疾病筛查检出率和诊断准确率，改善基层单位医疗水平，实现分级诊疗，切实改善医疗资源分配不均的现状。

（3）有效降低医疗成本：尽管我国持续加大医改力度，但"看病难、看病贵"的问题仍较为突出，如何降低医疗成本是关键。人工智能技术可快速识别高危人群，提高医疗服务的针对性，减少不必要的检查资源浪费，如使用人工智能技术对急诊/非急诊患者进行初步评估，可实现对患者的快速分流，减少不必要的就诊；应用人工智能技术辅助医师诊断，可提高医师诊断水平，实现精准诊断及治疗，减少医疗费用支出，同时促进医疗服务向个性化、精准化转变[2]。

3. 人工智能应用于医疗领域的难点 既然人工智能在医疗领域的应用前景如此广阔，为何目前临床实际工作中还难以寻找到它的踪迹？事实上，除了伦理及责任归属问题（详见本书第四章），医疗人工智能从"研究"到"产业化及临床应用"还需经历一段漫长的过程。其中，如何获取医疗器械注册证是人工智能产品所面临的最严峻问题之一。

2018年8月1日我国新版《医疗器械分类目录》正式生效。按照风险程度，医疗器械产品可分为三类：第一类是风险程度低，实行常规管理即可保证其安全、有效的医疗器械；第二类是具有中度风险，需要严格控制管理的医疗器械；第三类是具有较高风险，需要采取特别措施严格控制管理的医疗器械。与美国食品药品监督管理局（food and drug administration，FDA）"将部分人工智能产品降级为二类医疗器械以便尽快投入市场使用"的策略不同[3]，我国国家药品监督管理局（以下简称"药监局"）严格要求人工智能产品必须获批三类医疗器械认证才能开展独立诊断。据了解，医疗器械产品从申报到审批需经过产品定型、检测、临床试验、注册申报、技术审评和行政审批六个步骤，目前申报三类器械的医疗人工智能产品大多停留在注册申报起步阶段。事实上，目前国内绝大部分人工智能医疗产品获批的是二类注册证，仅被允许开展辅助诊断。三类注册证获批难度大、耗时长，原因在于人工智能产品具有特殊性（如属于概率性诊断、诊断责任难以归属等），监管部门对此类审批尤为谨慎，因此人工智能产品审批进程缓慢成为众多人工智能产品产业转化的"鸿沟"。

目前，雅森、汇医慧影、推想、深睿、Airdoc、依图医疗等国内多家医疗影像人工智能公司都在积极进行三类医疗器械的申报。2020年1月，经药监局审批，由北京昆仑医云科技有限公司（科亚方舟）自主研发的"冠脉血流储备分数计算软件"获得了国内首个人工智能三类医疗器械注册证。

此外，尚未建成标准测试数据库是导致人工智能产品审批进程缓慢的另一主要原因。标准测试数据库是用于验证医疗人工智能产品临床效能和适用性的第三方数据库。为了保证数据库的公平性和权威性，在建设过程中需遵循"数据来源广泛、数据类型分布合理、标注规范"三大原则，且不同病种需建立各自的测试数据库。然而，由于建设工作量大、周期长，短期内人工智能产品的审批数量难以大幅度增加。据中国食品药品检定研究院数据显示，目前已建设完成的标准数据库仅有眼底疾病数据库及肺结节图像数据库。

针对"缺乏规范深度学习辅助决策医疗器械软件审评政策及流程"的问题，2019年7月，国家药品监督管理局医疗器械技术审评中心制定发布了《深度学习辅助决策医疗器械软件审评要点》（简称《要点》）[4]，从需求分析、数据收集、算法设计、验证与确认等方面，对使用深度学习技术进行前处理（如成像质量改善、成像速度提升、图像重建）、流程优化（如一键操作）及常规后处理（如图像分割、数据测量）等非辅助决策的软件评审进行规范，并提供了注册申报资料说明[2]。要点的发布为人工智能在新时代的转化及产品研发提供了规范化引导。

二、人工智能在超声医学领域的应用

1. 人工智能在超声医学领域的应用意义　人工智能在医学影像中的应用具有广阔的应用前景。医疗数据中，有超过90%的数据来自医学影像，而医学影像图像的获取及分析过程既枯燥又困难，这使得人们很早就考虑采用人工智能的方法来解决这些问题。1963年，美国放射学家Gwilym S. Lodwick率先提出X线片数字化的方法[5]。随后，1966年，Ledley[6]正式提出了"计算机辅助诊断"（computer-aided diagnosis，CAD）的概念。随着计算机断层成像（computed tomography，CT）、磁共振成像（magnetic resonance imaging，MRI）及发射计算机断层显像（emission computed tomography，ECT）等数字化医疗设备的产生，医学影像图像数据的存储、分析方法及管理模式也日益更新。

作为影像领域的重要分支，超声医学具有良好的人工智能适应证：超声检查操作便捷、价格低廉、应用范围广，具备可重复、无创、无辐射的优势，在各脏器系统的应用范围不断扩大，应用需求也逐渐增加，超声医师工作强度和责任风险也相应持续加大；其次，由于超声对出报告的时效性要求高，且存在诊断主观性强、部分应用缺乏统一诊断标准等局限，需要一种高效、客观、稳定的方法来解决上述问题。人工智能具有稳定、高效及客观等特点，在辅助超声诊疗中有助于优化检查流程、规范诊断标准、缩短检查及出具报告的时间，可提高超声医师的诊断信心和工作效率。此外，在国家实行分级诊疗政策的大环境下，通过向基层医院推广智能化、数字化的超声诊疗平台，可辅助基层医师更快、更好地完成日常诊疗工作。

2. 人工智能应用于超声医学领域的难点　尽管人工智能应用于超声医学领域具有重要的意义，但其起步及发展进程仍较为缓慢，其中的限制因素如下。

（1）超声检查规范化及图像质量要求更高：超声需要操作者手动扫查及自定义标准切面，其主观性较强，检查结果对操作者经验依赖性较大；超声图像易受伪像、噪声影响，导致图像质量不佳；不同厂商的超声仪器，其功能及图像分辨率存在一定差异，人工智能图像分析的难度更大。

（2）超声图像中不同组织结构差异大：相较于图像规范化程度较高的X线、CT、MRI而言，每一个脏器不同切面的超声图像间差异性较大，难以符合人工智能应用所提出的"输入图像数据尽量稳定一致"的要求。因此,超声图像数据集的处理效能较低(图1-0-3)。

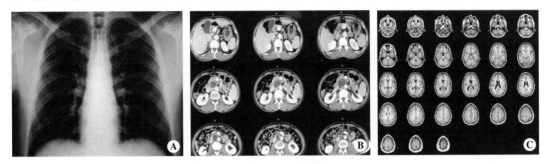

图 1-0-3　不同影像学检查手段的图像

X线(A)、CT(B)及MRI(C)的图像比超声更容易实现规范化

(3)动态图像采集对人工智能图像识别与诊断技术要求更高:超声检查往往需要存储动态图像,以便用于回顾动态条件下观察区域的前后变化。部分特殊检查(如超声造影)的分析对象为动态图像,这无疑对人工智能的算力及算法提出了更高的要求。

做好超声规范化建设,同时优化人工智能算法、提高运算效率,是克服上述限制因素及推动人工智能在超声医学领域应用的重要举措。2019年,中国医师协会超声医师分会发布的《中国超声医学人工智能行为准则:北京宣言》[7],对当下人工智能在超声医学领域的应用目的、应用流程及评价标准等进行了简明扼要的规范(详见本书第四章)。

目前,人工智能技术已广泛应用于乳腺、甲状腺、肝脏、肾脏、心血管和肌骨等多个组织器官的超声图像分析(详见本书第三章)。基于海量超声图像所建立的人工智能辅助诊断模型,其稳定性、泛化性及鲁棒性①较以往有了显著提升,推动了高度依赖机器操控和信息数据分析的超声医学领域发展。此外,随着深度学习(deep learning,DL)技术的快速发展,人工智能在超声医学领域应用的固有难题正逐渐被攻克。多数模型研发阶段的数据显示,人工智能对疾病的识别、诊断准确率可与经验丰富的超声医师相媲美,其应用于超声医学领域的潜力毋庸置疑,但目前仍处于早期发展阶段。若要"超声+人工智能"真正成熟起来,还需要克服一系列的"成长问题"。关于超声医学与人工智能结合的发展要素、临床应用及引发的思考,将在后面章节中逐一阐述。

参 考 文 献

[1] Yu KH,Beam AL,Kohane IS. Artificial intelligence in healthcare. Nat Biomed Eng,2018,2(10):719-731.

[2] Rajkomar A,Dean J,Kohane I,et al. Machine learning in medicine. N Engl J Med,2019,380(14):1347-1358.

[3] Jameson JL,Longo DL. Precision medicine— personalized,problematic,and promising. N Engl J Med,2015,372(23):2229-2234.

[4] 国家药品监督管理局医疗器械技术审评中心.深度学习辅助决策医疗器械软件审评要点.[2019-10-21]. https://www.cmde.org.cn/directory/web/WS01/images/uL28snutsjRp8+wuKjW+r72stSvcHGxvfQtcjtvP7J88bA0qq14y5kb2M=.doc.

[5] Lodwick GS,Keats TE,Dorist JP. The coding of roentgen images for computer analysis as applied to cancer. Radiology,1963,81:185-200.

[6] Ledley RS. High-speed photomicrographic analysis by digital computer. Med Biol Illus,1966,16(2):114-115.

[7] 何文.中国超声医学人工智能行为准则:北京宣言.中国医学影像技术,2019,35(01):1.

① Robust 的音译,是系统在异常和危险情况下的生存能力。鲁棒性的高低反映了该系统是否能应用于真实环境。

第二章　超声医学与人工智能的发展要素

人工智能的发展需要三个要素：大数据、算法与算力[1]，分别指代充足的数据量、算法的有效性及充分的计算能力（如计算机的性能及提供计算能力的平台）。如果说大数据是人工智能的"燃料"，算法及算力则是人工智能的"引擎"。随着大数据的积累、算法的改进及计算能力的重大突破，人工智能相关研究及产品呈现出爆发的趋势。

在超声医学领域，随着超声新技术的不断发展，多模式超声成像的应用提供了丰富的诊断信息，其在临床诊疗的应用范围逐渐扩大。与此同时，超声影像数据也呈指数级增长，超声医学领域进入大数据时代。此外，新时代的超声医学也不再局限于图像诊断与分析，而逐渐关注及探讨超声医学与病理信息及基因信息的联合应用，更加注重相关性、精确性及预测性，追求临床最佳效果。本章将从人工智能在超声医学领域中的发展要素出发，分别就大数据、数据分析方法及云计算技术展开阐述。

第一节　大　数　据

一、大数据的概念、特性及发展现状

（一）大数据的概念及特性

"大数据"一词最早出现于 1981 年——*The Third Wave* 一书中提及并称赞了大数据在第三次发展浪潮中的推动作用。那么什么是大数据？维基百科给出的定义为"数量巨大或类型复杂，以至于传统数据分析工具无法进行精确分析的一类数据"。美国高德纳（Gartner）公司于 2012 年进一步完善了大数据的定义，即"需要使用新模式、新方法进行处理才能具有更强的判断力、分析识别能力和优化更新能力的海量、高增长率和种类多样的信息资产"。自 2011 年以来，麦肯锡全球研究院宣布"大数据时代已经到来"，引起了全世界对大数据的关注[2]。近年来，超声医学领域的数据量呈现几何式增长，超声图像数据的规模越来越大、种类越来越多、时效性越来越强，已远远超出传统数据分析技术所能处理的范围。对于大数据的判定标准，目前尚未有完全统一的看法，但普遍观点认为大数据应满足以下五个特性（图 2-1-1）[3, 4]。

"Volume"是指由生物医学、互联网、企业单位及物联网等数据源产生的海量数据。据互联网数据中心（International Data Corporation，IDC）预测，随着各领域的迅速发展，2025 年全球数据总量将达到 175ZB（1ZB=1024EB），相当于每天产生数据量约 491EB（1EB=1024PB，1PB=1024TB，1TB=1024GB）。以超声影像数据为例，一个大型三甲医院每年新产生并保存在影像归档和通信系统（picture archiving and communication system，

PACS）中的影像数据可达数十太字节（TB）以上，庞大的数据量意味着需要更大的数据存储容量及更复杂的数据分析方法。

"Velocity"是指数据生成的速度快，对数据分析的时效性要求高。这意味着不仅需要保持数据的高速传输，还必须对快速生成的数据进行快速分析，才能保证数据访问的及时性及有效性。尤其对超声医学领域而言，一方面，越来越多的医疗设备被应用于数据采集，另一方面随着技术的进步（如5G、物联网的推广与发展），创造新数据的速度也在迅速增长。二者协同之下，大量新的医疗数据以几何态势攀升，对数据进行实时消化和分析的要求也越来越高。

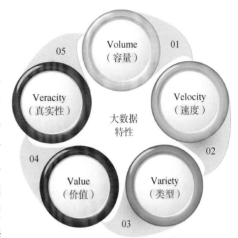

图 2-1-1　大数据的"5V"特性

（来源：Demchenko Y，Grosso P，de Laat C，et al，2013. Addressing Big Data Issues in Scientific Data Infrastructure. San Diego：2013 International Conference on Collaboration Technologies and Systems：48-55）

"Variety"是指随着数据容量的增加及增长速度的加快，数据的类型变得越来越多样。从既往以结构化数据（如电话号码、邮政编码等表格化数字）为主，到当下半结构化数据和非结构化数据（如语音、视频、图形、图片及文本等）占据主要比例，多样化的数据类型对数据处理能力提出了更高的要求。现代医学数据（包括患者的一般信息、临床记录、诊断信息及医学影像数据等）大多为半结构化与非结构化的数据。以超声影像数据为例，二维超声、彩色多普勒超声、超声造影及超声弹性成像等技术在临床应用越来越普遍，所产生的数据类型也多种多样，这为医疗数据的存储与分析带来了一定的挑战。

"Value"是指从大数据中提取的价值。数据价值是不确定的，这是因为数据量大或数据类型复杂，在对大数据进行全面分析之前，难以对研究结果进行初步预判。尽管通过机器学习等方式对大数据进行分析，能够寻找到数据和结局之间的相关性，但这并不意味着大数据得出的结论是有价值的——如果最终寻找到的相关性不能满足实际临床需求，即使样本量再大、相关性再强也毫无用处。

"Veracity"是指数据的质量或可信度。绝大多数的数据难以追溯其来源，或难以证实其数据的真实性。例如，在大数据回顾性研究中，难以保证所有患者的诊疗数据及图像信息的完整性及绝对真实性，这将导致最终分析结果的偏离及误差。因此，目前临床研究多数要求入组患者签署知情同意书，在保证患者知情权益的同时，也进一步保证数据来源的真实性及可追溯性。同时，每一名入组患者都需要建立相应的纸质版档案以便后续数据真实性回溯。值得注意的是，超声检查过程中部分数据需经过后处理方可获得，如三维卵巢及内膜容积。而在后处理过程中，可能由数据导出、文件夹整理及勾画错误等因素导致数据异常，从而无法保证数据真实性。

事实上，大数据研究最根本的目标就是根据实际需求，采用数据分析技术，将"无意义"的海量数据转化成实际需要的结论。这也解释了为何人工智能在医疗领域应用的前提是实际有效的临床需求。

（二）大数据发展现状

鉴于大数据的重要性，政府层面、学术界和工业界等均已开始研究和发展大数据技术。在政府层面，联合国早在 2012 年就发布了《大数据促发展：挑战与机遇》，倡导各成员国联合成立专门的大数据实验室。2014 年，我国国务院重点强调加快发展大数据在健康医疗等领域的应用；同年，习近平总书记在中央网络安全和信息化领导小组第一次会议上指出："网络信息是跨国界流动的，信息流引领技术流、资金流、人才流，信息资源日益成为重要生产要素和社会财富，信息掌握的多寡成为国家软实力和竞争力的重要标志。"目前，大数据技术已成为一个国家综合实力的影响因素之一。在学术领域，各大杂志期刊纷纷开启大数据主题专刊，重点介绍大数据在互联网、经济学、生物医学及科学研究等领域的运用，并与读者探讨大数据模式、数据存储与处理所带来的机遇和挑战。此外，自2013 年以来，我国的各项重要研究基金和专项均开展了大数据技术相关的研究课题。我国计算机学会于 2012 年成立专门的"大数据专家委员会"，以推动大数据相关研究的发展。对大数据的研究也已成为各大研究机构和企业聚焦的热点，包括 Microsoft、Google、Amazon、阿里巴巴、腾讯、华为等国内外知名企业在内的众多单位均启动了大数据项目。

当下超声医学领域已经沉淀了海量的数据，且数据量还在迅速持续增长。然而，这些数据并未得到及时有效的处理，不仅造成数据价值的浪费，也间接导致了运营流程的滞后。运用大数据技术进行数据分析及处理，一方面能通过新的数据处理技术和方法，为医师分担机械、烦琐的工作，另一方面也能够通过大数据分析，提高诊疗质量及效率。然而，目前超声影像数据仅在于"多"，可用性不高，集中程度不高，难以标准化。基于此，2019年，大数据算法与分析国家工程试验室杭州创新中心、浙江省数理医学学会、美年健康三方达成合作，共同构建超声医学大数据库，期望通过海量数据推动超声医学诊断标准化进程。诸如此类的行动将持续推动超声大数据的应用发展。

二、大数据的处理流程

大数据技术的真正目的不在于掌握庞大的数据信息，而在于对含有意义的数据进行分析、归纳，最终整理出需要的信息，从而做出正确的决策。因此，大数据需要经历一定的处理流程，主要包括数据的生成、获取、存储及处理。

（一）大数据的生成

数据生成是大数据处理的第一步[5]。21 世纪初，高通量生物测量技术的发展代表着生物医学领域进入了大数据时代。以超声影像数据为例，日常检查会产生大量的数据（包括病历信息、影像图片及影像分析后所得到的各种病灶信息等），这些数据与患者的健康状况密切相关，应用庞大的医疗数据构建智能、高效、精准的医学智能分析模型，可以进一步揭示疾病发展机制，实现早期诊断及治疗，有助于疾病的防治与管控。

为保证数据的有效性及准确性，应在数据生成之前制定统一标准及规范化流程。以甲状腺结节为例，甲状腺结节的诊断指标包括超声、血清学及患者一般信息，但这些指标的评价标准在不同地区、不同医疗机构均有所差异；此外，不同医师在超声扫查手法及测量习惯方面也存在差异。如果早期未明确规范标准，将导致大量非规范化数据的生成，从而影响数据分析的准确性。

（二）大数据的获取

数据获取是大数据处理的第二步[5]。大数据获取包含以下过程：数据采集、数据传输和数据预处理。数据采集是指从特定的数据生成环境中获取原始数据，以产生可供计算机处理的数据。常用的采集方法包括日志文件、传感器、网络爬虫（按照一定规则自动抓取网络信息的程序）及成像设备（如超声、CT、MRI或安检设施等医学图像信息采集设备）。数据传输是指利用有效传输方式，将采集的数据输送到用于数据存储的基础设施上，以等待进一步处理。

初步采集的数据集包含了部分冗余或者无用的数据，而数据分析方法往往对数据质量有严格的要求，这些无用的数据不仅增加存储空间，还可能影响后续的数据处理。因此，在数据存储及分析前，需要对收集的数据进行预处理，避免无用数据占用存储空间，同时提高分析的准确性。通常，数据的预处理包括数据集成（data integration）、数据清洗（data cleaning）、数据消冗（data redundancy elimination）和数据转换（data transformation）等方法。数据集成是将不同来源且相互关联的数据集整合到一起；数据清洗是通过识别不准确、不完整或不合理的数据，随后进行修改或删除，从而提高数据质量；数据消冗是指消除数据集中冗余的数据（原始数据中出现的一些重复或过剩的数据），减少不必要的数据传输成本，避免浪费储存空间。最后，还需要对数据进行转换，即不同格式数据转换为同一格式的数据，规范数据集的一致性。

（三）大数据的存储

数据存储是大数据处理的第三步[5]，即在保证数据访问可靠性和可用性的同时，对大数据集进行存储和管理，其基本要求为充足的储存空间及强大的访问接口（以对大数据进行查询和分析）。现有的海量存储技术包括直连式存储（direct attached storage，DAS）、网络存储和分布式存储。

DAS是大数据最常见的存储形式之一。在DAS中，数据管理以服务器为中心，各种硬盘直接与服务器连接，因此存储设备都来源于外围设备，每个设备都需要一定数量的输入/输出资源，并由一个单独的应用程序软件进行管理。然而，由于DAS的灵活性较低，当存储容量增加时，系统的可升级性和可扩展性受限，因此，DAS主要用于个人电脑和小型服务器。网络存储是利用网络为用户提供数据访问和共享的联合接口，其存储设备包括作为存储介质的硬件设施及专用的存储软件，具有较强的可扩展性。而分布式存储则是利用一个区域范围内分散的存储资源构成一个虚拟的存储设备，将海量数据分布式地存储在该范围内的各处，这些存储资源可以是某个范围内每台机器上的磁盘空间。大数据存储有利于临床诊断，如统一存储全国乃至全世界的罕见病病例，可辅助医师诊断罕见病。然而，就目前实际情况而言，各地区医院超声影像数据属于闭环信息，无法实现共享，这也是超声大数据共享的最大障碍。

第二节   数据分析方法

数据分析是大数据处理的第四步，也是最重要的一步。以超声图像数据为例，人眼所能看到的图像信息较为局限，而通过数据分析则可从图像数据中提取潜在诊断信息，探寻影像与细胞、蛋白、基因及分子间的内在规律，并进行处理和归类。因超声数据涉及图像数据和非图像数据，本节将从图像处理及数据分析两个维度阐述超声大数据的分析方法。

一、图像处理

（一）图像预处理

图像是人工智能应用于超声医学领域的重要对象，图像质量的好坏直接影响后续模型或网络训练结果的优劣，因此在对图像分析之前应首先进行图像预处理，优化图像质量。常见的图像预处理方法包括灰度化、二值化、图像增强、去噪处理及图像增广等。

1. 灰度化与二值化   在预处理过程中，首先应该将图像进行灰度化或者二值化。大部分彩色图像的显示运用的是"RGB 色彩模式"，由红、绿、蓝三个通道的颜色组成，显示幕上的任何一个颜色都可以由一组 RGB 值来记录和表达，三种颜色的亮度均介于 0（黑色）到 255（白色）之间。灰度指的是只包含亮度信息的特征，灰度化即指将彩色图像调整为 R=G=B，则该彩色图像仅表示一种灰度颜色，此时三个通道的值都是相等的，每个像素只需要一个字节进行灰度值存放即可，能有效节约内存（图 2-2-1）。而图像的二值化是指将图像上像素点的灰度值设置为 0（黑色）或 255（白色），以使整幅图像只有黑、白两种颜色，但仍能反映图像的整体和局部特征。图像灰度化或二值化后，图像数据量及存储空间减小，有利于后续进一步处理。

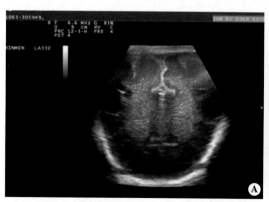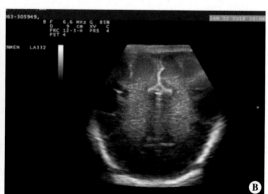

图 2-2-1   新生儿颅脑 RGB 图像灰度化处理前后（图像上方横条）
A. 原始颅脑超声图像；B. 灰度化处理后颅脑超声图像

2. 图像增强   是一种常用的图像处理技术，其目的是强调图像中全局或局部有用的信息，以增强图像特征，有效改善图像质量，提高图像清晰度（图 2-2-2）。

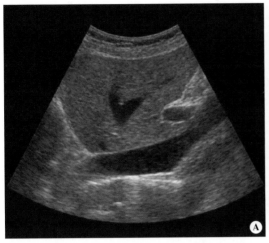
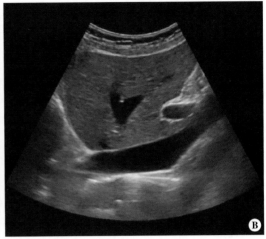

图 2-2-2　利用 Rivent ™软件图像增强处理前后对比图

A. 原始肝脏超声图像；B. 软件增强处理后肝脏超声图像

常用的图像增强方法包括以下几种。

（1）灰度变换：不改变原图像中像素的位置，只是逐一改变像素点的灰度值。灰度变化增强有以下几种实现方法：线性灰度增强、分段线性灰度增强、对数函数非线性变换、指数函数非线性变换（图 2-2-3）。

（2）直方图修正：图像的灰度直方图反映了图像中每种灰度级出现的频率，代表了该图像中具有每种灰度的像素个数。直方图均衡化是最常用的直方图修正方法，也是增强图像对比度的常用方法。该方法是根据输入图像的灰度频率分布来确定其对应的输出灰度值，扩展图像的动态范围，从而提升图像对比度。

（3）图像平滑：是一种区域增强算法，在图像产生、传输和复制过程中，常常会受到噪声干扰或发生数据丢失，导致图像质量下降，通过图像平滑技术，可降低这些问题对后续各种图像处理效果的影响（图 2-2-3）。常用的图像平滑技术包括均值滤波、中值滤波及高斯滤波等。

（4）图像锐化：一般图像的能量主要集中在低频段，噪声及图像边缘信息主要在高频段，图像在滤波去噪后，图像边缘会变得模糊，图像锐化处理可使图像的边缘和细节更加清晰。常用的图像锐化方法包括高通滤波和空域微分法。

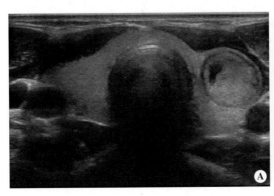
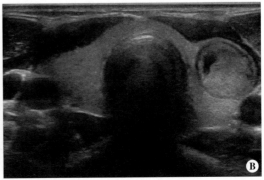

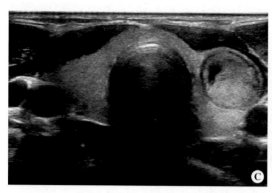
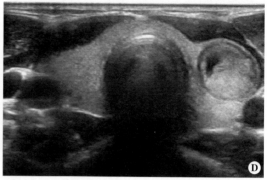

图 2-2-3 甲状腺结节的灰度变化及图像平滑处理

A. 原始甲状腺超声图像；B. 灰度化处理后甲状腺超声图像；C. 在图 B 基础上进行线性灰度增强；D. 在图 B 基础上进行图像平滑

3. 去噪处理 图像在生成和传输过程中常常受到各种噪声的干扰而影响图像质量，不利于后续的特征提取及模式识别，因此要对图像进行去噪处理（图 2-2-4）。常见的噪声包括高斯噪声、泊松噪声、椒盐噪声及斑点噪声。

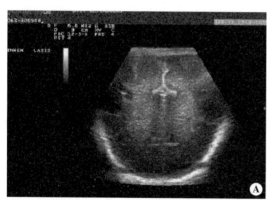
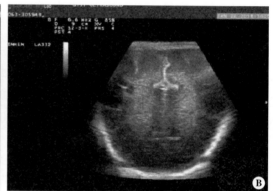

图 2-2-4 高斯噪声中值滤波前后对比

A. 原始颅脑超声图像；B. 中值滤波处理后超声图像

噪声消除方法可分为空间域滤波和频率域滤波两种类型。空间域滤波通过窗口或卷积核进行，其基于相邻像素的空间关系，通过改变单个像素的灰度值实现部分特征的强调，或去除图像中一些不需要的部分。频率域滤波是对图像进行傅里叶变换，然后对变换后频率域图像中的频谱进行滤波。低通滤波在频率域中保留图像的低频部分，抑制高频部分，其作用是过滤掉高频中的噪声，减少图像的像素突变部分，以起到图像平滑处理的作用。但这种处理方法同时也会导致图像变得模糊。高通滤波则保留图像的高频部分而削弱低频部分，起到图像锐化作用，突显图像的边界。

4. 图像增广 指通过对原始图像进行一系列随机改变，产生一些相似但又不同于原始图像的训练样本（图 2-2-5），从而扩大训练集的规模。这种技术的应用主要是基于神经网络模型的构建对大量数据集的迫切需求。为了提高模型的泛化能力及鲁棒性，避免出现过拟合，通常要求输入足够的数据量，但是有效医学大数据的获取较为困难，此时可采用图像增广技术，对数据进行变换扩充。图像增广的另一作用是通过随机改变原始图像，降低模型对某些特征的依赖，从而提高模型的泛化能力。

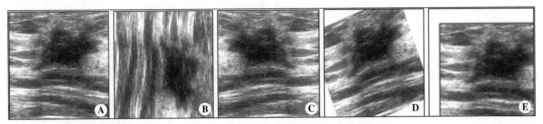

图 2-2-5　图像增广的常见方法
A.原始图像；B.图像转置；C.水平镜像；D.图像旋转；E.图像平移

图像增广的方法主要有以下几种。

（1）图像转置：将原始图像以顺时针或者逆时针方向按照随机角度进行旋转，改变图像的朝向。

（2）水平镜像：将原始图像沿水平或者垂直方向进行翻转。

（3）图像旋转：以图像某一点为中心旋转一定的角度形成一幅新的图像的过程。

（4）图像平移：将原始图像沿着 x 轴或 y 轴方向移动，平移范围和平移步长可随机或人为定义，从而改变图像内容的位置。

（5）缩放变换：按照一定的比例放大或缩小图像。

（6）裁剪：随机从图像中选取一部分，将这部分图像裁剪出来，然后再调整至原图像大小。

（7）尺度变换：将原始图像按照指定的尺度因子进行放大或缩小；或利用指定的尺度因子改变图像内容的大小或模糊程度。

（8）对比度变换：改变图像的饱和度，增加光照变化。

（9）噪声扰动：过拟合通常发生在神经网络学习高频特征时。为优化图像，需要随机加入噪声数据来消除高频特征，一般采用对图像中每个像素的 RGB 值进行随机扰动的方式实现。

总而言之，图像预处理的目的是优化或简化图像，以便于后续图像处理（如图像分割、边缘检测、特征提取等）及数据分析。图像预处理方法需要根据研究目标进行适当选择，使得图像信息最大限度简化为无关和有关信息，增强有关信息的检测能力，提高分析准确性。

（二）图像分割

图像分割是将图像分成若干个特定的、具有独特性质的区域，并对感兴趣区（region of interest，ROI）进行提取的方法。为了实现目标分割，需要将图像依照不同特征（如灰度、颜色、纹理、亮度及对比度等）分割成两个或多个内部有类似性质的区域（图 2-2-6），进而实现特征提取、目标识别，其最终目的则是辅助医师识别研究目标的解剖结构，实现精准测量或病灶区域界定。因此，图像分割是由图像处理到图像分析的关键步骤，具有至关重要的作用。

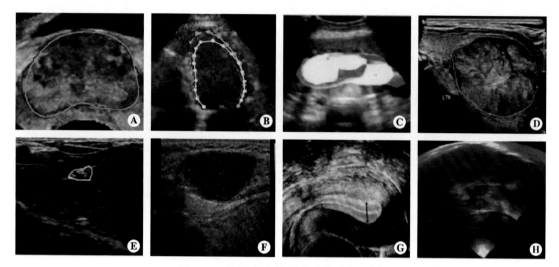

图 2-2-6　不同部位的超声图像分割示例

A. 前列腺；B. 左心室；C. 羊水与胎儿身体；D. 甲状腺结节；E. 神经结构；F. 淋巴结；G. 子宫内膜；H. 中脑

　　根据分割是否基于图像中各部分所代表的意义，可将图像分割分为非语义分割和语义分割两类。

　　1. 语义分割　"语义"常在语言和文字相关领域被提及，如智能语音助手能够识别人类语音的意义并给予反馈，客服机器人能够识别用户信息的意义并自动回复等。图像领域中的"语义"即图像中各部分物体所代表的意义。语义分割属于计算机视觉技术，是指智能模型基于对不同像素图像的理解，对不同意义或类别的物体进行分割（图 2-2-7），通俗来说即对图像中的每个像素进行所属类别的标注。目前常用的语义分割算法包括 Mask-RCNN、U-Net[6]（图 2-2-8）、FCN 及 SegNet。

　　应用语义分割的典型实例是无人驾驶汽车和移动机器人，它们在移动过程中，应用摄像头探查周围环境，并对接收到的图像进行语义分割，实现对周围物体的识别和分类，从而有效避开障碍物。在超声医学领域中，基于超声图像的分割大多属于语义分割，包括对病灶的分割（如对甲状腺结节和乳腺结节的分割）和对正常解剖结构的分割（如对胎儿正

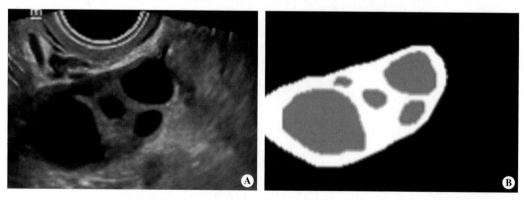

图 2-2-7　基于语义分割的卵巢卵泡自动分割

A. 原始图像；B. 基于语义分割的分割结果，白色为卵巢，灰色为卵泡，黑色为背景

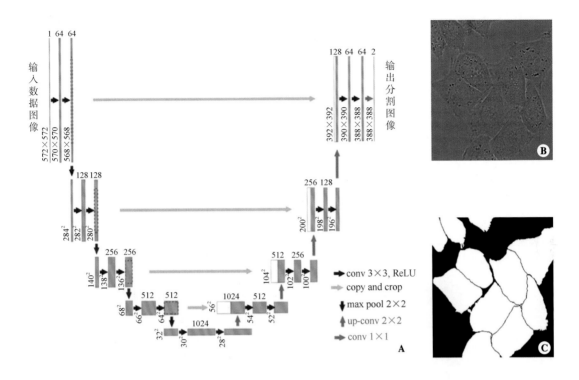

图 2-2-8　U-Net 网络示意图及分割效果

A. U-Net 网络结构；B. 需要进行分割的图像；C. 分割结果，黑色为背景，白色为分割区域

（来源：Ronneberger O，Fischer P，Brox T，2015. U-Net：Convolutional Networks for Biomedical Image Segmentation//

Navab N，Hornegger J，Wells WM，et al. Lecture Notes in Computer Science. Springer）

常结构的分割和对卵巢及卵泡的分割）。随着深度学习算法的发展和数据计算能力的提升，语义分割技术将继续向基于现实场景的实时语义分割和三维语义分割技术方向发展，并逐渐应用于实际临床工作中。

2. 非语义分割　是一种图像基础处理技术，包括基于灰度阈值的分割、基于边缘的分割、基于区域的分割、基于神经网络的分割及基于聚类的分割（表 2-2-1）。

表 2-2-1　常用的超声图像分割技术及其优缺点

分割方法	特点	优点	缺点
基于灰度阈值的分割	利用图像的灰度特性进行分类	无须提前了解图像 运算简单、复杂度低 / 运算速度快	对噪声敏感，灰度值相似的图像难以实现良好分割
基于边缘的分割	不连续性检测 一般使用变化少且变化快的灰度变化点来定位	搜索检测速度快 对边缘的监测准确	不适用于未明确定义边缘、边缘不清晰、具有大量边缘的图像 抗噪性和边缘检测精度难以平衡
基于区域的分割	需要目标图像具有区域结构	适用于无法定义的同质性区域与其他分割方法	储存容量大且耗时 区域生长依赖于种子点的选择，容易造成图像的过度分割

续表

分割方法	特点	优点	缺点
基于神经网络的分割	通过训练多层感知机以获得线性决策函数，通过对像素分类实现图像分割	适用于存在噪声及不均匀性的图像 适用于大部分分割方法	需要明确选择何种网络 对数据量要求高、耗时长 分割精度与数据量有关
基于聚类的分割	根据图像像素在特征空间的聚集情况实现分割，再将其映射回原图像空间	对于存在不确定性和模糊性的图像有较好分割效果	对噪声和灰度不均匀敏感 聚类的类数、有效性准则难以确定

（1）基于灰度阈值的分割：在图像分割中应用较为常见，该分割方法利用图像中要提取的目标和背景在灰度值上的差异，把图像看作是具有不同灰度级的两类区域的组合。首先确定一个合适的灰度阈值（T），然后将图像中每个像素的灰度值都与 T 比较，根据像素灰度值是否超过 T 而将各个像素分别归类，一类大于 T，一类小于 T。这两类一般将图像分为两类区域，从而达到了分割的目的（图 2-2-9）。

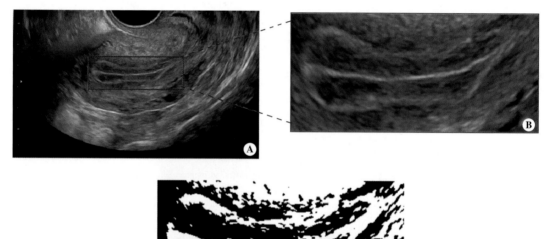

图 2-2-9　基于灰度阈值的分割
A. 原始子宫内膜超声图像；B. 分割区域；C. 基于灰度阈值分割的子宫内膜超声图像

（2）基于边缘的分割：主要利用图像灰度级在边缘处的突变，找到目标物体的边缘。该方法建立在边缘灰度值会呈现出"阶跃型"或"屋顶型"变化的基础上。"阶跃型"边缘即边缘两边像素点的灰度值存在明显差异，而"屋顶型"边缘则位于灰度值上升或下降的转折处。常用微分算子进行边缘检测，即通过一阶导数的极值点及二阶导数的过零点确定边缘[7]。

（3）基于区域的分割：是将图像分成不同的区域，主要方法包括种子区域生长法、区域分裂合并法和分水岭法等。

种子区域生长法：将具有相似性质的像素集合起来构成相应区域。先对每个需要分割的区域设定一个种子像素作为生长的起点，然后将该种子像素周围与其有相同或相似性质的像素合并到种子像素所在的区域中，将这些新像素当作新的种子像素继续重复上面的过程，直到再没有满足条件的像素可被包括进来，便形成一个完整的区域。

区域分裂合并法：区域分裂合并事实上就是区域生长的逆过程，是从整个图像出发，首先将图像任意分成若干互不相交的区域，然后再按照相关准则对这些区域进行分裂或者合并，从而完成分割任务，实现目标提取。该方法既适用于灰度图像分割，也适用于纹理图像分割。

分水岭法：其基本思想是将图像看作是大地测量学上的拓扑地貌，图像中每一点像素的灰度值表示该点的海拔，每一个局部极小值及其影响区域称为集水盆，而集水盆的边界则形成分水岭。可以将该算法的实现模拟成被洪水淹没的过程，图像的最低点首先被淹没，然后水逐渐淹没整个山谷。当水位到达一定高度时将会溢出，这时在水溢出的地方修建堤坝，重复这个过程直到整个图像上的点全部被淹没，这时所建立的一系列堤坝就成为分开各个盆地的分水岭。分水岭法对微弱的边缘变化有着较好的识别能力，但图像中的噪声会使其产生过分割的现象[8]。

超声图像分割方法的选择取决于实际临床需求。然而受各种超声伪像和噪声的影响（如高斑点噪声、低信噪比和回声强度不均匀性等），超声图像的精准分割仍面临着较大的挑战。在最初的临床应用中，实现分割的方式主要依赖医师的手动标注，任务烦琐、耗时且依赖操作者的经验。为优化图像分割的稳定性、提高分割效能，基于人工智能技术（尤其是深度学习技术）的全自动或半自动分割方法已成为研究热门（详见第三章）。

（三）目标检测

目标检测是指在超声二维图像或视频序列中对目标进行检测和识别，包括对病灶、正常解剖结构和标准测量切面的识别。一般来说，对于病灶较大且明显的图像，无须进行病灶检测和分割，直接将原始超声图像输入智能检测模型即可获得较好的结果。但对于病灶较小的图像，智能模型同时检测并实现病灶诊断的难度较大、准确率低，因此，在大多数疾病的智能诊断中，精准的目标检测是后续实现目标分割和分类的基础，是图像智能分析的首要关键。

1. 目标检测方法　实现目标自动检测的前提是训练一个智能检测模型。在模型构建阶段需要医师对病灶的位置和类别进行手动标注，以获取足够量的带标注训练集作为"学习资料"，从而使模型掌握目标检测和判别的能力。在训练过程中，一般会同时给予模型异常和正常两种类型的图像，从而使模型学习如何去进行分辨。在实际建模过程中，需根据病灶特征选择不同的目标检测算法，常见的算法模型可分为一阶段模型[9]和两阶段模型[10]。一阶段模型直接对病灶位置进行预测，如 YOLO（you only look once）、SSD（single shot multibox detector）等，而两阶段模型增加了一个病灶位置优化的过程以提高病灶的检出率，如特征金字塔网络（feature pyramid network，FPN）等。

2. 目标检测任务　目标检测的重要任务之一是在整个图像中检测和定位局部病灶。例如，现有研究针对自动乳腺全容积成像（automated breast volume scanning，ABVS）获取的容积数据，采用 LeNet、U-Net 和迁移学习等多种深度学习算法自动检测乳腺结节[11]。多项研究结果证实，采用深度学习算法一方面可有效提高结节的检测率，另一方面，相较于人工完成一个乳腺 ABVS 容积图像的阅读及报告出具需要 20～30 分钟，智能模型通过自动病灶检测，能够缩短人工阅片的时间。此外，在对甲状腺实时扫查过程中实现结节的自动识别也是目标检测的重要应用之一[12]，由浙江大学孔德兴教授团队研发的甲状腺超声机器人已成功实现了这一功能。

目标检测另一个重要任务是对标准平面的识别和获取，这是进行生物特征测量和诊断的先决步骤。例如，在进行产前超声胎儿筛查的过程中，如何获取标准平面是进行生物特征测量和诊断的关键[13]。有研究在二维超声图像中完成了 13 个胎儿标准切面（如肾脏、大脑、腹部、脊柱、股骨和心脏平面）的检测[14]。近年来深度学习算法也逐渐被应用于胎儿标准切面的识别中，如基于循环神经网络（recurrent neural network，RNN）深度模型的使用（详见本节"数据分析"），大大提升了自动检测模型在胎儿标准切面识别的应用价值。

（四）图像分类诊断

图像分类是人工智能辅助影像诊断中的基本任务之一，实现感兴趣区内目标（如肿瘤 / 病变、结节、胎儿等）的自动分类是 CAD 系统的研究重点。传统的机器学习方法通常需要超声医师从超声图像中手动提取各种特征，并与线性分类器（如支持向量机）相结合，以实现特定的分类任务，然而，此类方法容易受到图像质量的影响。与传统机器学习方法相比，深度学习方法可直接从原始图像数据中学习中层或高层抽象特征，在图像或数据输出中具有明显的优势。深度学习方法能够直接为每张图像输出特定的预测标签，从而实现对感兴趣目标的分类。在超声图像输入到深度神经网络之前，通常会先进行预处理和数据增强（如感兴趣区分割、图像裁剪等，详见本节前文所述）。

二、数据分析

大数据（尤其是医学领域大数据）的挖掘与分析通常更关注数据之间或数据与结局之间的相关性。医学大数据多数为半结构化与非结构化的数据，具有样本规模大及类型复杂多样的特点，合理选用数据分析方法是实现临床目标的关键。

（一）机器学习与数据挖掘

数据挖掘是从大量数据中寻找规律及相关性，并最终将信息结果可视化的技术，其主要基于机器学习、模式识别、统计学及数据库等方法。从数据分析的角度来看，机器学习与数据挖掘关系密切（图 2-2-10），二者所采用的方法具有相似性及重叠性；但二者的关注点不同，前者着眼于从数据中发现未知的特征，更偏向于数据源；后者关注的是根据训练样本集学习得到的特征来做预测，更接近于应用与用户端。2006 年，IEEE 国际数据挖掘大会确定了 10 种最具影响力的数据挖掘算法，包括先验（apriori）算法、朴素贝叶斯（naive Bayes）、k 均值（k-mean）、支持向量机（support vector machine，SVM[15]）、分类及回归树（classification and regression tree，CART）和最大期望（expectation maximization，EM）算法等。对于大数据而言，其主要处理方法包括散列法、索引、Bloom 滤波器与并行计算等，其分析工具有 MapReduce、Hadoop 与 Spark 等[16]。无论是数据挖掘还是机器学习，都需要用到算法进行数据分析处理。

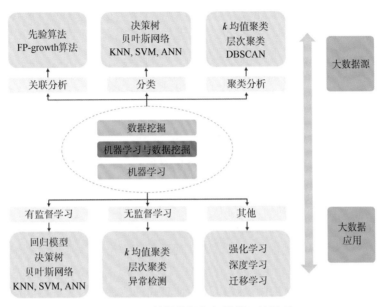

图 2-2-10　数据挖掘与机器学习的关系

KNN：*k*-nearest neighbor，*k*近邻；SVM：support vector machine，支持向量机；ANN：artificial neural network，人工神经网络；
DBSCAN：density-based spatial clustering of applications with noise，具有噪声的基于密度的聚类算法

机器学习是人工智能的核心研究领域之一。其无疑是当前数据分析领域的一个热点内容，它包括各种用于识别变量之间的交互模式以解决大数据复杂问题的技术。与传统的分析方法相比，机器学习侧重于建立自动化的临床决策系统（如预后、死亡率评分系统），协助临床做出更准确的预测。深度学习是近年来发展较为迅猛的一种机器学习方法。为了更好地区分，一般将除深度学习以外的其他机器学习算法称为传统机器学习算法。以下内容将主要介绍传统机器学习算法及深度学习算法的概念与应用。

（二）传统机器学习算法

传统机器学习算法往往需要人为选择或设计特征，以实现对数据的分析和预测，这也是它和深度学习算法最显著的差异。而这些人为设计的特征往往是根据经验观察以往的学习经验总结而来的。常见传统机器学习算法包括线性回归、逻辑回归、决策树、随机森林、朴素贝叶斯、支持向量机及神经网络等。

1. 传统机器学习算法框架的构建　可分为 3 个步骤。首先，需要一定量的训练数据，此类数据用于学习经验，分析规律。其次，构建一个用于提取特征的模型，这个"模型"是一个泛化的概念，可以非常简单（如"$y=kx$"也可被称为一个模型），也可以非常复杂，其本质上是一个特征映射函数，用于提取、筛选出所需的特征，这也是传统机器学习算法和深度学习算法的主要区别（二者的映射维度与可解释性存在差异）。最后，则是训练模型，我们需要找到适合的参数来拟合训练数据的分布，也就是尽量寻找到数据中存在的规律。

尽管算法框架的构建步骤大致相同，但在选择最佳、最适用的算法时，需综合考虑多种因素，包括数据量、数据质量和类型、数据分析目标、分析时间和任务的紧迫程度等。在实际分析过程中，往往需要对多种不同算法进行分析比较，才能最终确定最合适的算法。下文将对 7 种常见的传统机器学习算法进行阐述。

2. 传统机器学习算法的类别

（1）线性回归（linear regression）：从定义上来讲，回归模型是对统计关系进行定量描述的数学模型，包括线性回归和非线性回归等。利用回归模型可以分析自变量和因变量之间的关系，也可以帮助研究人员构建预测模型。对于机器学习而言，所谓的回归模型就是"从一组数据出发，确定某些变量之间的定量关系式"，即建立相关的数学模型，并估计参数。而回归的目的是通过接收连续性数据，寻找最合适的数据方程，并能够对特定数据值进行预测，得到预测目标值。

线性回归是统计和机器学习领域最广为人知的算法之一，有逾 200 年的研究历史。线性回归通过计算一组特定的权值——系数 B，找到最能符合输入变量 x 到输出变量 y 关系的直线，并用数学函数"$f(x)=ax+b$"的形式表达出来（图 2-2-11A）。这种算法可以很好地消除相似的数据，去除数据中的噪声，快速且简便。如何寻找合适的数据方程取决于如何选取合适的参数，这也是为什么机器学习一般都需要一个目标函数，即按照一定的思路串联已知条件，从而求解未知量的函数关系。这个函数最后需要符合"审美条件"，能够为模型的训练指明方向，才能达到预期效果。

（2）逻辑回归（logistic regression，LR）：与线性回归类似，逻辑回归（图 2-2-11B）的目的是找出每个输入变量的对应系数值，不同的是，逻辑回归的预测输出函数为 Logistic 函数，其计算结果为 0～1 的数值，并最终转化为 0 或 1 进行输出[17]。因此，逻辑回归是一个处理二分类问题的高效模型，其本质上仍是一个线性分类器，不能处理特征之间的相关关系，但优点是模型清晰，其拟合出来的参数代表了每一个特征对结果的影响度大小，具有较强的可解释性。

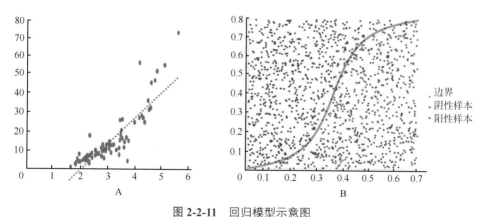

图 2-2-11　回归模型示意图

A. 线性回归示意图；B. 逻辑回归示意图

[来源：Wu S，Zheng J，Li Y，et al，2017. A radiomics nomogram for the preoperative prediction of lymph node metastasis in bladder cancer. Clin Cancer Res，23（22）：6904-6911]

（3）决策树（decision tree，DT）：是一种用于分类和回归的非参数监督学习方法，其特点是一直沿着特征向下分叉并层层递进，目标是创建一个模型，通过从数据特性中推导出简单的决策规则来预测目标变量值。DT 的方法示意图类似于一个树状结构——树由节点组成，内部节点表示一个特征属性，叶子节点表示一个类别（图 2-2-12A）。通过树的各分支到达叶节点，并输出对应叶节点的分类值，DT 可进行快速的学习和预测，其优点是不需要对数据进行特殊处理，且模型的可解释性较强。

在设计相应的 DT 模型时，往往需要先解决关键问题——当前数据集上哪个特征在划分数据类别时起决定性的作用。为了找到最重要的特征，必须对每个特征进行评估。完成测试之后，原始数据集就会根据最重要的分类特征被划分为几个数据子集，这些数据子集会分布在第一个决策点的所有分支上。如果某个分支下的数据属于同一类型，则已正确划分数据类型；如果不同，则需重复划分数据子集。在数据分析时，通过观察其上层结构可对分类器的核心思路有初步理解，通常该因素越关键，其分支叶节点越靠前。

（4）随机森林（random forest）：是一种常用且强大的集成机器学习算法，又名"自举汇聚"或"bagging"，可通过随机选取不同的特征和训练样本，针对每个样本构造模型，生成大量的决策树，并综合这些决策树的结果来进行最终分类（图 2-2-12B）。相对于决策树，随机森林在准确性上有较大的提升，适用于数据维度相对低同时对准确性要求较高的情况，其优点包括不容易过拟合、具有较强的抗噪能力及可操作性等。

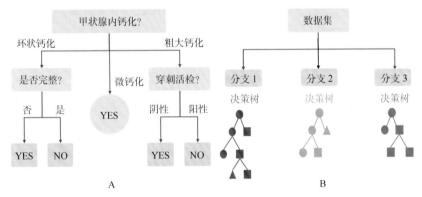

图 2-2-12　决策树与随机森林示意图

A. 决策树示意图（以甲状腺结节超声诊断为例）。应用决策树对甲状腺良恶性结节进行分类诊断，分类依据为甲状腺结节内钙化情况。钙化是否完整、穿刺活检结果代表一种属性，而最下方的 YES/NO 则代表最后的分类类别（分别对应恶性 / 良性）。B. 随机森林由多个决策树所组成

（5）朴素贝叶斯（naive Bayes）：是一个简单但强大的预测建模算法，它通过假定"每个输入变量都是独立的"来简化复杂的问题，通过训练数据直接计算得到每个类别的条件概率。根据贝叶斯定理，一旦完成计算，就可以使用概率模型针对新的数据进行预测。朴素贝叶斯适用于不同变量之间相关性较小的数据，具有较好的可解释性。

（6）支持向量机（support vector machine，SVM）：是经典的分类算法之一。其核心思想是尽可能寻找不同输入数据之间的分界面，这个分界面被称为超平面。超平面不是简单的二维或三维平面，其标准是使得不同的两类样本尽量落在面的两边，而且离分界面尽量远，在实际建模过程中，超平面的定义和分类器的参数只与距离超平面最近的点有关，

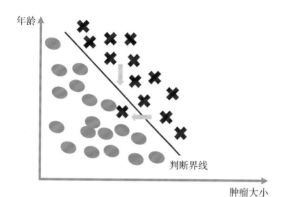

图 2-2-13　支持向量机示意图

寻找不同数据间的超平面

这些点即支持向量，SVM 通过这些点找到最能完成类划分的超平面参数，实现 SVM 模型的建立（图 2-2-13）。该算法以统计学习理论为基础，遵循结构风险最小化准则，较好地解决了非线性、高维数、局部极小点等问题，具有较好的推广价值。

（7）神经网络（neural network）（图 2-2-14）：实际上是通过设计网络结构，求解"输入数据 x 与输出数据 y"之间的关系。这里的网络结构设计包括节点的个数、网络的层数和节点间的连接方式等。实际上，网络学习的是节点之间连接的权重。之所以称之为"神经网络"，是因为其与脑神经有相似的结构，复杂度不同的网络结构类似于不同的脑容量，学习到的"知识量"有不同的限度。给定一系列的已知数据（x_i，y_i），$i=1$，…，N，神经网络通过"观察"学习到一定的规律，最终能预测"当输入数据为 x 时对应的输出数据 y"。"观察"过程主要包括两部分——前向传播和反向传播。在前向传播过程中，每个节点前会先经过一个激活函数，只有符合激活条件的节点才会被激活，相当于激活的节点才会有节点间的连接。反向传播则是根据误差信号进行反向传播，通过调整节点间的权重来不断逼近最优结果。

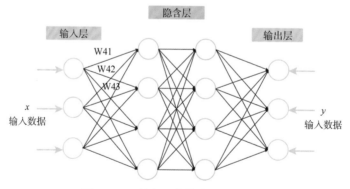

图 2-2-14　神经网络基本结构示意图

神经网络架构包含 2 个隐含层，每个隐含层有 4 个神经元。圆圈代表的是神经元，线条代表神经元之间的连接。W 代表的是每层连接的权重

（三）深度学习算法

深度学习是机器学习的一个重要分支，由神经网络衍生而来（图 2-2-15）。2012 年，AlexNet 作为深度学习算法典型代表赢得 ImageNet 大赛后，深度学习开始在机器学习领域引起关注。2013 年，深度学习入选世界十大突破技术之一，进一步稳固了其在一般图像分析与计算机视觉任务中的重要地位[18]。此外，深度学习在网络结构及模型方面也取得了快速发展，更深的网络结构[19]与深度生成式模型[20]层出不穷。深度学习能够直接处理超声图像原始数据，通过组合低层特征自动学习更高层的抽象特征，自动分析并完成病灶分类、组织分割与目标检测。目前，深度学习已被广泛应用于各研究领域，包括计算机视

觉[21]、自然语言处理[22, 23]及医学图像分析[24-28]等。

　　常用的深度学习模型可分为三大类：有监督深度学习网络模型（深度判别式模型）、无监督深度学习网络模型（深度生成式模型）及混合深度学习网络模型。混合深度学习网络由有监督模型和无监督模型的成分组成，或由基于二者变形而来的模型组成。下文将主要简述常见的有监督深度学习网络和无监督深度学习网络（图2-2-16和图2-2-17）。

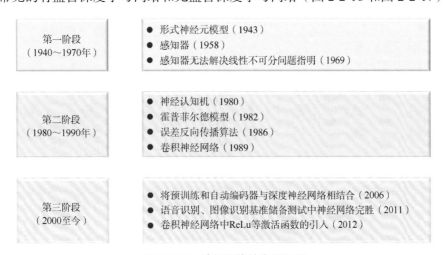

图2-2-15　神经网络的发展历程
神经网络发展的三个阶段及每个阶段代表事件发生的时间

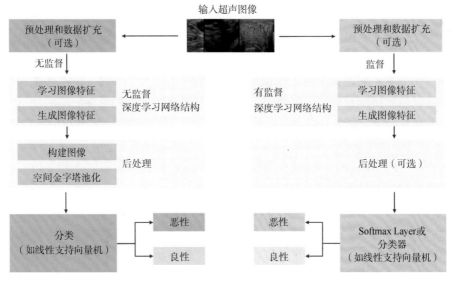

图2-2-16　应用深度学习（有监督或无监督）对良恶性肿瘤超声图像进行分类诊断

　　1. 有监督深度学习网络模型　又称深度判别式模型。此类模型的训练集数据均有一个明确的标识或结果，在模型建立时会优先建立一个学习过程，将预测结果与训练数据的实际结果进行比较，并根据比较结果不断调整模型，直到模型的效能达到预期。该方法已广泛应用于医学图像分析中的解剖结构分类、分割与检测，其中，卷积神经网络与循环神经网络是最常用的两种网络结构。

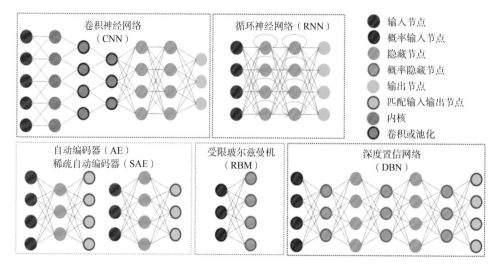

图 2-2-17　五种典型的深度学习模型结构

主要分为两大类：有监督深度学习网络模型，包括卷积神经网络和循环神经网络；无监督深度学习网络模型，包括自动编码器/稀疏自动编码器、受限玻尔兹曼机及深度置信网络

（1）卷积神经网络（convolutional neural network，CNN）：是一种深度判别式网络模型，一般由五种层级结构组成，分别为输入层（input layer）、卷积层（convolution layer）、池化层（pooling layer）、全连接层（fully connected layer）和输出层（output layer）。卷积层是网络的核心，目的是提取图像的特征；池化层一般位于卷积层后方，用于对特征图进行降维处理，减少训练参数，降低训练的难度；全连接层一般放置于输出层之前，用于将卷积层、池化层中所提取的特征映射到定义好的分类标签中，并为输出中的每个类分配概率，最终基于输出概率对图像做出分类（图 2-2-18）。因此，在设计卷积神经网络结构时，可以通过修改卷积层、池化层、全连接层的数量来得到更深层次的网络结构，以用于完成不同复杂度的任务，必要时，最后还可加上其他结构层，如批量标准化（BN）结构等。

在卷积神经网络模型中，为减少卷积过程中信息的损耗，卷积层中超参数的确定非常关键，即在开始学习过程之前设置值的参数主要涉及三个超参数：深度、步长与填充。深度即滤波器的数量，不同的滤波器可在输入数据中寻找不同的局部特征，但深度增加的同时计算量也同步增加。步长是指滤波器在数据输入矩阵上滑动一次的距离，步长越大，得到的特征图像尺寸越小，因此在建模过程中，步长应尽量小，以产生较大的激活图，从而提高模型性能[29]，但步长减小也意味着计算量的增加。在含有许多卷积层的卷积神经网络中，由于每一次卷积操作都会丢失一些区域，尤其是边界的区域，且深度越深，丢失的区域越多，而在输入图像的周围进行填充是一种最常用于消除卷积操作过程中维度降低的策略，可防止输入图像中边界信息的丢失，有效改善模型性能。在有限的计算成本与时间成本的条件下，应在多个参数（即滤波器数量，滤波器大小及步长）与计算量之间进行平衡[30-32]。

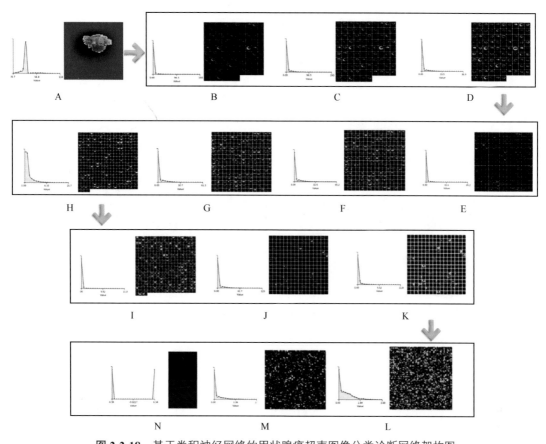

图 2-2-18 基于卷积神经网络的甲状腺癌超声图像分类诊断网络架构图

A.原始图像；B.卷积层 1；C.池化层 1；D.激活层 1；E.卷积层 2；F.池化层 2；G.激活层 2；H.卷积层 3；I.卷积层 4；
J.卷积层 5；K.池化层 5；L.全连接层 6；M.全连接层 7；N.全连接层 8

（2）循环神经网络（recurrent neural network，RNN）（图 2-2-19）：是一种有监督深度学习网络，其特点是各隐藏层之间的节点是相互连接的，隐藏层的输入不仅包括数据输入层的输出，还包括上一个隐藏层的输出，因而具有"记忆性"，对序列数据进行学习时具有独特优势[33-35]。序列数据是指前后数据具有较强的关联性，如超声动态视频数据、文本生成和语音翻译等任务。由于卷积神经网络中前一个输出和下一个输入之间没有关联，卷积神经网络对序列数据的处理结果往往不佳。因此，当输入数据是序列模式时，往往选择循环神经网络作为基础网络架构，以实现最优的分析效果。此外，循环神经网络也可以作为一种无监督深度学习网络模型，可通过使用前期的数据样本来预测随后的数据趋势。

2. 无监督深度学习网络模型 又称深度生成式模型，意味着在模型训练过程中不需要带标注的数据集作为监督信息，即需要按照数据的性质将其进行分组（而并非以既定的分组方式进行训练），所有数据只有特征向量，没有标签。在实际应用中，各种无监督深度学习网络模型可通过网络采样生成数据样本，如自动编码器、受限玻尔兹曼机和深度置信网络[36]。下面将简要介绍超声医学图像分析中最常用的三种基本无监督深度学习网络模型（图 2-2-20）。

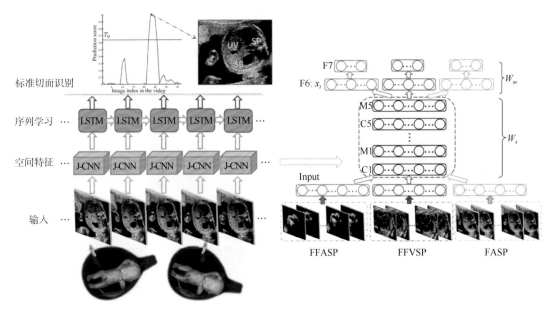

图 2-2-19　基于循环神经网络的胎儿超声标准平面检测

胎儿超声标准切面识别模型网络结构。J-CNN：联合卷积神经网络；LSTM：长短时序模型；FFASP：胎儿颜面部标准切面；

FFVSP：胎儿四心室标准切面；FASP：胎儿上腹部标准切面

（1）自动编码器（autoencoder，AE）：是一种非线性特征提取方法。这个方法通常用于表示学习，或在隐藏层对原始输入数据进行有效编码。自动编码器的主要作用是用于保存和表示输入数据信息的特征，其通常是一个简单的网络，一般包含三个结构：输入层、隐含层和输出层（图 2-2-20A）。目前已有许多自动编码器的变体，如稀疏自动编码器与去噪自动编码器及其堆叠版本。在深度学习的训练模型中，自动编码器可以被看作是模型框架的一部分，任何输入数据（一般指图像或是信号）都需要先经过自动编码器进行特征提取，这个特征提取的过程本身可以被看作是一种对数据的降维处理或是一种数据压缩算法。

（2）受限玻尔兹曼机（restricted Boltzmann machine，RBM）：可以被看作一类具有两层结构的随机神经网络模型[37]（图 2-2-20B），从本质上来讲其也是一种自动编码器[38]。它包含一个可见层与一个隐藏层，层与层之间是对称连接的，而同一层中的单元之间是没有连接的。在实践应用中，受限玻尔兹曼机很少单独使用，一般都是一个一个堆叠起来生成更深的网络，这就成了通常的单概率模型，即深度置信网络。可以说，受限玻尔兹曼机是最早期神经网络的雏形。

（3）深度置信网络（deep belief network，DBN）：是概率统计学与机器学习和神经网络的融合，从本质上讲一个深度置信网络就是由多个受限玻尔兹曼机堆叠形成的，只是不同的网络框架结构，其中的堆叠和连接方法有所不同。一个深度置信网络包含一个可见层与若干隐藏层，层与层之间存在连接，但层内的单元间不存在连接（图 2-2-20C），隐藏层单元被训练去捕捉在可见层表现出来的高阶数据的相关性。深度置信网络具有很好的泛化能力，既可以用于有监督学习，也可以用于无监督学习，但无论是用于哪种方式，深度置信网络的本质就是通过训练、迭代更新参数的方式来学习更好的输入数据的特征表达方法。

近几年，深度学习在医疗大数据分析中取得了一定的进展，而深度学习在医学影像上的常见应用是分类识别、定位与检测、分割、辅助诊断及影像重建等，如目前较为流行的 U-Net 深度学习神经网络架构就很好地解决了医学图像的分割问题[39]，其多层的连通 U 形结构使得网络可以很好地学习到医学影像的轮廓及纹理信息，并且适用于较小规模的、缺少高质量标注训练样本的医学影像数据。随着图像分割网络的发展，深度学习也开始用于识别感兴趣区的轮廓，传入图片即可输出感兴趣区的具体勾画路径[40, 41]，极大地节约了医师进行标注的时间。

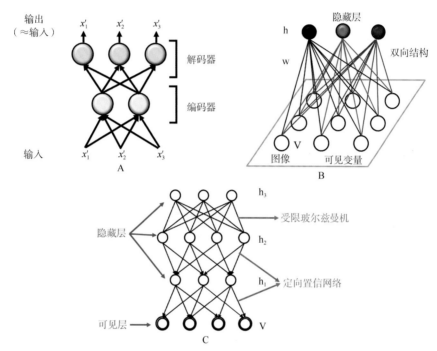

图 2-2-20　三种无监督深度学习网络模型基本架构图
A. 自动编码器架构图；B. 受限玻尔兹曼机基本架构图；C. 深度置信网络基本架构图

（四）迁移学习

深度学习已在许多实际场景中得到了成功应用。最理想的机器学习是所有训练集数据均为大量高质量的标注数据，同时测试数据分布也与训练集数据分布相符，但这在实际情况中是难以实现的。首先，收集足够多的训练数据需要付出昂贵的代价（大量的人力及物力），尽管半监督学习的出现一定程度上克服了这一困难（即在有限数量的标注数据基础上，利用大量未标注数据来提高学习精度，减少传统机器学习对大量标记数据的依赖），然而在实际情况中，即使是未标注的超声大数据收集也不容易，这就导致所构建的机器学习模型难以实现良好的效果。

此外，深度学习方法在某些实际应用中仍然存在一定的局限性，如在医学影像领域缺乏适用于小样本数据应用场景的有效算法。在实际应用中，造成小样本数据集的原因有很多，如行业性质、用户隐私保护、商业利益或监管要求等，不同单位间数据无法实现共享导致数据孤岛现象。此外，大数据集意味着要做更多的数据标注，需要更多的时间与人力成本。为此，研究者们不断寻求解决之法，而迁移学习的提出为解决深度学习数据量的问题提供了新的方法。

迁移学习专注于跨领域的知识迁移，以便突破深度学习及传统机器学习"必须以大数据为前提"的要求。受人类跨领域迁移知识能力的启发，迁移学习把一个领域（源领域）的知识迁移到另外一个领域（目标领域），使得目标领域能够取得更好的学习效果。简单来说，它具备模仿人类举一反三的能力。值得注意的是，源领域和目标领域之间的相关性会影响迁移学习模型的性能，对于源领域中给定的观测和学习任务，迁移学习能够利用隐含在源领域中的知识来提升目标领域中学习器的学习性能（图 2-2-21）。

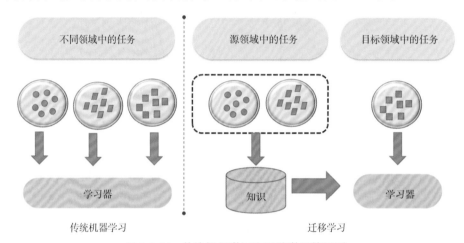

图 2-2-21 传统机器学习和迁移学习的区别

传统机器学习是各数据集独自学习；迁移学习为从已有的数据集中获取先验知识，再将其迁移到目标任务上

根据领域之间的差异性，迁移学习可以进一步分为两类：同构迁移学习和异构迁移学习[42]。同构迁移学习主要用来处理具有相同特征空间的领域场景，一些研究假设域与域之间只在边缘分布上有所不同，因此可通过校正样本选择偏差[43]或协变量偏移[44]来适应这些域。异构迁移学习是指在领域之间具有不同特征空间情况下的知识转移过程。除了分布适应外，异构迁移学习还需要特征空间进行适应，这使得异构迁移学习比同构迁移学习更为复杂。

迁移学习目的是通过迁移包含在不同但相关源域中的知识，提高目标学习器在目标域上的学习表现，这样可以减少构建目标学习器时对大量目标域数据的依赖。该方法已在各领域得到了很好的印证（如文本分类、情感分类等）。近年来，迁移学习逐步应用于医学影像数据分析中，如目标检测、分类诊断等[45-48]，已成为机器学习中一个活跃且潜力巨大的研究领域。

第三节　云计算技术

大数据处理面临着高效的传输网络、大量的存储空间及巨大的计算资源等算力问题，而云计算的迅速发展正好为此提供了解决方案。云计算（cloud computing）的主要目标是在集中管理下，利用巨大的计算和存储资源，为大数据应用提供计算能力的保障。本节将阐述云计算的概念、发展及相关特性，并进一步介绍云计算涉及的技术与服务模式（具体应用详见第三章第七节）。

一、云计算的概念及发展

（一）云计算的概念

云计算是随着计算机技术和互联网技术发展而产生的新型计算模式。据美国国家标准与技术研究院的定义：云计算支持对可配置计算资源（如网络、服务器、存储、应用程序和服务等）的共享池进行便捷、按需的网络访问，仅需极少的管理投入，这些资源就可以快速地被提供和发布。云计算不是一种单一技术，而是通过多种技术手段实现计算资源"整合-再分配"的目的，如用户通过自己的电脑发送指令给提供云计算的服务商，通过服务商提供的大量服务器进行"核爆炸"式的计算，再将结果返回给用户。

云计算旨在通过分布式计算、并行计算及分布式数据存储等技术，建造能进行大规模高效计算的服务设备，并实现统一管理和调度，构成一个计算资源池向用户按需提供服务，这些设备包括Google、Amazon、IBM等供应商提供的数十万甚至上百万规模的服务器集群。在云计算服务下，用户不再需要承担采购服务器的开销，而是以租赁的模式，动态地根据需求来选择开启、增大、减少、关闭数据或计算服务，以灵活应对网络尖峰时刻，节约计算开销。而通过网络在任何时间、地点访问服务的功能确保了使用服务的及时性，满足了用户的工作需要。服务器资源池的共享使多个用户能在同一个服务器上同时进行操作，既免除了用户的等待时间，也提高了服务器的资源使用效率。快速重新部署使被用户释放的资源能立刻传输给另外一个有需求的用户使用，保证动态调配共享资源的顺利实施。最后，云计算提供的服务被有效地监控与记录，使用户支付的租金有所依据，确保了云平台服务市场的平稳运营。云计算服务模式的一个典型类比是大型交流电发电厂，统一建造、统一维护，生产的电力资源可以同时分配到每一个用户，用户按需使用、按量缴费。整个"生产-消费环节"灵活便捷，几乎无资源浪费。

（二）云计算的发展

云计算的发展历史最早可追溯到20世纪中期，当时的电子计算机体积庞大、计算代价高昂，在使用时往往面临两个困境：一是由于系统只能同时被一名用户所使用，计算资源不论是否被占满都无法分配给其他用户，导致了大量资源浪费；二是小企业、个人难以负担计算机的高昂开销，在是否购置计算机上陷入两难境地。这两种困境归根结底就是计算资源没有得到有效的整合与分配，而这也促使科学家们开展相关技术研究。

虚拟化概念最早是由Christopher Strachey于1959年提出的。1965年，IBM推出System/360 Model 67和TSS分时共享系统，实现了计算资源整合与再分配的从零突破。1969年，旨在实现计算机间交互、数据传递的阿帕网诞生，互联网的概念得以萌芽。与此同时，虚拟化技术的出现使一台计算机上能同时运行不同操作系统，为计算资源共享提供了可行方案。但直到 2006 年，Google 埃里克·施密特才在搜索引擎战略大会上首次提出了"云计算"的概念。

随着云计算的推广及快速发展，它对企业运作乃至个人生活都产生了巨大的影响。对企业而言，在云计算供应商提供的系统化平台下进行开发、管理等活动，可以极大降低运维成本，高效获取数据、计算等资源；于个人而言，当在社交网站上分享或点赞、在电商平台购物及在视频网站浏览时，所接触的网站实际都依托于云平台所提供的服务。云计算技术发展迅速，已产生了诸如 Amazon EC2、Microsoft Azure Cloud、Google Cloud Platform、IBM Cloud 等云计算供应商，在我国，以百度云、阿里云、腾讯云为首的服务供应平台正推动着云计算的快速发展。

二、云计算系统的特性

理想的云计算系统应具备以下特性。

（一）透明性

云计算系统的用户并不知道云计算系统内部的细节，只知道云计算系统可以为自己提供服务，至于服务是如何提供的、由哪个节点提供等都无须关心。例如，在多中心研究数据收集及管理中，主中心医院的管理员能够获悉平台里面的所有数据及其评审结果，但不需要完全知道数据是如何传输的。

（二）并行性

将分布在不同地理位置的资源整合成逻辑上统一的资源池，用户可以在任意时间、任意地点通过接入互联网来获取云计算系统所提供的服务。云计算系统中的资源可以并行地调度和运行、并行地转化为服务，服务可以并行地被用户使用。例如，在多中心研究数据收集及管理中，系统可允许多个账户同时登录及上传数据。

（三）绿色性

云计算系统能够充分整合已有的资源和用户，无须重新构建，所以具有环保性，而且由于提高了资源利用率，云计算比传统模式更节能。

（四）循环性

云计算产业链首尾相连，其中资源转化为服务，服务提供给用户，用户从中受益后进而投资维护、升级及增添更多的资源，使得云计算系统可持续发展，不会"坐吃山空"而无以为继。

（五）灵活性

云计算系统可以聚集、扩展、升级相应的资源、服务、用户，可以根据用户的需要进行资源调度和服务配置，可以启动和关闭相应资源和服务。基础云可以合并、拆分或重组；

新的计算资源可以加入基础云；已有计算资源可以流出基础云；计算资源可以从一个基础云流动到另一个基础云等。

（六）伸缩性

针对大用户、大任务，云计算系统可以在短时间内为其调配大量资源；针对散户、小任务，云计算系统可以为其调配少量资源。用户可以从中使用超级计算机才能提供的能力，也可以从中使用个人计算机（PC）就能提供的能力。用户多、任务多的时候，云计算系统会启动和调配更多的资源提供服务；用户少、任务少的时候，云计算系统会将资源调配给其他需要资源的云计算系统。

（七）扩展性

对于技术成熟的云计算系统而言，新增资源可以自动融入系统，并被统一调度和使用。成熟的云计算系统可以遍布全球，为全球用户提供服务。因此，云计算系统具备扩展性。

（八）多级性

云计算系统由云计算节点组成，小云计算系统可以组成大云计算系统，大云计算系统可以组成更大的云计算系统，以此类推。

三、云计算服务的部署模型

云计算灵活的服务模式使其使用范围更加广泛，针对用户群体的不同，云计算拥有以下四种部署模型（图 2-3-1）[4]。

（一）公共云

公共云可以开放给公众使用的服务，如 Amazon Web Services、IBM 及 Oracle 等，往往是免费或者按使用资源量计费，价格在大众的可接受范围内，性价比很高；但是也会面临带宽限制及安全性风险。

（二）私有云

私有云为一个公司/组织内部提供服务，与公共云相比，私有云部署模型可以将企业数据放在公司内部防火墙后，由公司内部统一管理，因此有着更好的安全性；公司员工往往可以通过局域网来访问私有云的应用，不受网络限速或者不稳定情况的影响，工作效率更高。

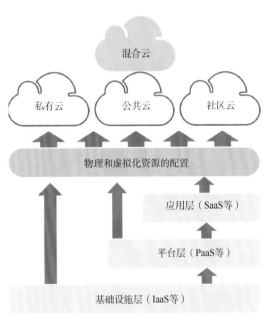

图 2-3-1　云计算的多层架构及部署模型

（来源：Hwang K，2017. Cloud Computing for Machine Learning and Cognitive Applications. Cambridge：The MIT Press）

（三）社区云

社区云同时为多个具有相同关注方向（如安全、政策、使命等）的企业同时提供服务。由于计算资源、存储设备等在企业间共享，社区云的开销往往比私有云低，但是在使用时需要各企业协调好关系，合理实现对资源的高效利用。

（四）混合云

混合云可以由不同的云计算供应商分别提供部署方案而构成，是公共云、私有云和社区云的有机结合，彼此之间既能联系又有边界区分。混合云可以使企业在不同部署上展开不同的任务，如将重要用户信息存放在私有云中，但是调用公共云的计算资源进行数据分析，将两者相结合形成比单一公共云更安全、单一私有云性价比更高的新型工作方案。

云计算的服务模式及部署模型与医学影像等数据的结合有着非常广阔的应用前景。企业可以借由 IaaS 模式搭建影像数据存储中心，集中存储、处理、整合来自全国各医院的海量影像数据，并且在云计算平台上开发出一整套影像数据归类、存档、展示、共享的系统；也可以在 PaaS 上搭建深度学习网络框架，研发用于自动分割、影像分类、辅助诊断等用途的人工智能模型，或进行大数据智能分析，同时设计相关技术的软件产品；医院的医师则可以通过 SaaS 平台联网获取企业所开发出的人工智能医学影像应用服务。在医院内部系统中，可以搭建私有云部署模型，统一管理患者的病例等数据，而医院之间的交流合作更是可以通过社区云或者混合云分享数据、统一操作。

目前，云计算在医学领域尚处于起步阶段，方兴未艾。国内的阿里巴巴、腾讯、华为等企业已经开始部署医学云平台，推出相关服务，未来基于云计算的医学诊断与治疗必将成为新的趋势。

四、云计算的关键技术与服务模式

（一）云计算的关键技术

云计算技术的本质是网络硬件和软件资源的虚拟化，如计算、存储、服务器和应用软件等。云计算技术通过分布式计算软件整合计算资源，以实现自动化管理，仅需要少量参与，就可以快速地为成千上万的用户提供资源。云计算的关键技术包括以下几个方向。

1. 虚拟化技术　将一台计算机虚拟化成多个逻辑计算机，每个都可以运行不同的操作系统（如 Windows 10 系统、Windows 7 系统或 Ubuntu 系统等），这样程序在不同的系统上运行就不会相互干扰，使得计算机的工作效率大大提升。虚拟化通过软件重新定义网络资源，允许动态分配网络资源，灵活编程和跨域交换，改善网络资源的使用，使网络资源真正成为一个社会基础设施，服务于各个行业。

2. 数据存储技术　分布式存储是云计算进行数据保存的方式，通过分解任务和集群保证低成本的冗余，超级计算机的性能被低配的机器取代，以确保分布式数据的高可用性、高可靠性和经济适用性。

3. 虚拟资源管理技术　云计算的资源池是通过物理资源整合形成的，可利用资源管理层（管理中间件）实现对资源池中虚拟资源的调度，这是一个不同于单机虚拟技术的重要特征。云计算的资源管理应负责任务管理、用户管理和安全管理，并实现节点故障屏蔽和资源状态监控等多种功能。

4. 分布式编程方式 云计算的编程模型非常简单，用户可以方便地使用它所提供的服务，以确保可以为特定目的编写最少的程序。当前各服务供应商提出的云计算编程工具均是基于 MapReduce 的编程模型。值得注意的是，编程模型还必须对用户和后台程序员可见，如任务调度等。

5. 其他的相关技术 包括云计算相关的安全技术、自动化部署技术及自动资源监控技术等。实现资源部署与资源监控等技术的自动化，有助于提高云计算的灵活性及应变效率，减少人机交互的比例。注意从技术与社会层面去解决云计算所带来的用户隐私与安全等问题。

（二）云计算的服务模式

云计算平台的体系结构由用户界面、服务目录、管理系统、部署工具、监控和服务器集群组成。云架构共分为服务和管理两大部分[49]。面对不同的用户需求，云计算所提供的服务模式也是灵活多样的，在服务架构方面，主要以提供用户基于云的各种服务为主，主要包含以下三个层次（图 2-3-2）。

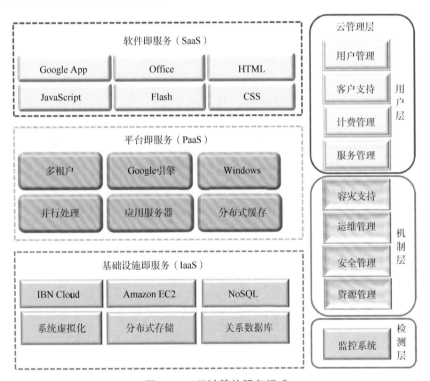

图 2-3-2 云计算的服务模式

（来源：Rhoton J，Haukioja R，2012. Cloud Computing Architected：Solution Design Handbook. Recursive Press）

（1）软件即服务（Software as a Service，SaaS）：服务供应商并不提供一个完整的操作环境，而是将软件部署在服务器提供给用户，用户往往通过网页进行连接并使用服务，依照时长及资源消耗支付使用费。从产品所属权上讲，用户既没有获得软件的永久使用权，也无须额外承担软件的维护、更新费用，是一种高效而经济的服务模式，代表供应商有 Salesforce、Office365 等。

（2）平台即服务（Platform as a Service，PaaS）：目的在于将一个应用开发和部署平台作为服务提供给用户。服务供应商提供的服务从单一的软件形式转变成了开放的平台环境，用户可以在服务器平台上自行搭建环境、研发产品，并且使用各种硬件资源，但是不能对操作系统、硬件设备及云计算平台基础架构进行更改。PaaS 适用于需要研发、部署软件的企业，代表供应商有 Google App Engine、八百客等。

（3）基础设施即服务（Infrastructure as a Service，IaaS）：为用户提供各种底层的计算（如虚拟机等）和存储等资源的服务。IaaS 以虚拟化技术为载体，为用户提供一个完整的云计算基础架构，将操作系统、存储设备等统统开放给用户设置，用户可以按照需求向服务供应商灵活地申请这些资源，并自行配置操作系统、搭建数据库和安装应用程序，就如同在真实的服务器上操作一样。此外，如果需要更大的存储容量或者计算能力，用户可以随时申请更多的虚拟化硬件资源。IaaS 尤其适用于需要搭建大规模数据存储中心的企业，代表供应商有 Google Compute Engine、Amazon AWS 等。

这三种服务方式之间在技术上具有一定的联系，如 PaaS 层的产品和服务有可能构建于 IaaS 层服务之上，SaaS 层的产品和服务也可能依赖 PaaS 层所提供的开发和部署平台等。而对用户而言，这三者的关系可以说是相互独立的，因为它们提供的服务是完全不同的，面对的用户也不尽相同。

云计算核心部分是云管理层，就像一个公司的管理层一样，与过去的数据中心相比，云计算最大的优势在于云管理的优越性，其管理分为用户层、机制层和检测层[50]。用户层主要面向用户，并通过多种功能来更好地为用户服务。机制层主要提供各种用于管理云计算的机制，以便能让云计算中心内部的管理更自动化、更安全和更环保。检测层的结构相对单一，云计算中心的方方面面和相关数据的采集都依赖它，其供用户层和机制层来使用。

随着社会信息化发展步伐的加快，超声医疗结合云计算的应用正在掀起行业革命。云计算技术的加入突破了传统超声技术平台的局限性，使其不再受区域距离的限制，实现了跨地域实时准确观察诊断，对病灶分析诊断的准确率提高。我们正在进入以云计算为基础的智能互联时代。

参 考 文 献

[1] 上海交通大学人工智能研究院，上海市卫生和健康发展中心，上海交通大学医学院等. 中国人工智能医疗白皮书. [2019-10-18]. http：//175.188.160.26/files/20740000060B972F/www.cbdio.com/image/site2/20190306/f42853157e261de9c8ff57.pdf.

[2] Manyika J，Chui M，Brown B，et al. Big Data：The next frontier for innovation，competition，and productivity. [2019-10-25]. https：//www.mckinsey.com/ ～ /media/McKinsey/Business%20Functions/McKinsey%20Digital/Our%20Insights/Big%20data%20The%20next%20frontier%20for%20innovation/MGI_big_data_full_report.pdf.

[3] Demchenko Y，Grosso P，de Laat C，et al. Addressing Big Data Issues in Scientific Data Infrastructure. San Diego：2013 International Conference on Collaboration Technologies and Systems（CTS），2013.

[4] Hwang K. Cloud Computing for Machine Learning and Cognitive Applications. Cambridge：The MIT Press，2017.

[5] Chen M，Mao S，Liu Y. Big Data：A Survey. Mobile Networks and Applications，2014，19（2）：171-209.

[6] Ronneberger O，Fischer P，Brox T. U-Net：Convolutional Networks for Biomedical Image Segmentation. [2019-10-11]. https：// arxiv.org/pdf/1505.04597v1.pdf.

[7] Mondal T，Jain A，Sardana H. Automatic craniofacial structure detection on cephalometric images. IEEE Trans Image Process，2011，20（9）：2606-2614.

[8] Mustafa ID，Hassan MA. A Comparison between different segmentation techniques used in medical imaging. Am J Biomed Eng，2016，6（2）：59-69.

[9] Ciçek Ö，Abdulkadir A，Lienkamp S，et al. 3D U-Net：learning dense volumetric segmentation from sparse annotation. International conference on medical image computing and computer-assisted intervention. [2019-11-12]. https：//arxiv.org/pdf/1606.06650.pdf.

[10] Kopelowitz E，Engelhard G. Lung Nodules Detection and Segmentation Using 3D Mask-RCNN. [2019-10-29]. https：//arxiv.org/ pdf/1907.07676v1.pdf.

[11] Vourtsis A. Three-dimensional automated breast ultrasound：technical aspects and first results. Diagn Interv Imaging，2019，100（10）：579-592.

[12] Wu MH，Chen KY，Shih SR，et al. Multi-reader multi-case study for performance evaluation of high-risk thyroid ultrasound with computer-aided detection. Cancers（Basel），2020，12（2）：373.

[13] Chen H，Ni D，Yang X，et al. Fetal abdominal standard plane localization through representation learning with knowledge transfer//Wu G，Zhang D，Zhou L. Lecture Notes in Computer Science. Springer，2014.

[14] Chen H，Ni D，Qin J，et al. Standard plane localization in fetal ultrasound via domain transferred deep neural networks. IEEE J Biomed Health Inform，2015，19（5）：1627-1636.

[15] Cortes C，Vapnik VN. Support-vector networks. Mach Learn，1995，20：273-297.

[16] Deng L，Yu D，Platt J. Scalable stacking and learning for building deep architectures. Kyoto：2012 IEEE International Conference on Acoustics，Speech and Signal Processing（ICASSP），2012.

[17] Wu S，Zheng J，Li Y，et al. A radiomics nomogram for the preoperative prediction of lymph node metastasis in bladder cancer. Clin Cancer Res，2017，23（22）：6904-6911.

[18] Krizhevsky A，Sutskever I，Hinton GE. ImageNet classification with deep convolutional neural networks. Adv Neural Inf Process Syst，2012，25（2）.

[19] Wang G. A Perspective on deep imaging. IEEE Access，2016，4：8914-8924.

[20] Salakhutdinov R. Learning deep generative models. Annu Rev Stat Appl，2015，2：361-385.

[21] LeCun Y，Bengio Y，Hinton G. Deep learning. Nature，2015，521（7553）：436-444.

[22] Deng L，Yu D. Deep learning：Methods and applications. Found Trends Signal Process，2014，7（3-4）：197-387.

[23] Deng L，Li J，Huang JT，et al. Recent advances in deep learning for speech research at Microsoft. Vancouver：2013 IEEE International Conference on Acoustics，Speech and Signal Processing，2013.

[24] Shen D，Wu G，Suk HI. Deep learning in medical image analysis. Annu Rev Biomed Eng，2017，19：221-248.

[25] Greenspan H，van Ginneken B，Summers RM. Guest editorial deep learning in medical imaging：Overview and future promise of an exciting new technique. IEEE Trans Med Imaging，2016，35（5）：1153-1159.

[26] Litjens G，Kooi T，Bejnordi BE，et al. A survey on deep learning in medical image analysis. Med Image Anal，2017，42：60-88.

[27] Suzuki K. Overview of deep learning in medical imaging. Radiol Phys Technol，2017，10（3）：257-273.

[28] Ker J，Wang L，Rao J，et al. Deep learning applications in medical image analysis. IEEE Access，2018，6：9375-9389.

[29] He K，Sun J. Convolutional neural networks at constrained time cost. Boston：2015 IEEE Conference on Computer Vision and Pattern Recognition（CVPR），2015.

[30] Milletari F，Ahmadi SA，Kroll C，et al. Hough-CNN：Deep learning for segmentation of deep brain regions in MRI and ultrasound. Comput Vis Image Underst，2017，164：92-102.

[31] Liu X，Song JL，Wang SH，et al. Learning to diagnose cirrhosis with liver capsule guided ultrasound image classification. Sensors（Basel），2017，17（1）：149.

[32] Canziani A，Paszke A，Culurciello E. An analysis of deep neural network models for practical applications. arXiv e-prints，2016. arXiv：1605.07678.

[33] Yang X，Yu L，Wu L，et al. Fine-grained recurrent neural networks for automatic prostate segmentation in ultrasound images. arXiv e-prints，2016. arXiv：1612.01655.

[34] Chen H，Dou Q，Ni D，et al. Automatic fetal ultrasound standard plane detection using knowledge transferred recurrent neural networks. MICCAI，2015：507-514.

[35] Bengio Y，Simard P，Frasconi P. Learning long-term dependencies with gradient descent is difficult. IEEE Trans Neural Netw，1994，5（2）：157-166.

[36] Bengio Y，Courville A，Vincent P. Representation learning：A review and new perspectives. IEEE Trans Pattern Anal Mach Intell，2013，35（8）：1798-1828.

[37] Hinton G. A Practical Guide to Training Restricted Boltzmann Machines. [2019-10-21]. http：//citeseerx.ist.psu.edu/viewdoc/download；jsessionid=3A7EAC611F86C912C3349F27ED94E597?doi=10.1.1.170.9573&rep=rep1&type=pdf.

[38] Hinton GE，Salakhutdinov RR. Reducing the dimensionality of data with neural networks. Science，2006，313（5786）：504-507.

[39] Ronneberger O，Fischer P，Brox T. U-net：Convolutional Networks for Biomedical Image Segmentation//Navab N，Hornegger J，Wells WM，et al. Lecture Notes in Computer Science. Springer，2015.

[40] Akram SU，Kannala J，Eklund L，et al. Cell segmentation proposal network for microscopy image analysis. DLMIA，2016：21-29.

[41] Akselrod-Ballin A，Karlinsky L，Alpert S，et al. A region based convolutional network for tumor detection and classification in breast mammography. DLMIA，2016：197-205.

[42] Weiss K，Khoshgoftaar T，Wang DD. A survey of transfer learning. J Big Data，2016，3（1）.

[43] Huang J，Smola A，Gretton A，et al. Correcting sample selection bias by unlabeled data. Adv Neural Inf Process Syst，19：601-608.

[44] Sugiyama M，Suzuki T，Nakajima S，et al. Direct importance estimation for covariate shift adaptation. Ann Inst Stat Math，2008，60（4）：699-746.

[45] Shin HC，Roth HR，Gao M，et al. Deep convolutional neural networks for computer-aided detection：CNN architectures，dataset characteristics and transfer Learning. IEEE Trans Med Imaging，2016，35（5）：1285-1298.

[46] Maqsood M，Nazir F，Khan U，et al. Transfer learning assisted classification and detection of Alzheimer's disease stages using 3D MRI scans. Sensors（Basel），2019，19（11）：2645.

[47] Liu T，Xie S，Yu J，et al. Classification of thyroid nodules in ultrasound images using deep model based transfer learning and hybrid features. IEEE，2017：919-923.

[48] Meng D，Zhang L，Cao G，et al. Liver fibrosis classification based on transfer learning and FCNet for ultrasound images. IEEE Access，2017，5：5804-5810.

[49] Rhoton J，Haukioja R. Cloud Computing Architected：Solution Design Handbook. Recursive Press，2012.

[50] 王鹏，董静宜. 一种云计算架构的实现方法研究. 计算机工程与科学，2009，31（A1）：11-13.

第三章 人工智能在超声医学的应用

　　"解决实际临床问题"是人工智能应用于超声医学领域的前提。超声具有简便、价廉、无创、无辐射及实时等优势，近年来应用需求快速上升。然而，超声影像检查过程中将产生大量多维度、多类型的数据，数据存储及实时分析的难度与日俱增。此外，超声检查结果存在显著的操作者依赖性，不同年资医师间诊断效能差异较大。结合国内超声医师"供不应求、分配不均"的严峻现状，寻求智能化超声诊疗方法，实现超声临床应用的"提效增速"，则是一条康庄大道。

　　近年来，人工智能及其相关技术为超声医学带来了新的发展机遇。前文介绍的多种人工智能技术及手段，将有助于减轻重复性、机械性的工作负荷，让超声医师能够更好地集中于疾病的精准诊断及评估；同时，也有助于简化超声工作流程，降低操作者间差异性，提升超声医师的工作效率及超声诊断技术的准确率，减少诊断差错，缩短检查及运作时间。如今，人工智能在超声医学领域的应用已进入"白热化"阶段。本章将从人工智能技术在消化系统、泌尿系统、妇产生殖、心血管、浅表及儿科等多领域（图 3-0-1）的超声诊疗研究现况及实际临床应用展开论述。

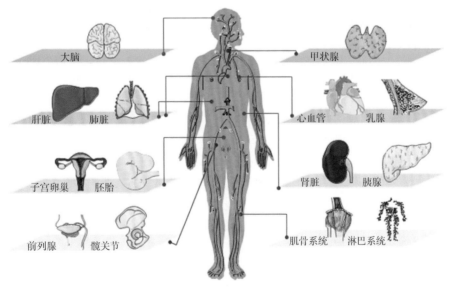

图 3-0-1 人工智能在超声医学中的应用

第一节　人工智能在消化系统超声中的应用

　　超声是多种腹部疾病的首选影像学检查方法，具有较高的临床认可度，但常规腹部超声检查耗时长、部分病灶性质肉眼难以鉴别诊断、操作者主观依赖性强等局限性仍客观存在。通过结合人工智能技术，有望提高腹部疾病的检出率及诊断准确性，提高工作效率。目前，人工智能技术已广泛应用于肝脏、胰腺、肾脏及前列腺等腹部器官的超声检查，主要包括病灶识别、定位、分类及疗效评估。

一、人工智能辅助肝脏病变超声诊断

肝脏疾病是我国的常见病、多发病，早期诊断、预后判断及个体化诊疗是临床研究的重点。超声可直观观察肝脏病变，了解病灶所处部位、形态、大小、数量、边界、回声强度、有无钙化或液化、与周围组织脏器关系及内部血供等情况。随着医疗技术及信息技术的逐渐发展，人工智能在肝脏疾病的超声诊疗及临床应用中日渐发挥重要作用。目前，人工智能辅助肝脏病变超声诊断主要包括局灶性/弥漫性肝脏病变的诊断及鉴别诊断、超声造影联合人工智能技术应用于肝脏疾病的诊断及鉴别诊断、多模态融合成像技术应用于肝癌的诊断及治疗（图 3-1-1）[1]。

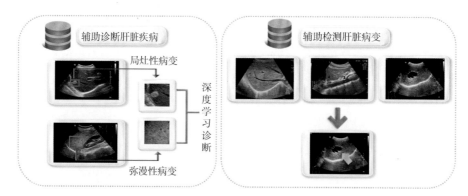

图 3-1-1 基于深度学习的计算机辅助肝脏超声诊断系统的开发

（一）局灶性肝脏病变辅助诊断

临床常见的局灶性肝脏病变中，良性病变主要包括肝囊肿、肝脓肿、肝血管瘤及肝腺瘤等，恶性病变包括原发性肝癌、肝转移瘤等。然而，受各种超声伪像、患者体位、呼吸运动及组织天然对比度低等因素影响，超声医师对肝脏局灶性病变的诊断具有一定的经验依赖性，此外，尽管大部分局灶性肝脏病变声像图典型，易于诊断，但对于部分非典型局灶性肝脏病变的诊断仍然存在困难。为此，研究者们利用传统机器学习方法和深度学习方法结合超声图像，辅助超声医师对局灶性肝脏病变的精准定位、诊断及良恶性鉴别。

1. 基于特征的疾病分类 传统机器学习方法辅助局灶性肝脏病变定位及诊断，是通过预先定义图像特征，并应用计算机对图像信息进行量化及可视化，从而达到分类诊断的目的，其特点为特征越关键，分类效能越强[2]。例如，Hwang 等[3] 从 99 例肝脏超声图像（29 例肝囊肿、37 例血管瘤、33 例恶性肿瘤）中提取了 42 个纹理特征，并选取主成分分析降维① 后的 19 个关键纹理特征作为人工神经网络（artificial neural network，ANN）模型的输

---

① 选取主成分分析降维，即把多个相关变量用一个综合变量表达，最终将多个变量转换为少数几个信息不重叠的综合变量来比较全面地反映整个数据集。

入特征，实现肝囊肿、肝血管瘤及恶性肝肿瘤的识别及分类，其诊断准确率超过96%。

此外，针对一些难以区分的病灶（如典型/非典型囊肿、血管瘤/转移癌等），有研究从108张灰度超声图像中提取104个纹理特征及104个纹理比率特征[4]，经过主成分分析降维，采用概率神经网络及反向传播神经网络构建辅助分类系统，该系统对典型、非典型、小肝癌和大肝癌的诊断敏感度分别为85.9%、88.1%、100%和87%，有助于提高非典型肝脏局灶性病变的诊断效能（图3-1-2）。在后续研究中，该团队进一步采用两级分类器（第一级分类器用于初步分类，第二级分类器在初步分类基础上对相似病灶进行精细化分类）进行优化，优化后的总体分类精度（overall classification accuracy，OCA）及个体分类精度（individual class accuracy，ICA）均得到有效提升（提升至95%）[5]。由于超声成像模式和信噪比的差异，传统机器学习方法下的诊断准确性往往受到限制。

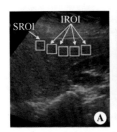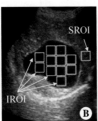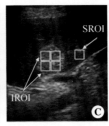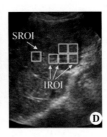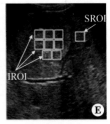

图 3-1-2　用 IROI 和 SROI 标记不同肝脏疾病图像

A. 正常肝脏（所有 IROI 和 SROI 提取于同一深度）；B. 肝囊肿；C. 血管瘤；D. 肝细胞癌；E. 肝转移癌（提取 IROI 时避开了病灶内的坏死区域）。IROI：inside lesion region of interest，病变内部的感兴趣区（提取纹理特征）；SROI：surrounding lesion region of interest，非病变的感兴趣区（提取纹理比率特征）

[来源：Virmani J，Kumar V，Kalra N，et al，2014. Neural network ensemble based CAD system for focal liver lesions from B-mode ultrasound. J Digit Imaging，27（4）：520-537]

2. 基于深度学习的疾病诊断　应用深度学习自动鉴别图像中病灶的性质，是人工智能在局灶性肝脏病变超声诊断中的前沿应用。按照模型训练方式不同，可分有监督学习与无监督学习。2019 年，Schmauch 等[6] 应用 367 张二维肝脏超声图像开展有监督深度学习，以实现局灶性肝脏病变的自动分类，其特点在于结合图像预注释的方法（将一幅超声图像分成尺寸相等的多幅单个图像，每幅图像包含 2048 个特征向量）以提高分类效能（图3-1-3）。同样，无监督学习也可用于局灶性病变的分类，如 2017 年一项研究应用 110 幅肝脏超声图像进行无监督深度学习[7]：研究者对图像进行预处理后，再从分割图像的像素中提取抽象的高层次特征输入分类器，结果表明该无监督学习方法也可实现较好的自动检测（准确率达 97.2%）。深度学习方法与传统机器学习的不同之处在于前者无须人为选择病灶特征，可减少主观因素导致的诊断结果偏差，但所需数据量要求更高。

目前，肝脏局灶性病变的鉴别诊断仍然是临床关注的重要问题，基于人工智能技术的肝脏局灶性病变分类算法还在不断更新及完善，未来有望进一步开展更深入的研究。

3. 人工智能技术辅助肝脏病变超声造影诊断　在鉴别良恶性病灶方面，除二维超声外，肝脏超声造影也具有高特异度和高敏感度，可对局灶性病变血供的丰富程度、灌注时相性进行分析，从而获得有效的辅助诊断信息。而超声造影检查因具备实时动态的特性，对观察者的操作水平要求较高，且存在"同像异病"的情况，肉眼观察病灶的造影显像模式容

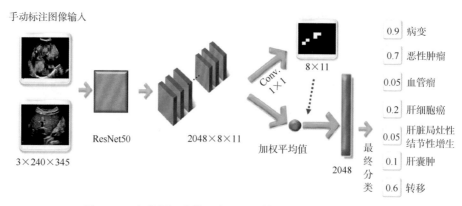

图 3-1-3　有监督深度学习应用于局灶性肝脏疾病自动分类

输入人工标注图像，并使用 50 层的 ResNet 提取图像特征；应用 Logistic 回归对 2048 个特征进行拟合，得到每个病变的评分（0～1 分），以解释图像中出现此类情况的概率

[来源：Schmauch B，Herent P，Jehanno P，et al，2019. Diagnosis of focal liver lesions from ultrasound using deep learning. Diagn Interv Imaging，100（4）：227-233]

易产生较大的诊断主观性及差异性（尤其是显像受限的病灶，如病灶位置较深、伪像干扰等）；此外，在造影图像后处理时，往往需要多次回看图像，诊断耗时较长。基于此，Guo 等[8]采用深度典型相关分析方法及多核学习分类器区分良恶性病灶。该研究从动脉期、门脉期及延迟期中各选取典型的对比增强超声（CEUS）图像，首先利用不同时相的典型肝脏 CEUS 图像之间的相关关系来反映两个时相的整体相关性，进而对不同时相特征组合及参数进行权重分析，选出最佳核函数组合来进行分类。实验结果表明，充分利用这两种方法可以有效融合三个时相的 CEUS 图像，对肝良性肿瘤和恶性肝癌区分具有较高的分类精度（可达 90.41%），大大减少诊断所耗费的时间。

此外，人工智能技术结合超声造影不仅是对造影图像本身的分析，还可同步结合二维模式病灶特征及超声造影定量分析技术——时间 - 强度曲线（time-intensity curve，TIC）的特征进行分析[9]，由于纳入了时相性变化特征，这种"兼容"的方式可一定程度上提高对具有相似造影图像表现的肝脏占位的鉴别能力，具有较高的诊断准确性，尤其对经验欠缺的医生而言，可提高临床诊断准确性（图 3-1-4）。

随着研究的不断深入，不同算法在局灶性肝脏病变人工智能辅助诊断中的应用逐渐被研究者所发掘，但现有大多数研究样本量有限，且缺少对临床因素的综合分析，尚未能独立应用于临床，仅可作为一种辅助手段。

（二）弥漫性肝脏病变辅助诊断

弥漫性肝脏病变是指病变在肝内呈弥漫性分布，主要包括脂肪肝、肝炎、肝纤维化、血吸虫肝病及肝硬化等，不同类型病变的不同进展时期对人体造成的影响不一，病情严重时可导致患者死亡，因此，早发现、早诊断肝脏弥漫性病变是临床诊疗的关键。弥漫性肝脏病变的超声特征与其病理改变密切相关，当病理改变相似时，鉴别诊断相对困难。对于肝脏弥漫性病变，人工智能技术可辅助超声医生区别肉眼难以区分的声像差异，或分析病变早期声像图改变，并对其病变的严重程度进行分级，从而为临床诊断提供可靠信息。

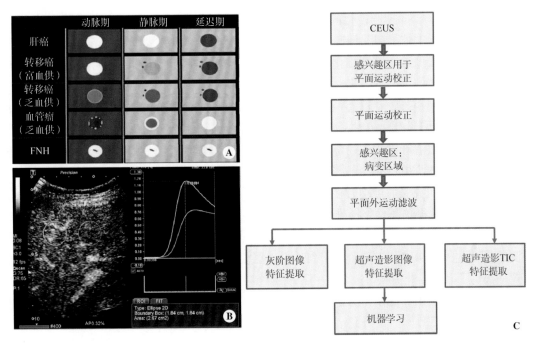

图 3-1-4 人工智能技术辅助肝脏超声造影诊断

A. 不同肝脏病变超声造影的时相性表现；B. 肝脏超声造影时间 - 强度曲线（TIC）；C. 人工智能技术辅助超声造影诊断流程（含二维模式下特征提取、超声造影模式下特征提取及 TIC 特征提取）。FNH：肝脏局灶性结节性增生

　　人工智能技术应用于弥漫性肝病的诊断和检测常用特征包括纹理特征、声谱特征和生物标志物[10] 等。目前大多数研究主要通过纹理特征的提取和分析，实现弥漫性肝病的早期分类诊断。

　　1. 脂肪肝　是指由脂质代谢紊乱导致肝脏组织和肝细胞内脂肪、脂质含量显著增加的病变。临床上常通过肝脏的回声强度对脂肪肝进行"轻度""中度""重度"分级，但此类分级方法存在主观性强的局限性。既往有研究对已取活检、不同脂肪含量的肝脏组织的超声图像进行纹理分析，在提取纹理特征后，应用支持向量机分类器对含有脂肪肝的图像进行分类，以曲线下面积（area under curve，AUC）为分析指标，将支持向量机（SVM）的分类结果（AUC 为 0.970）分别与肝肾指数法（AUC 为 0.959）和灰度共生矩阵法（AUC 为 0.893）进行比较，结果表明该方法可实现肝脏脂肪含量自动定量分析[11]。此外，有研究者应用灰度的分段线性变换法及局部对比度增强处理的方法分别对正常肝和轻度、中度及重度脂肪肝超声图像进行增强处理并对比原图像，结果表明，该方法增强了图像细节，使得不同程度脂肪肝图像之间的差异更明显[12]。该方法可有效提高医师依据超声图像对脂肪肝进行分级诊断的能力。

　　2. 肝纤维化　该疾病的病理改变为肝内纤维结缔组织的异常沉积。它是许多弥漫性肝脏疾病的共同病理基础，其终末阶段可发展为肝硬化。早期发现肝脏纤维化改变是改善疾病预后的关键。然而，尽管肉眼可区分正常肝脏组织与显著异常肝脏组织的超声图像，但对于早期及非典型肝纤维化改变的识别仍然困难。基于此，Gao 等[13] 运用灰度共生矩阵提取超声图像纹理特征，所提取的纹理特征作为反向传播神经网络模型的输入特征，结果表明该模型对 S0 ～ S4 期肝硬化的分期准确率分别为 100%、90%、70%、90% 和 100%。此外，Chen 等 [14] 比较了多元回归分析、支持向量机、朴素贝叶斯算法、随机森林和 k 近邻算法结合弹性成像诊断肝纤维化的能力，结果显示机器算法诊断准确性均高于统计方法，其中随机森林算法的准确率最高。

　　除常规二维超声外，弹性超声也有助于肝脏弥漫性病变的分级。2016 年有研究收集了 102 例不同病因的慢性肝病患者，应用多普勒超声测量门静脉主干、肝动脉及超声瞬时弹性成像，同时结合血清纤维化生物标志物对每名患者进行评估。然后将这些参数输入多层感知器人工神经网络，并创建预测严重纤维化的模型，其敏感度和特异度为 75.0% 和 60.0%，性能较低 [15]。该研究又通过结合多普勒参数、非侵入性标记物（APRI、ASPRI、FIB-4）和瞬时弹性成像，获得预测显著纤维化的最佳模型，其敏感度和特异度为 88.9% 和 100%，结果表明多普勒参数与非侵入性标记物和瞬时弹性成像的肝脏硬度相结合，可以获得更好的预测结果。此外，2017 年有研究对肝纤维化弹性成像图像进行智能化分析，为肝纤维化临床评估提供了新的量化方法 [16]。2019 年，一项多中心临床研究收集了来自 12 家医院的肝脏超声弹性图像，应用深度学习方法分析了 600 余例患者的弹性成像图，并应用图像数据建立卷积神经网络模型 [17]。该研究结果显示与二维剪切波弹性成像（shear wave elastography，SWE）和生物标志物相比，深度学习的弹性成像技术能够显示出更好的肝纤维化预测效能，对肝纤维化分期的无创性诊断具有重要作用（图 3-1-5）。

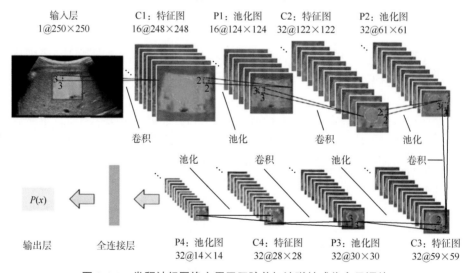

图 3-1-5　卷积神经网络应用于肝脏剪切波弹性成像定量评估

[来源：Wang K，Lu X，Zhou H，et al，2019. Deep learning Radiomics of shear wave elastography significantly improved diagnostic performance for assessing liver fibrosis in chronic hepatitis B：a prospective multicentre study. Gut，68（4）：729-741]

　　尽管人工智能技术应用于肝脏弥漫性病变的诊断具有相应优势，但仍局限于试验研究，未能真正走进临床应用。最新研究显示，联合肝脏图像信息与生物标志物等的多种指标进行融合分析，有望进一步提高肝脏超声诊断水平。

（三）多模态融合成像技术应用于肝癌诊疗

　　超声引导下肝癌的消融治疗是近年来发展起来的微创治疗技术。在肝癌的消融治疗中，为减缓局部肿瘤的发展进程，往往采用一定程度上扩大消融边界的方法。如何掌握好边界消融范围与安全性间的平衡，对指导临床治疗有重要的意义，而基于图像配准的多模态融合成像将有助于解决上述问题。

融合成像技术可以分为单模态、双模态及多模态，此类技术需要对不同信息图像进行预处理，将两种或两种以上影像图像配准、融合形成新的图像，并利用计算机图像处理软件系统进行分析，从而实现"优势互补"。其中的关键在于图像配准，包括刚性匹配和非刚性匹配——前者包括图像的转化和旋转，后者还包括拉伸和压缩局部图像，通过以上操作整合多种模态图像的优势，获得更加丰富的病灶定位及诊断信息。通过融合成像技术，将肝脏 CT/MRI 图像的客观性与肝脏超声的实时性有机结合，一方面可有效提高病灶（尤其是特殊位置病灶，如膈顶处因声衰减超声探查不清的病灶）的检出率，另一方面也可改善超声引导穿刺介入或消融治疗的效果。例如，Favazza 等 [18] 开发了一种结合自动分割算法的基准标记装置，可自动融合 MRI 和超声图像，实现融合图像的自动分割；Li 等 [19] 通过超声造影图像与 CT/MRI 图像融合评估肝细胞癌消融边缘，有效提高了对肿瘤消融边界识别的准确性，以指导二次补充消融。此外，Toshikuni 等 [20] 提出了一种新方法——超声单模态自动融合技术，将肿瘤消融术前与消融术后的三维超声图像进行融合，观察治疗前后病灶边界情况，结果表明该方法的有效性可媲美增强 CT/MRI。

综上所述，在肝脏病灶定位及肿瘤消融边界的评估方法中，相比单一影像技术手段及单一造影剂对比的评估方法，图像融合技术克服了传统方法无法检测消融术后病灶的边界、造影剂汽化遮挡及缺乏实时指导等缺点，但其固有的局限性依然存在，如体位及呼吸对图像对位的影响、操作者的实践经验依赖性较高、存在造影剂过敏反应等。随着研究的不断深入，多模态融合成像技术有望通过大量数据研究来实现更加有效的临床指导。

二、人工智能辅助胰腺病变超声诊断

超声在胰腺的诊断评估中主要起到识别胰腺正常组织、辅助诊断胰腺炎及胰腺占位的作用。胰腺的解剖位置位于腹膜后较深处，前方有胃、横结肠和大网膜等组织器官覆盖，故常规经腹部超声检查胰腺容易受邻近组织或胃肠气体遮挡显示不清，且在胰腺病变早期时，腹壁体征往往不明显，从而增加了诊断的困难性。随着内镜技术的发展，超声内镜（endoscopic ultrasonography，EUS）为胰腺病变的探查提供了更为直观、清晰的手段。EUS 的探头可紧贴胃壁或十二指肠壁对胰腺进行观察，避开肠气的遮挡，清晰显示全程胰腺组织。

尽管如此，胰腺癌和慢性假瘤性胰腺炎两者的早期病变鉴别仍然不易：发病部位相同，且在超声成像上均可表现为边界轮廓模糊、内部回声不均匀、血供丰富程度相似的胰腺病灶。针对上述问题，有研究采用 CAD 技术，从胰腺 EUS 图像中提取 9 个类别共 105 个纹理特征，并使用不同算法将这些特征进行整合，建立辅助胰腺癌诊断的模型，结果显示该模型可有效提高胰腺疾病鉴别的准确性，平均准确率达 94%[21]。此外，在提高胰腺病灶鉴别诊断方面，还需结合组织本身图像特征及临床特征，如有研究在利用 CAD 方法构建胰腺癌超声图像早期识别模型时，对年龄因素进行分组对照研究，发现该系统在不同年龄人群中的诊断效能存在差异，这可能与胰腺的外形和内部结构随年龄变化而改变有关[22]。此外，人工智能技术可结合弹性超声及疾病临床特点辅助超声鉴别胰腺良恶性病灶[23]。超声弹性成像的原理与组织硬度及病变组织的病理组成密切相关。该技术可对接收到的组织硬度及组织特征信息进行编码，以不同的颜色投放在显示屏上，实现组织硬度信息的可视化。图像分析技术也可应用于编码后的弹性成像图像，通过对大量灰度级超声弹性成像纹理参数的分析，证实所构建的模型具有较好的鉴别诊断效能及良好的泛化能力。既往已有多个研究将人工智能应用于胰腺疾病诊断、治疗效果评估，但目前相关研究仍较少，未来的发展趋势主要是在 EUS 图像引导下通过人工智能精确引导进行介入治疗。可以说，人工智能技术在消化系统的应用，将为患者的病情和转归提供更系统全面、更准确的判断，有利于推动精准医疗在消化系统疾病中的应用。

第二节　人工智能在泌尿系统超声中的应用

一、人工智能辅助肾脏病变超声诊断

超声成像已被广泛用于辅助急慢性肾脏疾病的诊断和预后评估，尤其是超声所显示的肾脏结构与肾脏疾病及肾功能密切相关[24]。2018 年，一项研究明确了人工智能技术在肾脏分割中的应用价值——可应用于肾脏大小和体积、形态和功能的评估，肾脏病变定位及诊断、辅助肾脏介入治疗方案制订及术后疗效随访分析，在肾脏相关疾病评估中具有重要意义[25]。人工智能在辅助肾脏病变超声诊断中主要分为肾脏超声图像分割和肾脏功能评估两部分。

（一）肾脏超声图像分割

由于肾功能的改变与肾脏结构的变化密切相关，精准解剖结构测量是提高肾功能评估准确性的重要前提。肾脏超声图像分割的特点显著——肾盏、肾实质的回声差异大，导致肾内回声的不均质性较其他脏器更为明显；肾脏与其周围组织的回声对比度较低；肾脏的空间定位也是分割的一大难点。因此，精准的肾脏超声图像分割对临床诊断具有重要价值。由于人工分割肾脏图像费时费力，且极易出现操作者间显著的差异性，因此 Torres[25]、Ardon[26] 等研究者尝试采用半自动方式对肾脏进行分割，通过人机交互操作减少人工分割医师的勾画负担，同时提高机器学习的分割准确性。在提高诊断分割效能方面，可通过联合多种方法实现对肾脏超声图像的分割，提高分割效能，如 Yang[27] 提出一种优化肾脏超声图像分割的方法，该研究结合图像去噪、距离正则化水平集演化（distance regularized level set evolution，DRLSE）和形状先验的方法对肾脏超声图像进行分割，与单一方法分割相比，其结果更接近人工分割的效果。此外，由于三维超声所具备的高准确性及低角度依赖性，后续对于肾脏分割的研究焦点主要集中在三维图像（尽管三维图像采集所花费的时间更多），如 2017 年一项研究将一种基于三维超声图像的自动分割方法应用于肾脏分割，该模型包含了脏器纹理信息和形态信息，有助于准确识别感兴趣区（图 3-2-1）[28]。

既往大多数研究将肾脏分割问题作为边界检测问题来解决，但近期研究多将分割问题归结为像素或体素模式分类问题，故深度学习模型逐渐成为图像分割的主流方法，如 Yin 等[29]应用 289 张肾脏超声图像，在既往研究提出的肾脏边界检测网络的基础上，提出一种新的数据增强方法来提高分割结果，该研究表明，预先进行肾脏边界的像素细化，可显著提高图像分割效能。

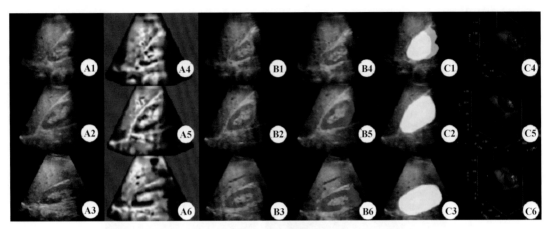

图 3-2-1 基于先验的三维肾脏超声图像自动分割模型

A1 ~ A3. 原始图像；A4 ~ A6. 预处理增强图像；B1 ~ B3. 检测的肾脏轮廓；B4 ~ B6. 分割后的肾脏轮廓（从外到内：红、蓝、红分别代表肾包膜、肾皮质、肾髓质）；C1 ~ C3. 分割和检测区域的重叠；C4 ~ C6. 分割图像的三维重建。上、中、下图像分别代表肾脏所处解剖位置为高、中、低

[来源：Marsousi M，Plataniotis KN，Stergiopoulos S，2017. An automated approach for kidney segmentation in three-dimensional ultrasound images. IEEE J Biomed Health Inform，21（4）：1079-1094]

目前肾脏占位性病变常见为肾结石、肾脏囊性疾病及良恶性实性病变等。超声易诊断单纯性肾囊肿，但继发性改变（如囊内出血继发感染等，多为良性）出现时易与伴随囊性病变的肾脏肿瘤（多为恶性）相混淆。基于此，有研究提出一种基于超声图像检测肾脏病变的新方法，在病灶识别的基础上，侧重于病变与健康组织或器官的区别，利用局部特征信息实现肾囊肿及肾脏肿瘤区域的精准分割[30]。这种"利用全局信息进行检测、局部信息进行分割"的方法，一方面可有效保证自动分割的准确性和高效性，另一方面也具有普适性（利用组织和病灶间的差异实现分割），同时可应用于其他病变/其他模式的图像分割。

尽管人工智能技术在肾脏分割的应用已较为成熟，但因为常规超声对肾脏疾病的检出已具有一定的敏感度及特异度，且肾脏疾病往往需要结合临床信息进行综合评估（如肌酐、尿常规等），因此，单纯超声图像识别及分割技术的临床应用价值仍有待进一步明确。

（二）肾脏功能评估

对于肾功能的评估，可通过常规超声检测肾脏的长度、体积、皮质厚度和回声等直接评估，也可结合肾小球滤过率等生化指标来间接评估，而肾脏穿刺活检是评价的"金标准"。人工智能技术应用于肾脏功能的评价研究相对较少，有研究将肾脏超声图像与人工智能技术相结合，实现了肾功能的自动化预测及分类[31]——该研究应用血清肌酐浓度及肾小球滤过率对肾脏超声图像进行分类，并对分类后的超声图像进行预处理（图 3-2-2），随后应用卷积神经网络训练处理后的数据得到预测模型，实现慢性肾脏疾病的早期预测。经验证，其模型的分类精度可达 85.6%，且高于医师的准确率（60.3% ～ 80.1%）。结合人工智能技术的超声图像分类为肾脏功能的预测提供了一种简便、高效的策略，但需要清楚认识到，人工智能图像分类模型仅能作为一种临床辅助手段，并不能取代传统检测方法在临床诊疗的作用。

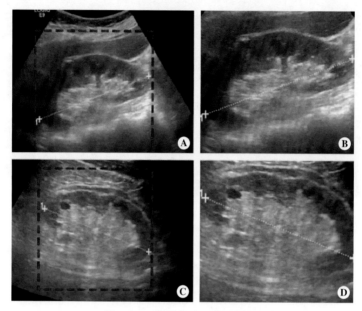

图 3-2-2　肾脏超声图像预处理

A. 右肾原始图像；B. 右肾处理后图像；C. 左肾原始图像；D. 左肾处理后图像。以肾脏所在位置为中心，统一将图像大小规范为 244×244 像素，以便网络模型训练

[来源：Kuo CC，Chang CM，Liu KT，et al，2019. Automation of the kidney function prediction and classification through ultrasound-based kidney imaging using deep learning. NPJ Digit Med，2（1）：29]

二、人工智能辅助前列腺病变超声诊疗

前列腺是男性生殖系统中最大的实性附属性腺，位于膀胱与尿生殖膈间，包绕尿道根部。前列腺的超声检查根据检查方式不同可分为经腹部超声检查及经直肠超声检查。常见的前列腺疾病主要包括前列腺增生及前列腺癌，前者在无症状表现时可不做处理，后者通过前列腺特异性抗原（PSA）检测及穿刺活检等方式明确诊断后，需早期进行手术治疗。

人工智能技术在前列腺超声诊疗中可实现多样化应用，如针对常规超声对前列腺病灶诊断的低敏感度，通过影像组学特征提取及分析，实现疾病的早期诊断及预测；针对超声单模态检查对前列腺癌的诊断效能不佳，可采用 US/MRI 等多模态图像配准融合的方法实现术前规划及术中精准引导；通过对前列腺超声图像的深层次分析，为肿瘤鉴别诊断提供更丰富的信息，以避免不必要的活检。以下对几种人工智能辅助前列腺疾病诊疗情景进行阐述。

（一）前列腺超声图像分割

在前列腺疾病诊疗中，往往首先需要确定前列腺病变的位置及边界，图像分割算法的应用对前列腺体积测量、肿瘤边缘预测及实时目标图像导引的穿刺有重要的临床意义，且一定程度上降低了肉眼观察所造成的主观性。目前，前列腺图像分割主要包括手动分割、半自动分割及全自动分割。早期研究多采用手动分割或半自动边缘分割方法（如主动轮廓模型），但此类算法存在初始轮廓依赖于标注水平、操作复杂、主观性较强的局限性。随着技术的发展，前列腺自动分割方法已逐渐为人们所了解。尽管传统观点认为超声图像严重的斑点噪声和低信噪比不利于自动分割[32]，但 Wu 等[33] 基于斑点的大小和方向的观察，按照统计先验规则变化的散斑方向提取旋转不变的纹理特征，实现了经直肠超声检查图像的前列腺分割（图 3-2-3）。对于如何精确前列腺图像分割技术这一开放性问题，未来需要更加完善和系统的研究策略，实现更精准的分割效果，以更好地满足临床工作需求。

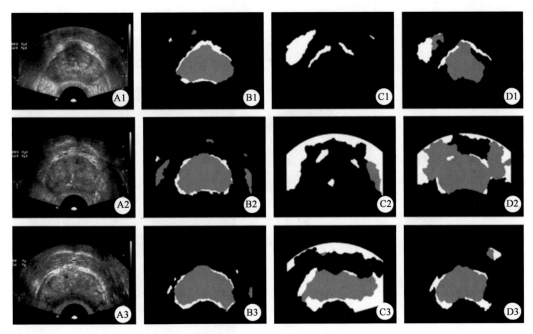

图 3-2-3　不同方法在前列腺超声图像分割中的比较

A1 ～ A3. 原始图像；B1 ～ B3. 所提出模型的分类结果；C1 ～ C3. 传统的 Gabor 特征和全局字典得到的结果；D1 ～ D3. 旋转不变字典模型的结果。在最后三列中，白色区域表示前列腺边界，灰色和黑色区域分别表示内边界和外边界

[来源：Wu P，Liu Y，Li Y，et al，2015. Robust prostate segmentation using intrinsic properties of TRUS images. IEEE trans Med Imaging，34（6）：1321-1335]

（二）前列腺疾病检测及预测

前列腺癌是最常见的男性泌尿系统恶性肿瘤，早期发现和准确分期可以降低疾病死亡率。前列腺癌筛查常规方法为检测血清学 PSA，当发现 PSA 水平升高时，临床将建议患者行穿刺活检以明确诊断。尽管联合 PSA 检测和前列腺癌活检的方法可实现前列腺癌的早期检出，但 PSA 的特异性较低，且前列腺穿刺活检属于侵入性检查，该联合诊断方法容易导致不必要的活检及过度诊疗。因此，为前列腺癌早期检测及预测提供无创的辅助支

持信息是人工智能与前列腺超声的重要结合点之一。

　　研究者们持续探索机器学习方法在前列腺癌辅助诊断中的应用，尤其是在前列腺良恶性病变的鉴别诊断方面。构建多因素预测模型是最常用的方法，可采用不同因素构建的机器学习模型，对可能与良恶性病灶鉴别诊断相关的多种因素进行综合分析，以期实现肿瘤的预测及诊断。除了良恶性鉴别外，机器学习模型还可以对已确诊的前列腺癌实现病理分期及风险评估（根据肿瘤大小、原发肿瘤范围，可分为原位癌、T1～T4期），尤其是对T2、T3期肿瘤的分期[34]。不同级别的肿瘤，其治疗方法有所不同，通过人工智能方法实现肿瘤的精准分期，有助于指导临床选择合适的治疗方法。

　　超声图像的呈现是由原始信号经过转换及处理得来的，并非完全原始的数据信息。近年来，为追求超声信号数据的原始完整性，越来越多关于前列腺癌诊断的研究聚焦在超声射频（radio-frequency，RF）时间序列上。RF信号是指从目标组织接收到的一系列回声，其信号变化与组织类型具有显著的相关性。基于捕获RF时间序列的超声模式称为时间增强超声（temporal enhanced ultrasound，TeUS）。有研究证实提取RF信号中所包含的特征，有助于提高前列腺癌的检测准确率、敏感度及特异度（可达90%以上）（图3-2-4）[35, 36]。基于RF信号的分析方法为人工智能在超声领域的应用提供了一个新的思路。

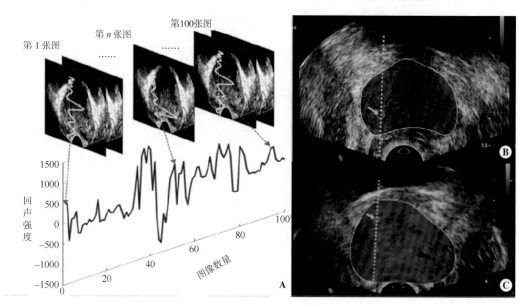

图 3-2-4　TeUS 数据生成原理及可视化

A. TeUS 通过分析一系列组织中某一点的后向散射（即背向散射）响应变化来区分组织类型；B、C. TeUS 数据叠加在 B 型超声图像上，反映前列腺癌预测评估概率（大于70%可能为恶性，显示为红色，反之则为蓝色）

[来源：Azizi S，Mousavi P，Yan P，et al, 2017. Transfer learning from RF to B-mode temporal enhanced ultrasound features for prostate cancer detection. Int J Comput Assist Radiol Surg，12（7）：1111-1121]

（三）前列腺疾病介入治疗

　　应用多模态融合成像技术实现前列腺病变的临床治疗精准化，亦是近年来的研究热点。适用于前列腺介入评估及治疗的常见影像模态为经直肠二维/三维超声、MRI及CT等。在精准分割的基础上，多模态融合成像的关键是有高的图像配准精度，从而真正实现"优势互补"——CT/MRI 图像可以作为实时经直肠超声图像分割的先验知识，提高分割的准确性[37]。而从应用角度来看，前列腺超声多模态成像主要应用于前列腺穿刺活检及前列腺放射性粒子植入——前者为明确诊断，后者为近距离放疗，均对靶点定位的准确性有较高的要求。有研究运用基于 MRI-TRUS 可变形图像配准算法指导前列腺放射性粒子植入（图 3-2-5），结果表明此类算法可有效识别需行放射治疗的前列腺病变区域，有效提高放射治疗准确性，降低额外的放射剂量[38, 39]。

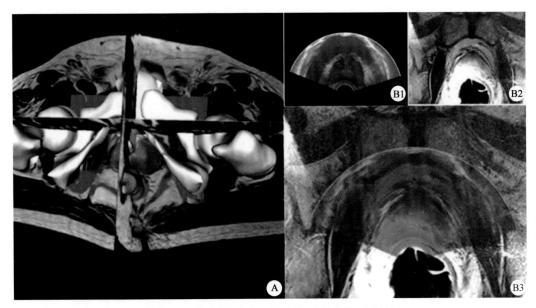

图 3-2-5　前列腺磁共振图像与超声图像的配准结果

A. 3D 视野下 3D 磁共振与 2D 超声配准结果；B1. 2D 视野下超声图像；B2. 2D 视野下磁共振图像；B3. 2D 视野下磁共振与超声配准结果

[来源：Zhang S，Jiang S，Yang Z，et al，2016. An ultrasound image navigation robotic prostate brachytherapy system based on US to MRI deformable image registration method. Hell J Nucl Med，19（3）：223-230]

高精度多模态图像配准中，关键在于如何确定定位标签，即多模态图像应该以哪种标记为基础进行配准，得到更高精度的融合图像，常见的解剖标签包括脏器、血管、导管及结构边界。然而，评估前列腺图像配准的准确性是非常困难的，因为前列腺几乎没有可识别的标志。经直肠超声图像和 MRI 图像配准的平均误差约为 3.86mm，该结果使用了深度神经网络学习进行相似性度量，并实现了完全自动化配准[40]。此外，已有多个品牌的超声仪器推出了融合成像技术及相关软件（如百胜 Mylab Twice 仪器上配置的 Navigation 内定标法融合成像技术）。可以预见，多模态融合成像技术将持续为前列腺疾病的临床诊疗提供更加高效、准确的诊疗策略。

第三节　人工智能在妇产生殖超声中的应用

与其他影像学检查相比，超声在妇产生殖诊断及评估中的应用具有独特的优势，无论是生殖系统还是产科胎儿检查，均对无创、无辐射、可重复性具有较高的要求。因此，探索超声新技术在妇产生殖领域的应用具有较其他器官系统更重要的意义。本节内容主要就人工智能结合超声技术在妇科、产科及女性生殖系统方面的应用展开阐述。

一、人工智能应用于妇科超声诊断

人工智能技术在妇科超声诊断中的应用主要包括辅助疾病的良恶性鉴别、疾病范围界定、术前术后疗效比较，以及疾病发生及预后风险评估等。

（一）子宫肌瘤图像分割

子宫肌瘤是女性生殖系统最常见的良性肿瘤，主要由平滑肌和纤维组织构成，其临床症状与肌瘤的生长部位及速度、大小等有关，较小肌瘤患者无明显症状，较大肌瘤可导致腹痛、月经不规律等临床症状。子宫肌瘤在二维声像图上表现为低/中/高回声团块，与正常肌壁分界清晰，诊断较为容易。

以往对子宫肌瘤的治疗大多采用手术方式，近年来，高强度聚焦超声（high intensity focused ultrasound，HIFU）作为一种无创治疗技术，逐渐为临床所广泛应用[41]。然而，若消融治疗定位不准确，不仅治疗效果不佳，还有可能导致肠穿孔等严重并发症。因此，HIFU 治疗的精准定位具有重要意义。在 HIFU 设备中，通常利用超声设备实时监控和引导治疗区，并对治疗效果进行实时评估。因此，超声图像处理算法的水平将直接影响到整套 HIFU 设备的性能及其治疗效果。在早期 HIFU 术前治疗规划中，超声图像的分割与目标区域定位由医师手动完成，但手工操作受限于图像质量及医师的经验水平，其准确性变异度大。此外，手工分割耗时长、效率低，临床工作强度大。因此，计算机辅助 HIFU 治疗中超声引导图像的分割具有应用价值，其可提高治疗效率，降低人为分割主观性。尽管如此，计算机辅助诊断（CAD）系统在 HIFU 治疗规划中仍存在一定的应用难点。由于引导探头通常在不接触患者身体的情况下获取图像，HIFU 引导图像的质量比诊断超声图像更差，患者呼吸和肢体动作也会对分割效果产生影响，所以常规算法分割效能有限。为此，研究者们针对如何提高计算机对 HIFU 治疗中超声引导图像的分割精确性开展了研究工作。

在子宫肌瘤 HIFU 治疗定位中，有研究采用改良后的新型迭代多区域生长算法，首先将图像分割成均匀超像素区域（其特点在于超像素区域内提取的特征比在传统像素邻域内提取的特征更加稳定），再采用聚类算法将肿瘤内部的超像素聚类到同一区域，将肿瘤外部的超像素聚类到不同区域，从而实现对肿瘤区域的优化分割（图 3-3-1）[42]。

除了对原始图像区域进行"二次分割"外，也有研究采用训练集特征分析对感兴趣区（ROI）先验形状进行预估，即根据待测 ROI 形状自动选择出合适的形状（初始轮廓），再通过"半径-时间"新参数的设计建立径向轮廓特征模型，进一步细化分割结果，从而提高分割精确度（图 3-3-2）[43]。

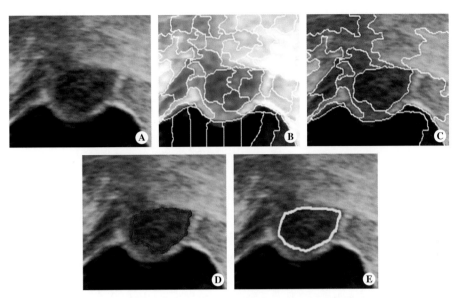

图 3-3-1 新型迭代多区域生长算法实现子宫肌瘤图像分割

A. 原始图像；B. 超像素分割后图像；C. 聚类后图像；D. 最终计算机分割图像；E. 超声医师手动勾画图像

[来源：Zhang D，Liu Y，Yang Y，et al，2016. A region-based segmentation method for ultrasound images in HIFU therapy. Med Phys，43（6）：2975-2989]

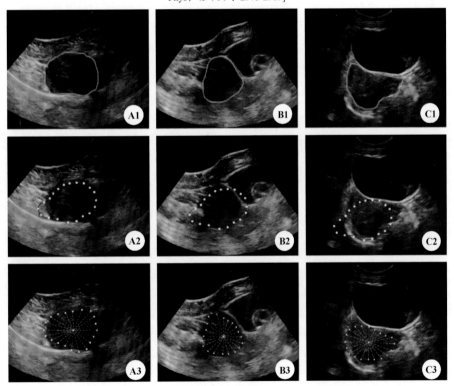

图 3-3-2 基于感兴趣区先验优化子宫肌瘤病灶的分割效果

A1 ～ A3. 高质量图像；B1 ～ B3. 中质量图像；C1 ～ C3. 低质量图像。绿线：实际勾画情况；红线：ROI 先验边界；蓝线：半径指标

[来源：Ni B，He F，Yuan Z，2015. Segmentation of uterine fibroid ultrasound images using a dynamic statistical shape model in HIFU therapy. Comput Med Imaging Graph，46（3）：302-314]

　　在同一患者的多个肌瘤分割方面，磁共振引导聚焦超声（MRgFUS）相关研究采用多个种子自适应区域生长方式，以适用于不同像素的多个肌瘤分割[44]，结果表明该分割方法敏感度为84.05%，特异度为92.84%。此外，在MRgFUS消融治疗后评估中，通过对治疗后的影像图像进行病灶区域自动分割，并使用基于面积和距离的指标获得病灶无灌注区域定量评价指标——非灌注体积，可实现对切除的肌瘤区域边界和体积的自动评估，从而对病程进行良好随访及跟踪[45]。

（二）子宫腺肌病辅助诊断

　　子宫腺肌病是指子宫内膜组织（腺体和间质）侵入至子宫肌层引起的病变。在常规二维声像图上，子宫腺肌病主要表现为子宫增大，形态饱满，前后壁肌层不对称性增厚，肌层回声增强、不均匀，呈紊乱的点状或条索状强回声，可见散在的小无回声区，肌层及子宫后方伴栅栏状衰减，内膜偏移等。子宫腺肌病的临床表现不具备特异性，而经阴道超声检查的诊断敏感度和特异度分别为53%～89%及67%～98%，诊断仍存在一定局限性。

　　随着计算机技术的发展，图像纹理分析技术为子宫腺肌病的精准诊断提供了新的思路。图像纹理特征反映了图像本身的属性，对此类特征的识别有助于鉴别诊断。纹理分析是对一个区域中的纹理特征进行定量或定性描述的处理过程[46]。基于子宫腺肌病超声图像中子宫肌层与正常子宫肌层的纹理存在差异，有研究采用回顾性分析对38例MRI诊断为子宫腺肌病的患者，应用不同二维超声图像处理滤波器提取纹理特征，并以直方图的形式生成特征向量，通过支持向量机实现早期子宫腺肌病病变或非典型病变的诊断，以盆腔MRI为金标准，该方法敏感度为70%，诊断特异度为79%，可有效提高早期病变的诊断准确性（图3-3-3）[47]。

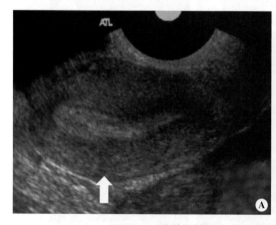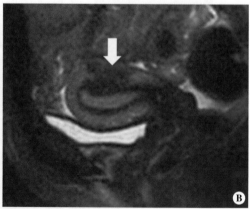

图3-3-3　非特异性子宫腺肌病的影像学诊断比较（箭头所示）

A. 子宫矢状面超声图像显示为正常；B. MRI T$_2$矢状面图像显示病灶区域局灶性增厚，呈低信号

[来源：Konrad J，Merck D，Wu J Y，et al，2018. Improving ultrasound detection of uterine adenomyosis through computational texture analysis. Ultrasound Q，34（1）：29-31]

（三）子宫内膜病变的良恶性鉴别

　　常见的子宫内膜病变包括子宫内膜息肉、子宫内膜增生及子宫内膜恶性病变。后两者

预后不同，鉴别诊断具有重要意义。从临床表现而言，绝经后出血是子宫内膜癌最常见的症状。然而数据表明，有此症状的患者中仅 10% ～ 15% 为子宫内膜癌。经阴道超声检查是诊断子宫内膜疾病的良好方法，但通过二者超声图像表现有时难以鉴别，尤其是对于早期及不典型病变，需要进一步结合患者病史及病理进行明确诊断。

子宫内膜病变超声声像图的良恶性鉴别主要依赖于对内膜厚度、内膜回声、内膜形态及肌层组织浸润情况的评估。然而，由于不同超声医师的图像采集手法及经验不同，收集图像的质量存在差异性，而图像预处理的方法普遍适用于超声图像的优化，从而可获得更清晰的图像，保证了图像分析的质量。因此，在获取图像特征前，往往需要进行相应的超声图像预处理，如采用子宫内膜超声图像分割[48]、图像对比度增强等技术，可有效提高子宫内膜的边界识别清晰度，提高子宫内膜图像诊断准确性。

图像质量得到提升后，研究者们会构建机器学习诊断模型，以期为子宫内膜病变的良恶性鉴别提供更客观的形态学特征评估方法，如一项研究共收集了 65 例围绝经期及绝经后妇女的术前超声图像（15 例为恶性，50 例为良性），首先对图像进行优化（图 3-3-4），利用一阶和二阶统计纹理分析算法提取直方图、灰度共生矩阵等共 32 个纹理特征，并应用 Logistic 回归进行特征筛选，采用具有较强关联性的优势特征进行分类诊断模型构建，为子宫内膜良恶性疾病超声鉴别诊断提供了精准、可解释的方法[49]。

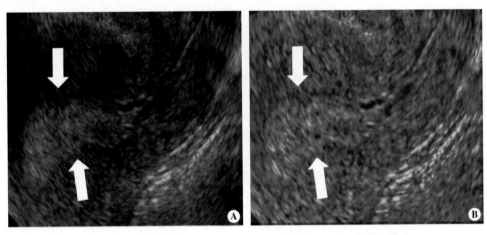

图 3-3-4　采用自适应小波技术对子宫内膜腺癌超声图像进行优化

A. 原始图像；B. 采用自适应小波技术自动调节对比度，可显示子宫内膜与肌层交界处的浸润及破坏（箭头所示）

[来源：Michail G，Karahaliou A，Skiadopoulos S，et al，2007. Texture analysis of perimenopausal and post-menopausal endometrial tissue in grayscale transvaginal ultrasonography. Br J Radiol，80（956）：609-616]

此外，可针对不同的样本集构建不同模型（如回归、人工神经网络或随机森林等），并通过模型间效能比较获得最优的预测效果[50]。该方法的优势在于通过多指标（如除阴道出血外，还纳入糖尿病、吸烟、血脂异常等因素）对疾病进行综合评估，更具系统性、全面性，可对子宫内膜癌进行诊断及预测。除超声图像分析及临床分析领域外，人工智能技术对子宫内膜癌的评估还涉及病理领域，如人工神经网络技术应用于子宫内膜病理细胞学涂片检查，以辅助子宫内膜细胞核的良恶性分类[51]。尽管目前研究较为全面，但人工智能技术应用于子宫内膜癌的诊断评估仍缺乏多中心、大样本研究数据及结果支撑。

（四）宫颈癌诊断及评估

宫颈癌是女性常见的恶性肿瘤，早期筛查是宫颈癌防治体系中最重要的环节，早期宫颈癌常无症状，但早期诊断及治疗能够显著改善疾病预后。宫颈涂片病理检查是筛查的主要方法，但其应用受限于监测设备、筛查质量及诊断水平的差异。近年来，针对宫颈癌诊疗方面存在的临床问题，人工智能技术在该疾病的辅助检测和诊断方面发挥了重要作用，其应用方向主要包括肿瘤筛查及早期诊断、肿瘤发生风险预测、肿瘤诊断分期、放疗规划制订及预后评估等。

二维超声对于早期、非实性宫颈癌的诊断检出较困难，易漏诊，而宫颈癌涂片筛查较之更为精准及普及，因此，超声结合人工智能技术在宫颈癌疾病诊疗中的研究相对较少。一方面，有研究基于已知特征（如宫颈相对大小、强度矩阵、核定位半径等），采用改良后的自动分类方法对宫颈超声图像进行分类，以协助宫颈癌的超声诊断，但其图像获取的规范性及研究的临床意义仍有待考究[52]。另一方面，在宫颈癌放疗规划制订中，也有研究尝试采用针对性算法以提高放疗前子宫三维超声半自动分割的准确性，实现三维可视化，以期提高宫颈癌体外照射放疗的准确性，降低由子宫位置移动导致的放疗位置偏差（图 3-3-5）[53]。

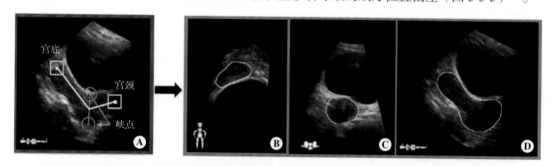

图 3-3-5　手动分割点设置及超声图像三个平面上子宫区域的分割结果

A. 显示分割标识点；B ～ D. 在三个平面分割子宫区域。从初始图像操作示意到输出 3D 分割图像

［来 源：Mason SA, O'Shea TP, White IM, et al, 2017. Towards ultrasound-guided adaptive radiotherapy for cervical cancer：Evaluation of Elekta's semiautomated uterine segmentation method on 3D ultrasound images. Med Phys, 44（7）：3630-3638]

在宫颈癌放疗计划制订及随访过程中，正电子发射体层摄影（position emission tomography，PET）可提供重要的补充信息，其中对肿瘤实现精准半自动或自动分割尤为重要。PET 宫颈图像分割的难点在于宫颈与膀胱距离较近，而两者均可摄取 ^{18}FDG 示踪剂，易降低整体分割精度。为此，有研究结合深度学习及先验解剖分割信息（如形状、相对解剖位置等），增加了分割模型对宫颈肿瘤和膀胱的区分能力（图 3-3-6）[54]。

此外，临床上对宫颈癌的分期多采用国际妇产科联合会（International Federation of Gynecology and Obstetrics，FIGO）分期标准，但该分期仍存在不可避免的人为主观性。为此，有研究将基于 3T 骨盆磁共振成像（包括弥散加权成像）的全病灶表观扩散系数一阶统计及纹理特征与 FIGO 分期进行了相关性分析，结果显示二者之间具有较好的相关性（偏度、峰度、熵的一阶统计量、熵及均质性纹理特征与 FIGO 分级呈正相关，能量的纹理特征与 FIGO 分级呈负相关）[55]。该研究证明通过对纹理特征的分析可对宫颈癌进行临床分期，提高了诊断准确性。

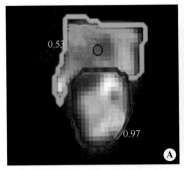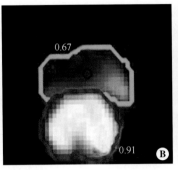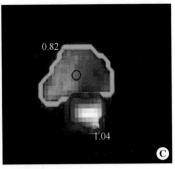

图 3-3-6　PET 影像图像上不同患者膀胱、宫颈肿瘤"圆形程度"定量分析

绿线：膀胱；红线：宫颈，解剖位置处于膀胱下方，圆度较膀胱更为显著

[来源：Chen L，Shen C，Zhou Z，et al，2019. Automatic PET cervical tumor segmentation by combining deep learning and anatomic prior. Phys Med Biol，64（8）：085019]

除了影像领域外，研究者还针对宫颈癌的早期筛查开展了大量人工智能结合病理学的多学科研究，如通过结构方法和纹理方法自动分辨细胞核与细胞质区域的颜色和形状特征，以检测宫颈细胞癌前病变[56]。2017 年 7 月，全球第一个宫颈癌筛查诊断机器人"Landing"首次公开展示了人工智能宫颈癌筛查诊断技术。Landing 基于人工智能技术，通过对大量宫颈癌细胞病理涂片的学习，实现宫颈癌的快速、精确病理诊断，可有效改善筛查效率，降低筛查成本，提高癌前病变及阳性检出率，为解决基层缺乏肿瘤筛查专业人员的难题提供了切实可行的解决方案。2019 年 4 月，"Landing"宫颈癌人工智能云诊断平台向全世界开放，这是国产人工智能、大数据与云平台在疾病早期筛查中的典型成功案例。

（五）卵巢肿瘤诊断及风险预测

卵巢恶性肿瘤在我国女性恶性肿瘤中发病率位居第三，2018 年数据显示，我国卵巢癌的发病率约为 1.8%，5 年生存率为 40%～45%[57]。卵巢癌的高病死率主要是由于大多数卵巢癌在诊断时已处于晚期，原因在于卵巢深居盆腔、体积小，且疾病早期缺乏典型临床症状。如何实现卵巢癌的早期诊断及分期评估是医学领域持续关注的重点。

卵巢癌常见超声声像图表现为以囊性为主的囊实性肿块，呈多房状，形态不规则，边界清晰或欠清晰，实质部分回声不均，囊壁厚薄不均，附壁可见实性乳头状突起，常合并腹水。然而，当超声征象及病史不典型时，良恶性病灶存在"异病同像"的情况，不同病理分级间病灶声像图差异不明显，且卵巢癌早期超声声像改变不显著，难以实现早期诊断。

20 世纪末，基于超声特征的卵巢癌形态学评分系统成为研究热点，如 1990～1997年研究者们先后提出了 Granberg、Sassone、De Priest、Lerner 及 Ferrazzi 评分系统[58]。上述诊断评分系统的出现是卵巢癌超声诊断的一大进步，将图像转换为诊断特征的思路为后续人工智能技术在该病的应用奠定了良好基础。此后，也有研究在特征原理的基础上，应用 Logistic 回归模型等传统机器学习方法，对各种卵巢癌诊断特征的重要性进行分析，结果表明，实性回声特征是预测卵巢癌最显著的指标[59]。

21 世纪以来，人工智能技术在卵巢癌早期诊断及分期中的应用逐渐兴起，尤其是以纹理分析为代表的图像处理及识别技术，在卵巢癌细胞学涂片[60]、CT[61,62]、光学成像诊

断 [63, 64] 等多方面起到一定辅助作用。现有人工智能技术在卵巢癌超声诊断中的应用原理主要为"基于特征提取的分类诊断"，其中，针对卵巢癌超声图像的诊断特征主要包括纹理特征及临床特征。此类研究自 2013 年至今已有 10 余项，研究者们在常规机器学习方法的基础上进行算法改良，以期达到更优的分类效能。然而，受限于超声仪器间图像质量存在差异性，对各类研究结果的比较存在一定困难 [65]。此外，由于卵巢癌患病人数相对较少，既往研究中所纳入的病例数有限（大部分为 10～50 例），而研究为了增加图像样本例数，往往采用同一患者获取多幅图像的方式，降低了样本图像的代表性。

另一种人工智能辅助诊断思路是利用人工智能算法在大数据信息挖掘及分析中的优势，构建预测模型，以早期预测卵巢癌的发生。例如，某项研究通过收集单中心 10 年内 600 余例上皮性卵巢癌病例的相关诊断信息（如年龄、FIGO 分期、分级、组织学亚型、术前 CA125 水平及病理结果等），建立疾病数据库，并构建人工智能预测模型。与其他机器学习方法或分类器相比，基于数据库的人工智能模型具有更高的生存期预测准确率。但该研究同样提出了通过回顾性研究建立预测模型的"通病"，此类模型往往只能获取临床常规记录的数据，无法保证特征提取的全面性及系统性 [66]。对此，2018～2019 年分别有研究从基于超声 [67]、CT [68]、病理 [69] 等图像及构建肿瘤诊断或预测模型 [70] 方向入手，采用深度学习方法实现卵巢癌的早期诊断及预后评估。

二、人工智能应用于产科超声诊断

产科超声涵盖了产前诊断超声及产后康复超声两部分。由于测量规范化对产科诊断及评估具有重要意义，而人工智能技术有助于实现测量精准化及诊断同质化，近年来，人工智能技术在产科超声领域的发展上走在了前列。

（一）人工智能辅助产科超声精准成像及疾病诊断

产前超声检查风险较高，近年来涉及产前超声检查的医疗纠纷发生率也逐年上升。引起医疗纠纷的原因，一方面是孕妇及家属对不同级别的医院、产前超声检查内容缺乏了解，对超声检查期待值过高，对超声的局限性及风险性认识不足；另一方面，超声医师超声检查水平不一、检查操作及流程不规范也是重要原因。产前超声检查准确性的影响因素主要有两个：胎儿在宫内位置不固定，人为获取胎儿标准切面存在困难；手动测量可能导致结果产生较大误差。因此，人工智能应用于产前超声成像的主要目的是降低超声医师获取所需切面的成像难度，辅助获取更多的诊断切面，实现精准测量，从而提高病灶的检出率和疾病的诊断准确率。

目前，人工智能技术在产科超声精准成像和测量的应用时期主要为孕中晚期（妊娠 20～24 周、妊娠 28～34 周），主要包括颅脑、颜面部、腹围、胎肺、胎心及其他胎儿附属物的自动分割、测量及诊断。

1. 胎儿颅脑结构的自动识别及相关疾病评估 胎儿产前超声的重要意义在于其能评估胎儿宫内生长发育，筛查与诊断胎儿异常，并在产前做出正确的诊断和及时的治疗，降低围产儿死亡率。其中，对胎儿颅脑的评估是产前超声诊断的重点和难点之一。

研究表明，当胎儿生长受限时，头围是不良预后风险相关的主要指标。通过超声对胎儿颅脑结构及相关生物学指标（如双顶径、头围等）的测量分析，有助于胎龄（gestational age，GA）的正确评估和胎儿生长状况的监测。常规产前超声检查需要留取胎儿双顶径切面、侧脑室切面、小脑横径切面，测量双顶径、头围、侧脑室宽度、小脑宽度及小脑延髓池宽度，从而准确评估胎儿颅脑发育情况及是否存在颅内结构畸形。然而，胎儿颅脑标准切面的获取对于年资较浅的医师而言存在一定困难，且可重复性不佳，往往影响胎龄和胎儿生长发育的准确评估。

图像分割及识别是提高超声检查可重复性及精确性的有效方法。2015 年一项研究通过人工边界界定重建胎儿颅脑三维图像并获得胎儿颅脑容积，结果表明，生长受限的胎儿期颅脑容积较正常发育胎儿小[71]。但该研究所采用的方法仍需人为界定颅脑边界及形态，且三维超声技术对仪器有较高要求，检查耗时较长，临床实用性不高（图 3-3-7）。

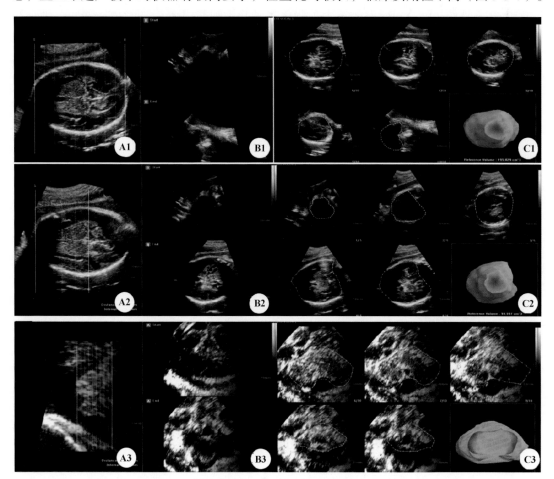

图 3-3-7 应用扩展成像声像图法计算胎儿脑容量

A1 ～ A3. 初始切面定位于额骨外板；B1 ～ B3. 末切面定位于枕骨外板；C1 ～ C3. 对 10 个连续切面进行分隔，然后进行体积计算并生成重构图像

［来源：Caetano AC，Zamarian AC，Araujo Júnior E，et al，2015. Assessment of intracranial structure volumes in fetuses with growth restriction by 3-dimensional sonography using the extended imaging virtual organ computer-aided analysis method. J Ultrasound Med，34（8）：1397-1405]

另一项研究则基于常规测量对胎龄预测的准确性不佳（依赖于操作者的专业知识、生物多样性、颅骨大小的个体差异、二维诊断切面获取的主观性等），构建半自动化基于学习的框架，从胎儿颅脑超声切面中识别与胎龄相关的区域及征象，并将其与神经发育成熟联系起来，以期通过对胎儿颅脑超声形态变化的观察，为胎儿生长发育提供新的评估指标[72]。

随后，人工智能技术逐步应用于二维胎儿颅脑标准切面的界定，如研究通过不同模型构建方法（如随机森林法、深度学习等），结合大数据图像信息，实现孕晚期胎儿颅脑切面的自动精准检测，并提供预测胎龄的数据。该类方法具有较好的性价比，适用于缺乏有经验的产科超声检查医师的基层医疗机构，能有效提高切面获取精准度[73, 74]。该技术目前已在部分高端妇产超声仪器设备上配置，可有效提高测量的可重复性及精确性[75]。

此外，人工智能技术在胎儿颅脑畸形诊断中的应用也在逐步开展。例如，深圳迈瑞生物医疗电子股份有限公司研发的正中矢状面三维超声智能成像系统（Smart Planes），针对胎儿脑中线结构畸形诊断中正中矢状切面难以获取的问题（二维超声难以显示胎儿颅脑正中矢状面及常规三维超声操作烦琐、复杂），基于 500 例三维超声容积数据，通过医学专家标定重点结构区域（小脑、侧脑室、脑中线等），结合深度学习及传统模式识别算法自动检测胎儿颅脑主要解剖结构，并根据结构之间的相对位置关系计算参数 ρ、θ、φ，精确识别切面；利用椭圆 / 直线拟合、活动轮廓模型等算法实现自动测量。利用深度学习方法可自动识别胎儿颅脑超声三维图像特征，从而自动提取胎儿颅脑的标准横切面和正中矢状面，清晰显示胼胝体和小脑蚓部等重要脑中线结构的直观图像，并自动完成胎儿颅脑生长参数的测量，可有效提高胎儿脑中线结构畸形的检出率和诊断准确率（图 3-3-8）。

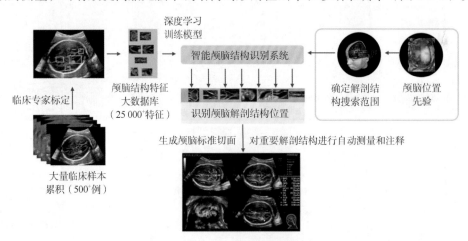

图 3-3-8　胎儿 Smart Planes 成像原理示意图

此外，该系统还可提高胎儿脑中线结构畸形中易漏误诊疾病的检出效能。例如，在部分性胎儿胼胝体缺失的诊断中，典型的间接征象（透明隔腔消失、"泪滴状"侧脑室、第三脑室扩张和大脑纵裂增宽等）不一定显著，但通过显示胎儿颅脑正中矢状面观察胼胝体的直观形态，可有助于获得明确诊断（图 3-3-9）。

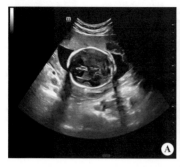
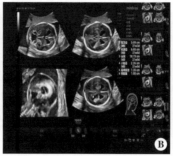
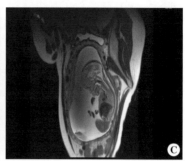

图 3-3-9　胎儿胼胝体缺失的 Smart Planes 诊断

A. 胎儿颅脑横切面显示胎儿透明隔腔变窄；B. Smart Planes 显示正中矢状面胼胝体变短；C. 胎儿 MRI 证实为部分性胼胝体缺失

　　除了脑中线结构畸形容易漏诊，胎儿颅后窝池囊性病变常规诊断亦存在困难（涵盖正常变异至严重的中枢神经系统畸形）。常见的颅后窝池囊性病变包括 Blake 囊肿、单纯颅后窝池增宽、Dandy-Walker 畸形、小脑蚓部发育不良、小脑发育不良和颅后窝池蛛网膜囊肿等。它们的二维横切面表现相似，研究表明，通过与病理结果对照，二维超声诊断 Dandy-Walker 畸形准确率仅为 45%，因此常规方法难以确诊。而 Smart Planes 可显示胎儿颅脑正中矢状面，以观察小脑蚓部的形态、蚓部下缘有无上抬和小脑幕的位置等，有助于颅后窝畸形的诊断及鉴别诊断（图 3-3-10～图 3-3-12）。

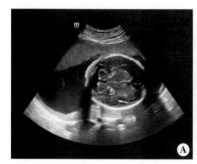
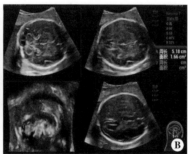
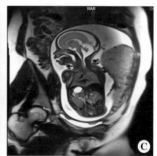

图 3-3-10　胎儿 Blake 囊肿的 Smart Planes 诊断

A. 胎儿颅脑横切面显示胎儿颅后窝池与第四脑室相通；B. Smart Planes 显示正中矢状面小脑蚓部形态、大小正常，下缘与脑干下缘夹角增大；C. MRI 证实为 Blake 囊肿

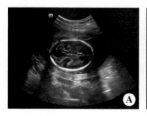
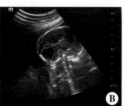
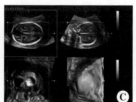
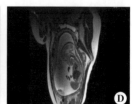

图 3-3-11　胎儿 Dandy-Walker 畸形的 Smart Planes 诊断

A. 胎儿颅脑横切面显示胎儿颅后窝池与第四脑室相通；B、C. Smart Planes 显示正中矢状面小脑蚓部形态失常、体积变小，下缘与脑干下缘夹角明显增大，小脑幕位置上移；D. MRI 证实为 Dandy-Walker 畸形

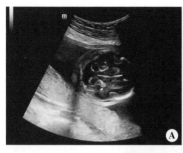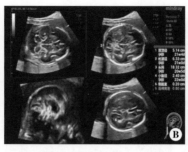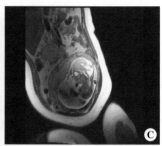

图 3-3-12　胎儿小脑蚓部发育不良的 Smart Planes 诊断

A. 胎儿颅脑横切面显示胎儿颅后窝池与第四脑室相通；B. Smart Planes 显示正中矢状面小脑蚓部形态失常、体积变小，下缘
与脑干下缘夹角明显增大，但小脑幕位置正常；C. MRI 证实为小脑蚓部发育不良

2. 胎儿颜面部超声图像自动识别及辅助诊断　胎儿颜面部超声成像是产前超声筛查的常规项目，检查切面为上唇冠状切面、双眼球横切面辅以颜面部三维成像。对颜面部解剖结构的识别及测量，有助于胎儿畸形的诊断，如全前脑胎儿可表现为眼距过小，眼距过大可能提示染色体异常等。但胎儿颜面部标准切面的获取受限于操作者经验水平，且往往需要耗费较长时间进行定位及观察；胎儿四肢或脐带易遮挡颜面部，阻碍观察；尽管大部分颜面部畸形能够通过常规二维超声辅以三维超声检出，但部分轻度颜面部畸形仍存在诊断困难。

基于上述局限性，人工智能技术在辅助颜面部切面识别、颅面发育和先天性胎儿畸形诊断中可发挥一定辅助作用。深圳大学倪东教授团队[76,77]采用深度卷积神经网络的方法，实现了胎儿颜面部轴向、冠状面和矢状面的自动识别，有效缩短了切面识别时间，且识别效能可达 96.99%。另有研究通过图像配准技术，以头部、眼睛的中心区域为特征点，消除胎儿在位置、方位和大小上的差异；采用基于模型的分割方法自动勾画胎儿颅面结构[78]，并对 5 个颅面部径线（双顶径、枕额径、眶间直径、双侧眶径和眶顶距）进行精确测量，从而实现了胎儿颜面部的智能诊断评估（图 3-3-13）。

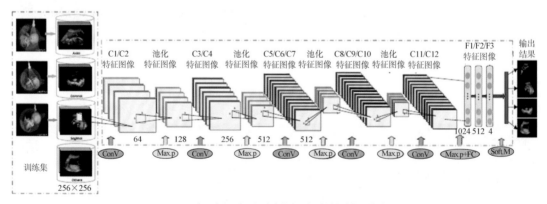

图 3-3-13　胎儿颜面超声诊断切面智能诊断评估流程图

除了辅助畸形诊断和颜面部发育评估外，人工智能技术还有助于改善胎儿颜面部超声图像的显示。例如，迈瑞公司研发的胎儿面部自动导航系统（Smart Face）能够自动识别三维容积数据中胎儿面部表面的临床关键特征，并一键实现面部前方遮挡物的去除及面部显示视角的优化，使胎儿面部的三维可视化变得快速便捷，效果更优。其优化原理为对胎

儿头部区域的超声图像进行多帧切片，通过人工智能技术进行面部边缘检测，自动识别胎儿面部轮廓，并自动切割和清除胎儿面部前方遮挡的结构，以得到更清晰的超声三维胎儿面部轮廓图像；该胎儿面部模型也可用于计算面部方向，并将其方向旋转至合适的视角进行显示，从而辅助降低胎儿面部成像难度（图 3-3-14 ～图 3-3-16）。

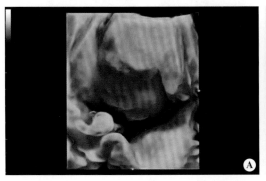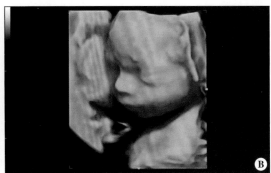

图 3-3-14　胎儿面部三维超声智能成像系统（一）
A. 智能成像前；B. 智能成像后，胎儿面部前方遮挡结构消除

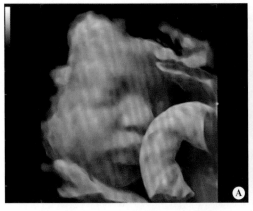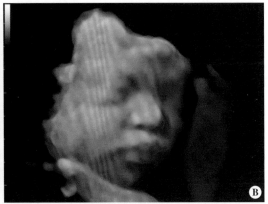

图 3-3-15　胎儿面部三维超声智能成像系统（二）
A. 智能成像前；B. 智能成像后，自动清除胎儿面部前方的脐带

3. 人工智能技术辅助胎儿腹部结构识别及测量　在既往研究中，腹围被证实是对胎儿体重预测价值最高的指标，因此针对腹围标准切面的精准识别可评估胎儿的生长发育情况，具有较好的临床意义。然而，由于胎儿腹部与周围声像的对比度较低，且腹部内回声不均匀、形态不规则，故实现腹围的自动测量比头围自动测量更具挑战性。

　　从临床需求及技术手段方面，人工智能在胎儿腹部结构识别及腹围测量中的应用与颅脑结构识别及头围测量相似，主要区别在于需识别解剖结构的差异（脊柱横切面、胆囊、胃泡及脐静脉的有无、位置、方向、距离等），以及羊水区域对腹围切面边界识别的影响。研究者们通过不断的算法更新和数据量扩增，克服了伪像对图像识别及自动测量的阻碍[79, 80]。除了腹部结构自动识别及腹围测量外，深圳大学倪东教授团队还在此基础上，通过迁移学习降低模型的过拟合，并针对性设置了对腹围测量标准切面的识别系统[81]，从而实现了超声动态图像中腹围测量标准切面的自动定位（图 3-3-17）。

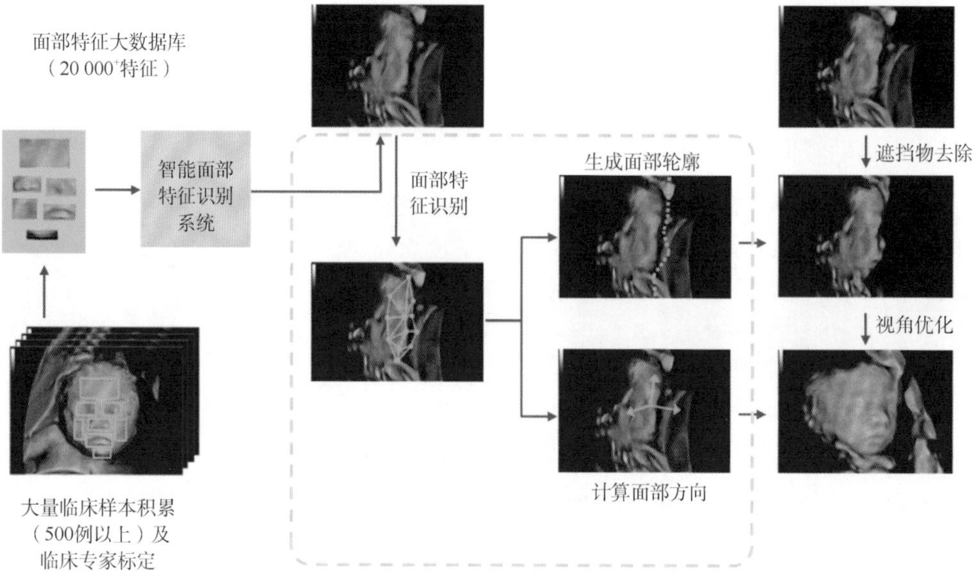

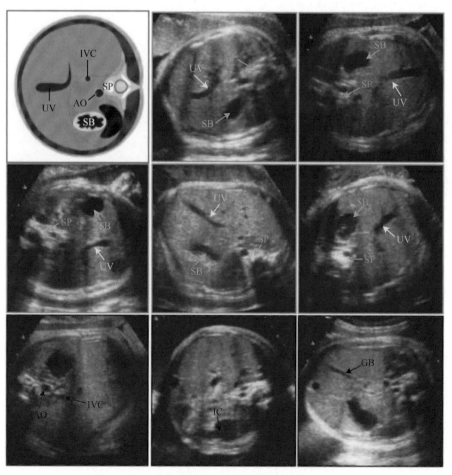

智能面部
特征识别
系统

面部特征识别

生成面部轮廓

遮挡物去除

视角优化

计算面部方向

大量临床样本积累
（500例以上）及
临床专家标定

图 3-3-16　胎儿面部智能成像系统原理示意图

图 3-3-17　胎儿腹部切面易混淆解剖结构自动定位
SP：脊柱；SB：胃泡；UV：脐静脉；AO：主动脉；IVC：下腔静脉；GB：胆囊；IC：肠管

在胎儿腹部切面的准确定位基础上，即可实现胎儿腹围的自动测量（图 3-3-18A）。此外，基于二维测量长径和面积往往难以真实体现脏器的实际情况，应用三维超声容积重建技术实现空腔脏器容积的自动测量具有重要临床价值。该技术在胎儿超声检查中主要应用于膀胱、胃泡的自动测量（图 3-3-18B）。

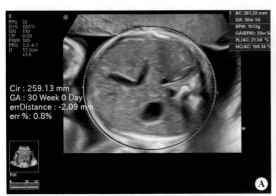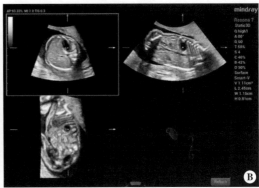

图 3-3-18　人工智能技术精准定位基础上的胎儿解剖结构自动测量

A. 胎儿腹围的自动测量；B. 基于胎儿三维超声的胃泡容积自动测量

4. 胎儿肺脏超声图像定量纹理分析　胎肺发育不成熟是早产儿和新生儿死亡的最常见原因。胎龄是胎肺成熟度评估的指标之一，但单一胎龄指标评估存在较大的个体差异；羊水穿刺检测卵磷脂 / 鞘磷脂值虽具有较高准确性，但该方法属于有创性检查。寻找精准、量化、无创评估胎肺成熟度的方法是关键。

近年来，超声无创预测胎肺成熟度得到了广泛关注。早期研究通过比较胎肺与胎盘、肠管或肝脏回声差异进行胎肺成熟度超声评估，然而以上方法的诊断准确性尚不足以应用于临床诊断。近年来，纹理分析为胎肺成熟度评估提供了新的手段，如有研究采用自动定量超声分析（automatic quantitative ultrasound analysis，AQUA）软件获取 DICOM 格式胎肺超声图像纹理，并对特征进行筛选分析，最终提取了 30 个相关度最佳的特征，验证此类特征与胎龄之间存在的相关性[82]。结果表明，使用 AQUA 进行肺纹理分析不受 ROI 定位、大小、肺脏方位、超声设备或频率等参数的影响，且不需采用其他图像区域作为参考，具有较好的可行性及可重复性（图 3-3-19）。在使用 AQUA 软件评估胎肺成熟度的另一项研究中，与胎儿卵磷脂 / 鞘磷脂值法相比，使用软件分析的敏感度为 95.1%，特异度为 85.7%，准确率为 90.3%[83]。研究者们还建立了类似的纹理分析系统（如定量超声胎儿肺成熟度分析等）以用于胎肺纹理分析，从而预测产后新生儿呼吸系统疾病的发生[84]；另有研究通过纹理异质性分析发现，早产儿胎肺超声图像异质性降低，而足月儿胎肺组织异质性增加，有助于早期诊断胎肺发育不良[85]。

此类研究的共同点在于所采用的分析系统不受仪器灰度值调节的影响，具有较好的适用性，但此类系统的局限性也不可忽视，如系统构建数据量有限、单中心数据缺乏样本代表性等。为实现临床实际应用，这些局限性有待在后续研究中继续完善。

5. 胎儿超声心动图智能化分析及疾病诊断　心脏检查是胎儿超声检查的难点和重点，由于胎儿心脏较小且结构复杂，如何提高微观结构的超声显像效果是关键。胎心疾病的诊断主要依靠人工观察及经验积累，与人工智能技术的结合点主要为胎心容积获取、房室识别（图 3-3-20）、室壁厚度测量及胎心智能导航系统建立等，并通过对算法的不断改良实现胎心结构的自动精准识别。

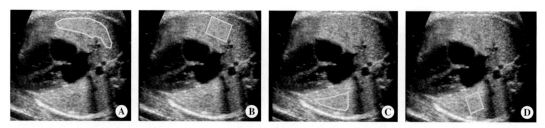

图 3-3-19　胎儿肺脏纹理分析手工描迹及半自动定位

A. 近场胎肺手动描迹；B. 近场胎肺半自动描迹；C. 远场胎肺手动描迹；D. 远场胎肺半自动描迹

[来源：Cobo T，Bonet-Carne E，Martínez-Terrón M，et al，2012. Feasibility and reproducibility of fetal lung texture analysis by automatic quantitative ultrasound analysis and correlation with gestational age. Fetal Diagn Ther，31（4）：230-236]

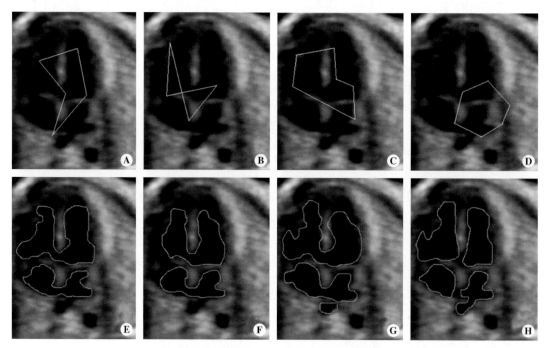

图 3-3-20　采用改良活动轮廓图像分割算法实现胎儿超声心动图四腔心自动分割

A ～ D. 未改良算法的分割结果；E ～ H. 改良算法的分割结果

[来源：Femina MA，Raajagopalan SP，2019. Anatomical structure segmentation from early fetal ultrasound sequences using global pollination CAT swarm optimizer-based Chan-Vese model. Med Biol Eng Comput，57（8）：1763-1782]

　　胎儿心脏畸形的两个主要诊断要点是心腔大小和心脏结构的辨别。人工智能技术通过对心腔、心室超声图像的精准识别分割，辅助部分先天性心脏病（如左心发育不全综合征、心内膜垫缺损、较大的房/室间隔缺损等）的诊断，其难点在于如何更好地解决胎心图像分割存在伪影、轮廓缺失、散斑噪声和总强度不均匀的问题[86]。

　　胎儿心脏智能成像系统是在三维超声时空相关成像技术（spatiotemporal image correlation，STIC）基础上，通过人工智能自动识别胎儿动脉导管弓切面，再逐步实现胎儿心脏筛查切面的智能成像。有研究采用基于 STIC 的 VOCAL 软件，通过三维超声测定胎儿室间隔体积，评估胎儿室间隔体积与孕周的相关性[87]。在胎儿心脏畸形的超声人工智能诊断方面，国内首都医科大学附属北京安贞医院何怡华教授和北京航空航天大学人工智能团队合作研发了胎儿心脏畸形的人工智能诊断系统，该系统收集已经确诊的正常胎儿心脏和胎儿心脏畸形图像大数据，通过人工智能和云计算系统对胎儿心脏切面进行人工智能判断（有无畸形），诊断符合率可达 80%。

此外，由三星医疗研发的胎儿智能导航超声心动图（fetal intelligent navigation echocardiography，FINE，又称为 5D-heart）技术[88]，是将智能导航技术应用于 STIC 体积数据集，一旦标记完成，将同时自动生成 9 个标准的胎儿超声心动图视图（包括四腔心切面、五腔心切面、左心室流出道切面、大动脉短轴 / 右心室流出道切面、三血管气管切面、腹部 / 胃泡切面、动脉导管弓切面、主动脉弓切面及上下腔静脉切面）。有研究采用 FINE 技术，对胎儿法洛四联症合并肺动脉闭锁进行了清晰明确的诊断。针对胎心三维容积数据的标准切面，迈瑞公司研发了胎儿心脏智能成像系统（图 3-3-21）。该系统能够根据用户输入的四腔心参考点位置，半自动识别出 6 个胎心检查中常用的标准切面，提升检查效率。其原理为基于胎心结构特征大数据库，采用深度学习模型进行训练，构建一个可以区分不同解剖结构的智能胎心结构识别系统，并结合根据用户输入确定的胎心结构搜索范围，识别出关键解剖结构在容积数据中的位置，根据关键解剖结构的位置生成胎心标准切面（图 3-3-22）。

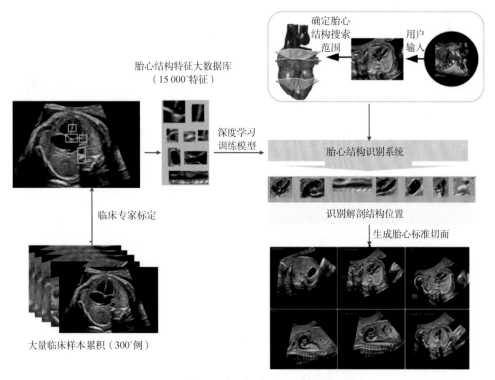

图 3-3-21　胎儿心脏智能成像系统的原理示意图

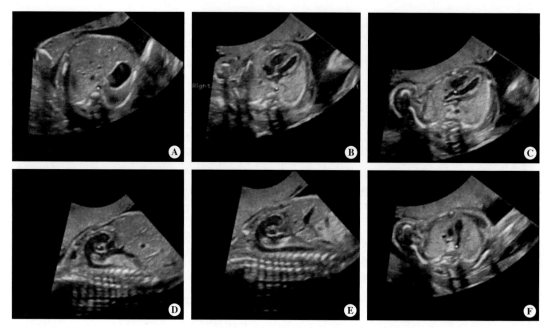

图 3-3-22   胎儿心脏智能成像系统自动同频显示胎心筛查切面

A. 胃泡切面；B. 四腔心切面；C. 左心室流出道切面；D. 右心室流出道切面；E. 导管弓切面；F. 三血管和食管切面

[来源：Yeo L，Markush D，Romero R，2019. Prenatal diagnosis of tetralogy of Fallot with pulmonary atresia using：Fetal intelligent navigation echocardiography（FINE）. J Matern Fetal Neonatal Med，32（21）：3699-3702]

尽管如此，目前胎儿心脏智能成像系统的应用仍容易受采集三维容积数据时胎动伪像的干扰，有待后续矩阵探头和实时三维超声技术的应用。

6. 人工智能技术应用于妊娠期宫颈功能评价   宫颈功能不全是导致中期妊娠习惯性流产及自发性早产的主要因素，也是新生儿死亡的重要原因之一。经阴道超声检查目前已广泛应用于妊娠期宫颈功能的评价，通过对宫颈长度、宫颈漏斗形成等指标的观察及评估，可一定程度上预测及监测宫颈功能不全的发生发展。然而，现有技术和单一指标（如宫颈长度）对早产风险预测的特异度及敏感度低，一些系统性评估软件也仅可获取半定量评价指标——早产危险分层，缺乏有效评价宫颈功能的实用工具，导致过度治疗、过度检查的现象时常出现。

超声图像组织纹理定量分析技术是人工智能在宫颈功能不全评价中的主要应用点。西班牙 Núria Baños 团队研究了宫颈纹理定量分析在妊娠期宫颈组织变化评估中的应用[89]，每个超声图像和 ROI 共提取 18 个特征，通过数据分割、特征变换、模型计算建立基于宫颈图像特征预测孕周的模型，研究结果证实不同孕周宫颈超声图像与孕周之间有强相关性。该团队随后的另一项研究基于宫颈长度对宫颈功能评估的低特异性，采用基于特征变换和回归的特征组合学习算法，在宫颈前唇中部取 ROI（图 3-3-23），建立 CTx 评分，并证实短宫颈、足月分娩的孕妇 CTx 评分高于短宫颈、早产的孕妇，该项技术为预测短宫颈孕妇早产风险提供了一定的支持[90]。

除纹理分析外，应用组学的方法预测早产也被证实具有一定效果。有研究结合人工智能技术、蛋白质组学、代谢组学和超声评价，采用多种机器学习技术（包括深度学习）预测中期妊娠早产、早产潜伏期和新生儿在新生儿重症监护病房（NICU）的治疗时间[91]。尽管样本例数不多，但该研究仍然证实了在宫颈功能不全的多因素预测中，深度学习在处理复杂数据中具有较多优势。

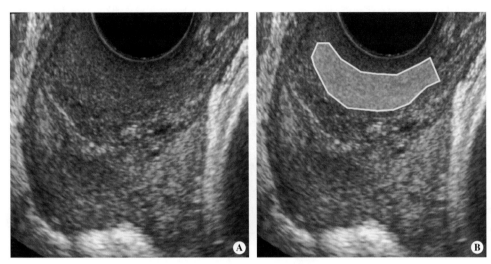

图 3-3-23 宫颈前唇中部 ROI 绘制
A. 子宫颈矢状面；B. 绘制宫颈前唇中部最大均匀区域为 ROI

7. 人工智能技术应用于妊娠早期胎儿结构识别及测量 妊娠早期胎儿生长发育状态的预测及评估有助于妊娠并发症（如早产、出生体重过轻等）的及早发现及介入治疗。早期胎儿评估重点关注胎儿生长情况及胎儿颈后透明层厚度（nuchal translucency，NT）两方面。

超声测量胎儿头臀径及四肢长骨是早期胎儿生长情况评估的常规方法，但二维超声单切面测量存在主观依赖性，且妊娠早期正常胎儿和异常胎儿间头臀径的差异并不显著。三维超声容积测量可能比二维超声提供更多关于胎儿发育的信息，但三维超声容积测量耗时较长，且存在容积低估的情况。为此，有研究者基于像素提取、感兴趣点检测，开发了一个半自动三维立体图像体积计算方法，并在一个 12 周的胎儿上验证了该技术对三维图像中胎儿轮廓识别的有效性，同时计算出了胎儿体积[92]。然而，该技术存在不能识别不规则形态对象的容积、需手工半自动校正的局限性。随着技术方法的改进，在最新的研究中，通过对 104 个孕早期（10～14 周）胎儿及胎儿附属物的容积数据进行分析，构建三维全卷积神经网络算法模型，实现了多个解剖结构（包括胎儿、妊娠囊及胎盘）的同步分割（图 3-3-24）[93]。

二维超声下观察并测量 NT 是孕早期染色体畸形排查的重要方法。NT 对精确度要求高，需在标准规范的胎儿正中矢状面测量胎儿颈椎水平皮肤至皮下软组织之间的最大厚度。受解剖结构微小、显像质量不佳、胎儿活动频繁等因素影响，NT 通常需要多次测量，且对操作者经验水平依赖性较高。为改善测量误差、降低测量难度，研究者们采用半自动化测量工具测量 NT，并与手工测量进行比较，获得了更可靠的结果[94]。另一项研究针对标准化胎儿正中矢状面的自动检测，采用深度置信网络为 NT 结构识别提供先验知识，结合矢状面信息和完整的三维超声数据构建自动识别模型，该模型检测精度可达 88.6%（图 3-3-25）[95]。

8. 其他　除上述部位外，人工智能技术还在胎儿附属物等其他相关脏器评估中发挥一定作用。胎盘是胎儿与母体间物质交换的重要器官。既往研究表明，胎盘大小与胎儿出生体重密切相关，胎盘异常和胎盘血管发育不良可能导致胎儿生长受限。有研究采用三维超

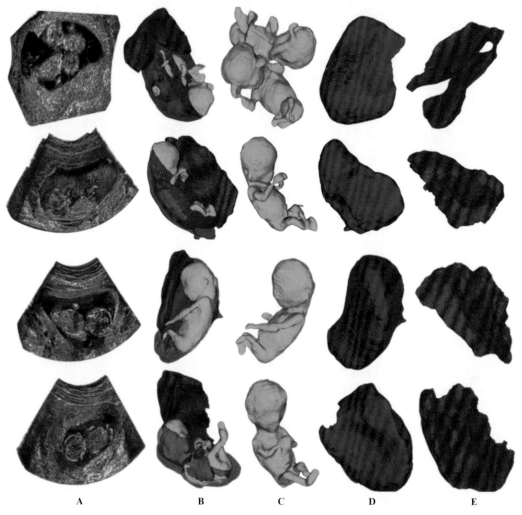

A　　　　　　　　B　　　　　　　C　　　　　　　D　　　　　　　E

图 3-3-24　应用三维全卷积神经网络模型对不同状态胎儿及附属物的分割重建
A. 原始图像；B. 完整的剖面图；C. 胎儿分割；D. 妊娠囊分割；E. 胎盘分割

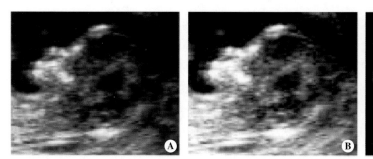
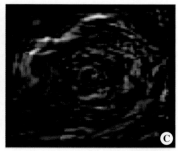

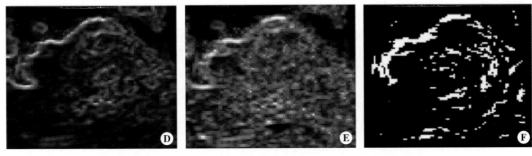

图 3-3-25 胎儿正中矢状标准切面自动检测及识别颈后透明层结构

A. 原始图像；B. 直方图均衡化处理；C～E. 边缘化处理；F. 二值化处理

[来源：Nie S，Yu J，Chen P，et al，2017. Automatic detection of standard sagittal plane in the first trimester of pregnancy using 3-D ultrasound data. Ultrasound Med Biol，43（1）：286-300]

声技术，通过手动勾画三平面边界的方式获取胎盘的三维重建模型，并估算胎盘体积，为早期诊断胎儿生长发育受限提供了新的指标[96]。然而，操作耗时长、手动勾画操作者依赖性强等因素均影响体积评估效能。2018 年，一项研究针对上述局限性，开发了一种基于多层卷积神经网络的深度学习胎盘自动分割模型，实现了三维超声实时、独立于操作者的容积分析[97]。值得注意的是，该研究作为回顾性分析，在数据收集过程中，因压缩保存、图像增益调节不当等原因，大量不符合要求的原始数据被舍弃，这也提示了规范化数据收集对图像分割识别的重要性。

（二）人工智能辅助盆底三维超声检查

盆底三维超声检查是女性盆底功能障碍性疾病诊断及评估的重要方法。常规评价指标包括膀胱颈距耻骨联合下缘的距离、膀胱颈移动度、尿道膀胱后角、尿道旋转角、生殖裂孔面积、生殖裂孔横径及裂孔前后径等。然而，盆底三维超声检查图像及测量均为手动获取，同样存在耗时长、检查者间差异性大的问题。近年来，多项研究针对盆底三维超声检查中不同结构（如耻骨直肠肌[98]、肛提肌间隙[99]、泌尿生殖膈[100]等）的识别和获取，采用人工智能技术实现自动化识别、测量及评估，获得了较好效果。

在产业化方面，深圳迈瑞公司研发的智能盆底成像系统，可依据妇女盆底的声像学特征，自动识别盆底肛提肌裂孔的解剖轮廓，并计算肛提肌裂孔面积，从而降低妇女盆底成像的操作和培训难度，提高图像处理的效率和准确度。针对女性盆底最小裂孔面积的自动分割系统（Smart Pelvic）只需用户手动输入尿道口和肛提肌裂孔最低端两个参考点，就可自动获得最小裂孔面积的分割线，并计算出其他对应的测量项（如面积、周长、前后径长度、左右径长度、尿道口到最左侧和最右侧肛提肌的距离等），使肛提肌裂孔相关测量过程变得更加快速便捷，测量结果具有更好的规范性和一致性。其原理在于采用深度学习方法构建肛提肌最小裂孔面积智能分割系统，该系统通过学习相关的大数据库，得到肛提肌最小裂孔面积切面对应的形状模型和外观模型，并结合图像边缘对应的解剖特征，获得准确的图像分割结果（图 3-3-26）。

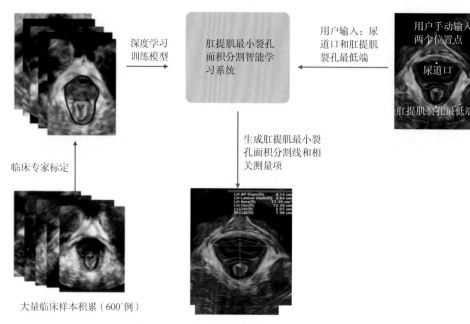

图 3-3-26 智能盆底成像系统原理示意图

三、人工智能应用于女性生殖系统功能评估

（一）女性生殖系统概述

对女性生殖系统结构的了解是实现超声诊断及人工智能分析的基础。女性生殖系统由内外生殖器官、相关支持结构及激素调节系统组成，维持着女性的部分内分泌及生殖功能[101]。内生殖器位于真骨盆内，由卵巢、输卵管、子宫和阴道组成。

（二）人工智能技术应用于卵巢储备功能及相关疾病评估

卵巢储备功能（ovarian reserve function，ORF）可理解为卵泡的数量和质量，代表女性配子发生及甾体激素生成能力。在实际临床中，没有能够直观评估卵泡数量和质量的方法，生殖医师们常在治疗前采用各项指标对 ORF 进行预测，以更好地评估患者的卵巢情况，从而进行体外受精-胚胎移植（*in vitro* fertilization and embryo transfer，IVF-ET）相关方案选择。

卵巢储备功能及卵巢反应性（即卵巢对外源性激素药物的反应能力）的预测涉及众多超声及临床指标，临床医师大多数是凭经验进行判断，个体评估准确性存在差异；卵巢储备功能及相关疾病的诊断评估具有一定的滞后性（即往往在促排周期结束后才能得出明确结论），如 ORF 及卵巢反应性的明确评估往往要参照取卵后的获卵数指标进行，不利于早期评判及介入。此外，由于卵巢反应性预测及卵泡监测是个长期持续性过程，每名患者的每个周期都需要超声医师进行多次机械性监测检查，随着辅助生殖技术需求的增长，卵泡监测对超声医师而言无疑是较繁重的工作负担。因此，如何发挥好人工智能技术在女性生殖功能评估中的作用，研究者们一直在探索。

1. 卵泡监测　超声卵泡监测是女性不孕症诊断及监测的主要检查手段之一，它可直观观察卵巢及卵泡发育情况，预测排卵时间，指导临床胚胎植入的时机；了解药物治疗效果，指导临床合理用药，提高疗效，防止并发症发生。在卵泡监测的过程中，超声医师须定期对患者进行机械而单一的检查评估，且由于手工卵泡测量过程的烦琐和耗时，操作者间差异性较大，开发一种自动化的检查方法是必要的。

早期人工智能技术在卵泡监测中的研究及应用多为自动化卵泡分割，采用传统分割方法，且样本量有限。1997 年，就有研究者提出使用卵巢分割、搜索卵泡的流程方法，应用计算机辅助技术自动检测卵巢超声图像中的卵泡，减轻了卵泡监测医师的工作负担[102]。最初采用的方法为阈值法，即通过设定特定阈值寻找分割的界限，但该方法处理一幅图像的时间较长（约 6 分钟），卵泡识别率偏低（70%）。2000 年，Potocnik 等[103] 采用区域生长分割方法，结合超声图像灰度值及加权梯度特征对 50 例卵泡超声图像进行自动分割，获得卵泡识别率为 88%。Bian 等[104] 通过对卵泡超声图像进行纹理分析，证实纹理特征能够有效预测与即将排卵有关的生理变化，有助于 IVF 取卵时机的确定。

后续对于卵泡分割的研究，更倾向于工学算法方面的改进，目标是有效提高分割率，改良分割效能，并通过同一批验证集验证不同类型算法间的效能差异，如 Kiruthika 等[105] 基于区域生长法需要设定种子点（即算法开始"生长"的原点）等算法的局限性，改良采用一种基于离散小波变换的 k 均值聚类算法，以提高分割的准确性。最新的研究方向从二维过渡到三维图像的分割，如 Ravi 等[106] 通过三维经阴道超声（three-dimensional transvaginal ultrasound，3D-TVUS）图像分割技术，实现了卵巢体积自动测量，其分割效能以 DICE 系数（Dice similarity coefficient，DSC）评估可达 86%。该研究以 GE 仪器上携载的虚拟器官计算机辅助分析（VOCAL）技术为对照，验证所建立模型与 VOCAL 相关系数可达 0.92（图 3-3-27）。

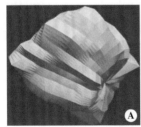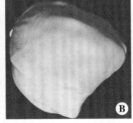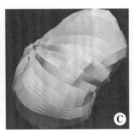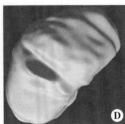

图 3-3-27 VOCAL 与自动化方法在卵巢三维容积数据的网格可视化分析中的比较

A、C. 采用 GE 仪器 VOCAL 技术；B、D. 采用自动化方法生成。该方法生成的曲面网格光滑，误差较小

（来源：Narra RT，Singhal N，Narayan NS，et al，2018. Automated ovarian volume quantification in transvaginal ultrasound. 2018 IEEE 15th International Symposium on Biomedical Imaging）

除了超声领域外，人工智能技术、机器学习辅助病理下卵泡计数的研究已有相关进展。由于显微镜下卵泡计数需专人操作、冗长耗时的局限性，Sonigo[107] 通过小鼠动物实验提出了一种基于卷积神经网络的新的自动检测和卵泡计数方法，其数字化处理的时间可缩短至 1 分钟内，较正常流程快 30 倍，并可通过迭代的方式提高模型的纠错能力。

2. 多囊卵巢综合征的预测及评估 因为具有"卵泡小而多、超声诊断标准不明确"的特性，人工智能在多囊卵巢综合征（polycystic ovary syndrome，PCOS）的超声诊断和预测中具有较好的应用价值。2011 年，有研究者针对 PCOS 超声检查者间诊断差异性，通过建模前预处理完善图像质量，应用分水岭算法建立 PCOS 计算机辅助自动诊断系统，实现了 89.4% 的识别率[108]。

由于 PCOS 不是一种超声图像能够独立诊断的疾病，2014 年，Kumar 和 Srinivasan 考虑将超声征象与激素值联合（如雄激素、睾酮、白细胞生成素），应用改进活动轮廓分割法分割卵泡，并结合特征选择方法采用概率神经网络进行分类诊断，在验证集中其最高诊断效能可达 97%，高于支持向量机的 92%。

除了超声及激素方面外，也有研究应用基因组学方法，从基因角度出发，基于 PCOS 具有遗传倾向，通过对已知基因的共性分析，应用机器学习算法预测新的 PCOS 致病基因[109]。人工智能方法为 PCOS 的诊断提供了更多的诊断选择。

（三）辅助生殖技术妊娠结局预测模型建立

生殖繁衍是人类社会存在发展的基础。近年来，生殖问题逐渐成为研究者们探索的热点，而辅助生殖技术（assisted reproductive technology，ART）的发展成为众多不孕不育人群的"福音"。随着 ART 技术的不断完善，其直观评价指标——胚胎妊娠率也逐渐由原先的不到 30%，逐步提升至目前平均 50%～60%，这意味着尽管妊娠成功率有了显著提升，但在进行 ART 的患者中，仍有平均 40%～50% 的患者第一次移植失败。移植失败不仅给患者造成经济上的损失，更会加重患者的心理负担。辅助生殖技术的一大难点在于生殖医师无法准确预测妊娠概率，而主要通过临床经验或直觉进行判断，对医师的经验依赖性及水平要求限制了部分区域的生殖功能评估及辅助生殖技术发展。如何进一步提高妊娠成功率，或通过早期预测妊娠结局及时介入及调整方案，是生殖临床长久的话题。

研究者们很早就意识到，通过检测多项指标开展综合分析，实现 ART 妊娠结局的早期预测具有重要意义。1982 年起，陆续有研究开始采用黄体生成素（LH）、胎盘蛋白、妊娠相关血浆蛋白等血清学指标对排卵、体外受精 - 胚胎移植（IVF-ET）妊娠结局等进行相关性分析及预测[110-112]。近年来，生殖临床更多将目光转向了基因领域，如通过对黄体生成素 / 人绒毛膜促性腺激素受体（LHCGR）及卵泡刺激素受体（FSHR）相关基因的研究[113]，预测 IVF 患者的妊娠成功率。1985 年，Rabinowitz 等[114]提出应用超声指标——二维超声下测量子宫内膜厚度预测 IVF 的妊娠结局，研究结果表明，月经周期第 11 天，子宫内膜厚度为 13 mm 与妊娠结局相关。这个结论与实际情况也具有较好的相符性。正如前文所述，子宫内膜厚度及其他单一指标与 IVF-ET 妊娠结局的相关性，受研究样本量、研究人群、研究时间及个体差异等多方面影响，目前仍未有十分统一的定论。

IVF-ET 的妊娠结局是多种相关因素协同作用的结果。基于对辅助生殖技术妊娠结局预测的复杂性与不可控性，研究者们开始寻找其他新的或全面系统的评价方法。其中多元回归模型的建立成为 2000～2010 年的主流。此类预测模型的建立主要分为三个部分：模型推导、模型验证和影响因素分析[115]。模型推导，即根据一些特定凭据来明确及筛选目标指标，这些指标的选择通常基于领域内的指南、共识、文献或书籍回顾，以及预实验结果等，并计算各预测指标在预测结局中所占的权重；模型验证，即评估模型对结果的预测能力，包括模型的通用性；影响因素分析，即分析及采纳所建立预测模型的建议，以评估所建立模型是否能有效改善患者妊娠结局。

尽管如此，多因素 Logistic 回归模型的分析结果在不同样本库及样本量、不同研究方法之间同样存在差异，如 Kim 等[116]在研究中选用年龄、卵泡刺激素（FSH）、窦卵泡计数（AFC）等作为目标指标，建立多因素 Logistic 回归模型，以评估变量与预测结果之间的相关性，并通过分析发现年龄联合 AMH 及 AFC 作为预测指标具有较好的效能，而 Broer 等[117]研究结果认为 AFC 及 AMH 结合能够更好地预测妊娠结局，年龄指标不适用。

人工智能技术的发展，为辅助生殖技术的评估及结局预测提供了新的思路。1943 年，McCulloch 和 Pitts[118]首次证明了通过使用相互连接的神经元、数学和算法，可以构建类似于生物网络的人工网络。这是人工智能技术发展的一个历史性突破。早期，与其他器官系统一样，较多研究者将眼光放在了解决重大问题上，即将深度学习算法应用于生殖系统肿瘤的预测中，如 Vázquez 等[30]利用深度学习算法建立自动检测卵巢癌模型，并对模型效能进行对比定量分析。但从需求来看，人工智能在女性卵巢肿瘤识别中的应用，尚没有其在辅助生殖技术、女性生殖功能评估中的应用需求广泛。

女性生殖功能评估及辅助生殖技术妊娠结局预测具有"数据量大、特征复杂、难以规范"的特点，是人工智能技术的良好"适应证"。人工智能与预测辅助生殖技术妊娠结局的相关性研究最早可追溯至 1997 年——Kaufmann 等[119]采用人工神经网络（ANN），使用 455 例患者数据建立模型，对 IVF-ET 周期患者的妊娠率进行预测，获得最优预测效能为 59%。尽管当时的预测效能不尽如人意，但该项研究正式开启了人工智能技术在辅助生殖结局预测中的研究序幕。

随着人们思维理念的日益成熟及算法技术的不断更新换代，智能化生殖功能评估研究中所涉及模型的泛化性能也在逐步提升。2011 年，希腊学者 Siristatidis 等[120]在一篇关于人工智能和 IVF 的综述中，详细分析了该交叉学科领域的既往研究情况，并提出了将采用学习矢量量化（learning vector quantization，LVQ）神经网络（较传统 ANN 网络具有更快的运算效能）建立 IVF 妊娠结局预测模型的设想。在他 2016 年发表的另一篇论著中，进一步完善了该设想的可行性，以最终妊娠结局为研究终点，将纳入指标细化为"建议输入、周期情况、夫妻双方情况、女方因素评价及男方因素评价"等 70 余个分指标，并强调了对模型预测能力进行评估的重要性（图 3-3-28）[121]。但当时该团队仍未能够将这一设想"变现"，这可能与传统神经网络算法性能无法与大数据、众多复杂指标兼容有关，也可能是由于不同指标（图像、数字等）之间的同类处理存在困难。2019 年，Siristatidis 在前期基础上，通过收集来自 257 例不孕症患者的 426 个 IVF/ 卵质内单精子注射（ICSI）周期，构建了基于浅层人工神经网络的辅助生殖结局预测模型，获得模型的敏感度及特异度均为 69.2%[122]。尽管该研究在样本量和预测效能方面均优于既往研究，但该效能仍存在提升空间，需要更大量及规范的样本进行完善。

人工智能技术应用于辅助生殖技术的主要目的是早期预测妊娠结局，或规避相关的生殖风险。例如，Uyar 等[123]基于降低多胚移植所带来的多胎妊娠风险，期望通过预测 IVF 中单胚的植入结果，为胚胎移植数量提供决策支持。该项研究建立了传统的贝叶斯模型，其评估的准确率可达 80.4%，敏感度达 63.7%，高于单纯专家判断。在另外一项研究中，Hafiz 等[124]则验证了不同分类器（支持向量机、递归划分、随机森林、自适应增强和最近邻分类器）对 486 例 IVF 患者妊娠结局预测的准确性，结果表明，随机森林法及递归划分法具有较好的预测效能。相似的研究结论也出现在 Blank 等[125] 于 2018 年发表的一篇新鲜周期单胚移植的研究中（后者纳入的病例数更多）。然而，这些基于人工智能技术建立的结局预测模型同样存在不可避免的缺陷：小样本量带来的模式使用单一性（不适用于其他研究样本）、目标指标的不完整性（人为主观选择性）及对概率的无效追求（无意义的概率提升）。这些局限性往往是导致临床对所建立模型产生不信任的原因，也涉及人工智能技术本身存在的责任伦理问题（详见本书第四章）。

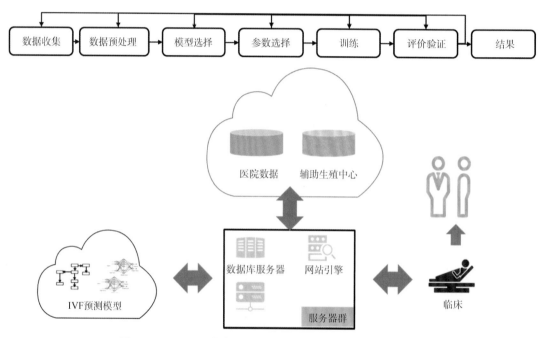

图 3-3-28 IVF-ET 妊娠结局预测的人工神经网络模型示意图

构建 IVF 妊娠结局预测的人工神经网络模型：通过数据收集、模型建立、云系统处理，实现 IVF 个体化诊疗

[来源：Siristatidis C，Vogiatzi P，Pouliakis A，et al，2016. Predicting IVF Outcome：A proposed web-based system using artificial intelligence. In Vivo，30（4）：507-512]

事实上，女性生殖功能智能化评估是生殖领域辅助诊断及评估的一项重要成就，而人工智能技术可以为生殖医师提供系统化、客观性强的参考评估，从而促进个体化评估的发展进程。如何解决传统神经网络评估效能及鲁棒性低、计算速度慢与庞大而复杂的生殖评估相关数据间的矛盾，是人工智能技术联合辅助生殖技术评估的关键问题。此外，在辅助生殖技术妊娠结局的预测中，目前研究更多是偏向于依靠单纯临床指标，对于超声指标的探索仍较匮乏，可能与超声指标的临床接受度、超声检查的主观性、图像数据的复杂性及完整的前瞻性数据收集困难有关。随着技术的不断推进和算法的演化，我们相信深度学习技术与多元化指标（如图像、数据、视频、文字等）的结合能够进一步提升人工智能在辅助生殖技术中的应用价值。在算法不断优化升级的同时，需要审核者拥有专业的基础知识并消除主观偏见以避免误诊，做到客观公正、统一泛化的标准。

第四节 人工智能在心血管超声中的应用

2018 年，世界卫生组织公布 2000 ～ 2016 年全球前十位死亡原因（图 3-4-1），其中心脑血管疾病已成为威胁人类健康的"第一杀手"[126]，如何对其进行有效预防和控制是关键。超声是心血管疾病诊断的重要检查手段之一，心血管超声检查的特殊性在于，无论是心脏还是血管，其靶器官活动频率与图像变化速度均高于其他脏器，这就对人工智能与心血管超声的结合应用提出了挑战。

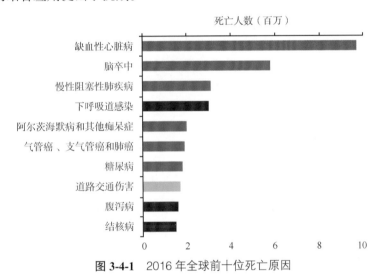

图 3-4-1 2016 年全球前十位死亡原因

（来源：World Health Organization，2018. The top 10 causes of death. [2019-10-11].https：//www.who.int/news-room/fact-sheets/detail/the-top-10-causes-of-death）

一、人工智能在超声心动图中的应用

超声心动图（ultrasound cardiogram，UCG）是可直观、实时观察心脏和大血管的解剖结构及活动状态的无创性技术。尽管如此，与其他部位的超声检查相比，超声心动图操作耗时长，测量值多（既增加耗时，也增加了检查的主观性），检查分析思路复杂，个体化评估要求较高。随着诊疗需求的增加，为解决上述问题，超声心动图与人工智能技术的结合成为一个新的研究方向。

在绝对意义上的"人工智能技术"开始应用于辅助超声心动图诊断前，已有众多在机 / 脱机的软件 / 超声新技术被应用于超声心动图功能评估、优化及结构观察，如斑点追踪技术及 Simpson 法等。人工智能技术应用于心血管疾病检测更多见于心电图、MRI 及单光子发射计算机断层成像（single photon emission computed tomography，SPECT）等，而超声心动图与人工智能结合应用的早期案例是采用傅里叶分析评估 M 型超声下二尖瓣前叶波形，结果表明该方法在正常二尖瓣及脱垂二尖瓣的鉴别上具有显著效果[127]。随着技术的发展，超声心动图结合人工智能在高效诊断、早期预测、自动分析等方面的优势逐渐体现（图 3-4-2）[128]。目前，人工智能在辅助超声心动图诊断中的应用大体可分为解剖结构的自动识别与分割、心功能评估及疾病诊断[129]。

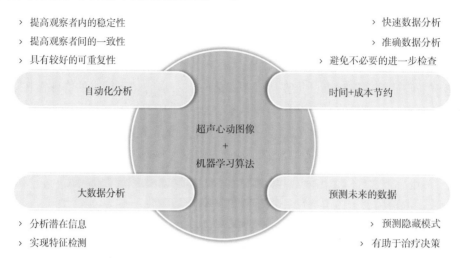

图 3-4-2　机器学习算法在超声心动图图像应用中的优势

[来源：Alsharqi M，Woodward WJ，Mumith JA，et al，2018. Artificial intelligence and echocardiography. Echo Res Pract，5（4）：115-125]

（一）人工智能技术在超声心动图解剖结构识别与分割中的应用

心脏的解剖结构复杂，声像图类型多样，其基本成像模式包括 B 模式（灰度模式）、M 模式（运动模式）、C 模式（彩色模式）、D 模式（多普勒模式）。掌握不同模式下心脏结构识别及功能评估尤为重要，而一个超声医师想要完全掌握超声心动图的基本理论及操作至少需要 1 ～ 2 年的时间，时间成本高。通过人工智能技术实现快速切面识别及超声图像上目标区域的分割，可大大缩减时间，这是该技术在超声心动图辅助诊断应用的首要步骤。

1. 切面识别　在超声心动图的诊断流程中，超声心动图的标准化切面众多（10 ～ 20个），切面与切面间有时只存在微小的角度差异，对于资历和经验不足的医师而言，在不同切面的识别方面会存在一定困难，这使得其很难提供准确和标准化的分析。基于此，2018 年，有研究者收集了来自 500 多名患者和 7000 个视频的二维超声数据，使用卷积神经网络（CNN）来创建分类模型，预测多达 7 种不同的心脏视图，其准确率可达98%[130]。此外，加州大学旧金山分校研究者采集了来自 267 名患者的超声心动图图像，采用深度学习方法对静态和动态原始超声心动图图像进行分类，并以 15 个标准切面为分类标准进行自动切面识别模型构建（图 3-4-3），结果表明其识别准确率可达 97.8%，而超声医师识别准确率为 70.2% ～ 83.5%[131]。上述研究表明对超声扫描显示的心脏解剖结构进行分类时，该深度学习模型具有更准确的分类效能。

2. 心腔自动分割　当明确心动图切面以后，超声医师需要观察心脏四个腔室（左 / 右心室、左 / 右心房）的形态及功能。心脏形态可能受疾病因素影响，所承受的正常压力及容量负荷发生改变，而出现心腔扩大、代偿性室壁增厚及心脏重构等情况，因此，实现心脏超声图像的精准分割，从而了解形态学变化对临床诊断具有重要意义。尽管大部分超声心动图仪器配置了半自动心腔分割软件，但手动分割烦琐、耗时且具有主观性，而实现全自动精准分割可减少上述问题的发生，具有较好的临床价值。目前大多通过识别二维或三

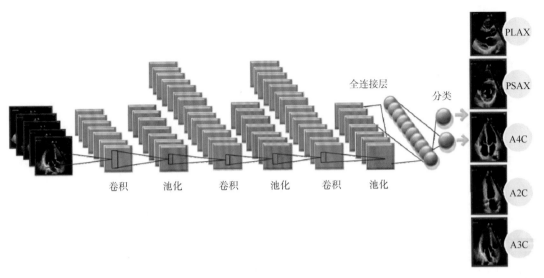

图 3-4-3　深度学习卷积神经网络应用于不同超声心动图切面识别分类

该模型可实现输入超声心动图图像后，输出自动识别切面的结果。PLAX：胸骨旁长轴观；PSAX：胸骨旁短轴观；A4C：左心室心尖四腔心观；A2C：左心室心尖两腔心观；A3C：心尖三腔心观

（来源：Madani A，Arnaout R，Mofrad M，et al，2018. Fast and accurate view classification of echocardiograms using deep learning. NPJ Digital Med，1：6）

维图像上的心内膜壁来实现心腔自动分割，常见于左心室及右心室的分割。在分割的同时，还可以实现心腔大小等参数的自动评估及精准测量。

（1）左心室分割：在心腔自动分割中最为常见。通过对左心室的分割，可实现射血分数的精准测量和心肌区域运动情况的评估（图 3-4-4）。然而，全自动左心室分割仍然是一项具有挑战性的任务，除了超声成像固有的噪声和伪像因素外，还与心肌快速而大幅度运动、呼吸干扰、二尖瓣启闭及心肌运动的不一致性等有关。以往，研究者们通过各种算法实现左心腔的分割，常见的包括传统分割方法、基于图像特征的分割、活动形状模型和

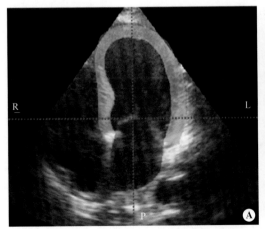
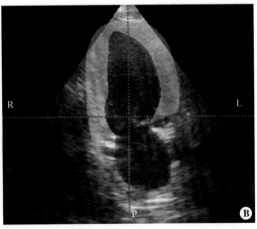

图 3-4-4　超声心动图左心结构的自动分割

A. 心尖四腔心切面；B. 左心室两腔心切面。绿色：左心室壁；红色：左心室腔；蓝色：左心房

水平集算法，但其边界分割的精确性难以保证。随后，有研究采用基于统计的主动形状模型算法对边界进行初始检测（该算法不基于任何理论分析模型，可自动学习训练数据集，并将局部图像特征构建到外观模型中，对不同图像噪声具有较强的鲁棒性），并利用图像的局部方差信息进行边界的后续细化（图 3-4-5）[132]。基于精细化的心脏边界，研究者提出蚁群优化算法，以连续跟踪变化的心脏边界，并对模拟图像序列和真实心脏超声图像序列进行实验，得到了良好的结果，所提出的方法可连续测量心动周期的心脏边界的变形，评估心腔的功能。另一项研究采用基于希尔伯特变换的径向活动轮廓法 pSnake 对超声心动图的多个短轴切面进行心室分割[133]，该方法受噪声的影响较小，同样具有较好的鲁棒性和准确性。除了基于心脏形态先验的分割方法外，在模型中加入血液与心脏组织最佳对比度的最大互相关（maximum cross-correlation，MCC）特征可有效提高左心室自动分割的效能。MCC 特征有助于模型在血液与心肌回声对比度较低的情况下，获得更好的识别和分割效果。

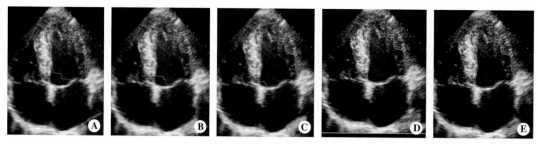

图 3-4-5　五次迭代求精过程（绿色）与原基于主动形状的轮廓线（红色）比较

A ～ E. 对应迭代 1 ～ 5 次的求精结果的等值线

[来源：Zhang Y，Gao Y，Jiao J，et al，2014. Robust boundary detection and tracking of left ventricles on ultrasound images using active shape model and ant colony optimization. Biomed Mater Eng，24（6）：2893-2899]

除常规二维超声心动图的图像分割外，人工智能技术也被应用于三维超声心动图的分割。尽管三维图像分辨率较二维偏低、人工处理和分析非常耗时，且存在观察者间和观察者内的差异性，但其对复杂的心室结构有更好的立体成像效果。有研究采用多腔活动形状模型对三维经食管超声心动图（three-dimensional transesophageal echocardiography，3D-TEE）进行多腔室自动分割，该研究结果可为心脏术中指导提供重要参考[134]。后续，新的算法策略的加入（如多次迭代、高效搜索方法、粒子滤波器、在线协同训练方法、结合深度学习算法及多重动态模型等）进一步优化了三维超声心动图分割效能[135]。

（2）右心室分割：与左心室相比，右心室分割是一个不易解决的问题，存在许多困难，如复杂的新月形结构、小梁化心肌的存在；右心室壁肌壁较薄，收缩力弱，在超声心动图图像上显示形态不规则，心内膜边缘不规整；右心室位于胸骨后方，受肺内气体及胸骨影遮挡，其图像质量相对较差。右心室功能的准确评价在循环系统功能分析、先天性心脏病手术术式选择及心力衰竭的预测和评估等方面具有重要意义。因此，实现右心室超声图像的精准识别及分割，可快速、高效地获得右心室径线、面积、心肌厚度及分数面积变化等指标，为临床提供更为准确的辅助诊断信息。针对上述问题，在右心室的二维图像分割方面，Qin 等[136]提出了一种基于稀疏矩阵变换（sparse matrix transform，SMT）的自动分割框架，该研究提到与其他方法相比，SMT 的优势在于较小的样本容量需求和较快的运算速度。此外，该方法综合了动态图像的序列信息，使得该模型能够通过学习得出较为准确的分割结果（即使在超声心动图上右心室侧壁显示模糊）（图 3-4-6）。另一项研究提出了一种在三维实时超声心动图中同时分割左心室和右心室心内膜 / 心外膜边界的半自动方法，该方法基于卡尔曼滤波器形态估计框架及图像融合技术（图 3-4-7），具有耗时较短并且无须对目标人群的全面图像集进行训练的优势 [137]。研究还证实该方法与三维超声心动图的手动分割和 MRI 图像分割的效能具有良好的一致性。

（3）心房分割：超声心动图心房分割在心脏电生理等微创介入治疗心律失常方面具有一定的应用价值，如在心房颤动的射频消融治疗中，可通过 3D-TEE 实时指导心脏电生理干预（定位消融点），但前提是需要实现心房的实时解剖结构变化监测。来自荷兰的 Alexander Haak 团队 [138] 应用一个由计算机体层血管成像（CTA）派生出的多腔室活动形状模型，对 3D-TEE 图像中的房室进行分割，实现了良好的分割效果；进一步，基于 3D-TEE 对左心房的分割易受扫查范围限制的局限性，他们采用融合成像技术，将 CTA 与 3D-TEE 图像进行融合，构建宽景 3D-TEE 视图，从而改善了左心房分割困难的问题，提高了分割效能。

尽管利用人工智能的方法可对心脏超声图像及解剖结构进行有效分割，但受肺气、肋骨、伪影等干扰，其识别及分割的准确性还有待进一步提高。未来，通过算法的精进和临床心脏超声检测的大数据收录，有望获得更高质量的心脏超声图像识别与分割系统，从而实现智能化心脏超声图像分析，为处理大量复杂数据图像及远程医疗提供技术基础。

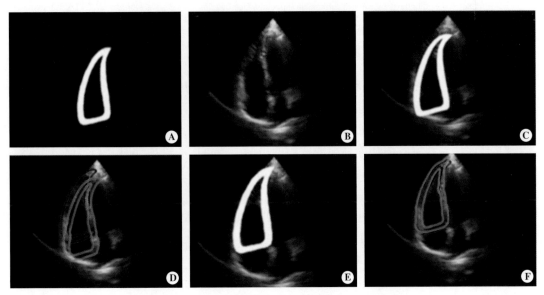

图 3-4-6　自动分割框架下右心室分割结果示意图

A. 右心室分割像素提取；B. 原始超声图像；C、D. 非稀疏矩阵变换算法获得的分割结果及与金标准的比较（其分割准确性较低）；
E、F. 基于稀疏矩阵变换获得的分割结果及与金标准的比较（与金标准具有较好的一致性）。绿线：检测到的心肌边界（包含心外膜及心内膜）；红线：金标准

［来源：Qin X，Cong Z，Fei B，et al，2013. Automatic segmentation of right ventricular ultrasound images using sparse matrix transform and a level set. Send to Phys Med Biol，58（21）：7609-7624］

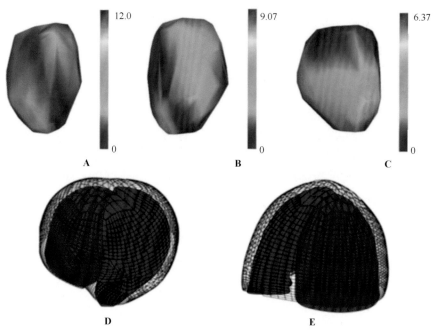

图 3-4-7　不同算法对左心室、右心室三维图像分割

A ～ C. 改进的全卷积网络与三维 Snake 结合方法下的左心室图像分割，其中不同颜色代表网格与相应的参考网格之间的平均
距离；D、E. 利用模型生成的左、右心室心内膜及心外膜细分曲面

[来源：Bersvendsen J，Orderud F，Lie Ø，et al，2017. Semiautomated biventricular segmentation in three-dimensional echocar
diography by coupled deformable surfaces. J Med Imaging，4（2）：024005]

（二）人工智能在辅助超声心动图左心室收缩功能评估中的应用

左心室功能的评估是超声心动图诊断中最重要及常规的检查内容之一，可分为对左心室收缩功能的评估及舒张功能的评估。左心室收缩功能的评估指标包括左心室射血分数（ejection fraction，EF）、左心室容积、左心室壁运动功能、心肌的收缩力等。

EF 是评估左心室收缩功能最简便常用的指标，指每次心脏搏动时，心排血量占心室舒张末期容积量的百分比，在超声心动图上计算为 EF=（舒张末期左心室容积 – 收缩末期左心室容积）/ 舒张末期左心室容积 ×100%。由于 EF 是一个比值，当心室壁无节段性运动异常时，可以在 M 型图上通过测量舒张末期与收缩末期左心室内径的比值进行 EF 的估算。当心室壁出现节段性运动异常（如心肌梗死）时，左心室某个切面的 M 型图不能代表整个左心室的运动情况，此时就需要通过 Simpson 法进行整体容积估算。但显然，无论是哪一种评估方法，都依赖于肉眼观察及手动描迹边界来进行，可重复性和准确性低[139]。

人工智能辅助诊断在左心室收缩评估中的应用主要为左心室自动分割（见前文）、内膜跟踪技术（跟踪沿心脏边界每个像素的运动）、超声切面的选择、评估指标的测量及左心室形态和功能评估的准确性分析。目前，已有多个商业化软件可实现高准确性的二维和三维超声心动图测量，进而实现左心功能的自动化评估，其中最常用的软件是 Philips EPIQ 系列经胸三维超声心动图左心腔定量系统 HeartModel（采用自适应分析算法，图 3-4-8）[140, 141]，此外还包括左心室射血分数和纵向应变的标准追踪系统（AutoLV，德国）[142]等。研究表明即使不进行手动轮廓调整等优化方法，用于评估体积和射血分数的自动化软件也可以提供与手动方法相似的准确性，且与心脏MRI具有较好的相关性。

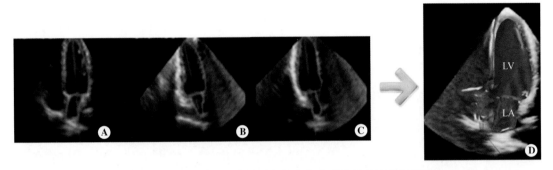

图3-4-8　全自动分析软件对左心室心内膜边界的追踪及重建

A. 心尖四腔心切面；B. 心尖两腔心切面；C. 心尖三腔心切面；D. 重建后的左心房（LA）、左心室（LV）容积成像

[来源：Tamborini G，Piazzese C，Lang RM，et al，2017. Feasibility and accuracy of automated software for transthoracic three-dimensional left ventricular volume and function analysis：Comparisons with two-dimensional echocardiography，three-dimensional transthoracic manual method，and cardiac magnetic resonance imaging. J Am Soc Echocardiogr，30（11）：1049-1058]

自动化图像分析可实现心脏超声诊断的快速化、准确化。然而，无论是图像识别及分割还是心功能的测量评估，基于人工智能技术的超声心动图自动化分析都需要以高质量的图像信息为基础；同时，通过对模型训练过程中质量较差的图像进行针对性分析，有助于进一步提高机器学习的效能。其他因素如患者心律情况也可能对分析结果产生影响，亦需同步考虑。

（三）人工智能在辅助超声心动图疾病诊断中的应用

在了解正常结构的基础上，当心脏发生瓣膜、冠状动脉、心肌等病变时，即可根据超声心动图的特征及结合临床表现进行诊断及鉴别诊断。人工智能辅助超声心动图可提高心脏结构及功能异常识别的准确性，从而辅助医师进行快速有效的诊断，改善预后。

1. 心脏瓣膜病变　心脏瓣膜可分为连接大动脉的肺动脉瓣、主动脉瓣和房室连接的二、三尖瓣，当上述瓣膜发生病变时，可能出现瓣膜狭窄、脱垂、钙化、关闭不全等病变。并引发相应心脏结构及功能的改变。常规超声心动图检查可对心脏瓣膜形态及活动进行直观分析，但肉眼识别的可重复性较差，对于心脏瓣膜此类细微结构而言，肉眼观察及手动测量的误差是难以忽略的。

人工智能技术在心脏瓣膜评估方面的应用主要为二尖瓣及主动脉瓣形态观察及瓣膜反流情况分析。目前，评价二尖瓣关闭不全的近端等速表面积（proximal isovelocity surface area，PISA）自动评估软件[143, 144]，可以完成对二尖瓣反流孔面积及反流体积的自动测量，从而对其瓣膜反流严重程度进行评价，其中基于三维超声心动图的PISA准确性及稳定性高于二维图像分析软件，并与经食管超声和MRI测值有较好的一致性。一项研究使用实时三维容积彩色多普勒经胸超声心动图（real-time three-dimensional volume color flow

Doppler transthoracic echocardiography，RT-VCFD）对反流体积进行量化，同样获得了与MRI测值良好的一致性[145]。除定量研究外，对于瓣膜形态的自动分析，有研究利用自动化方法测量二尖瓣的形态参数，包括三维环长、环高和二维面积、连合宽度、搭接宽度、三维小叶面积、前后小叶角、非平面角度、脱垂、瓣膜高度及体积，研究证实自动和手动测量之间具有良好的相关性（图 3-4-9）[146]。此类半自动软件现对瓣膜形态相关的疾病（如二尖瓣脱垂）具有较好的诊断价值，提高了非专家检测脱垂的准确性[147]，其在瓣膜术中应用同样具有良好的一致性和可重复性[148]。

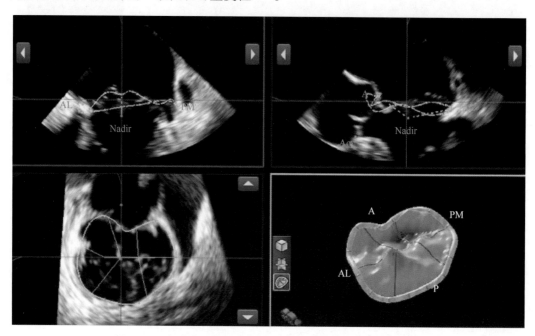

图 3-4-9　自动分析软件可实现二尖瓣形态的自动分析和测量

A：区域二尖瓣前叶；P：区域二尖瓣后叶；AL-PM：前外侧至后内侧直径

[来源：Gandhi S，Mosleh W，Shen J，et al，2018. Automation，machine learning，and artificial intelligence in echocardiography：A brave new world. Echocardiography，35（9）：1402-1418]

主动脉瓣狭窄（aortic stenosis，AS）的常见病因为先天性主动脉瓣结构异常、老年性主动脉瓣钙化及风湿热等。主动脉瓣膜置换是治疗严重主动脉瓣狭窄的重要方法。换瓣术前，往往需要通过在二维超声心动图图像上手工测量瓣膜径线及面积，以评估瓣膜狭窄程度，为拟应用的人工瓣膜尺寸提供评价依据。但因为主动脉瓣处于动态变化中，这种基于二维静态图像的评估不仅存在主观性，且仅能反映心动周期中 1 ～ 2 帧的测量结果。为优化测量，有研究采用一种基于解剖仿射光流的自动跟踪算法，用于 3D-TEE 技术下对主动脉瓣及左心室流出道近端的快速、自动跟踪，为主动脉瓣置换术术前规划提供动态精确的支持信息，这种新工具可潜在地增加观察者的信心[149]。

2. 心肌病变　心肌病根据发病原因可分为两大类：原发性心肌病及继发性心肌病，其中继发性心肌病是指由高血压、瓣膜病等原因所致的心肌结构和功能的异常，而原发性心肌病包括扩张型心肌病、肥厚型心肌病、限制型心肌病、致心律失常型右心室心肌病和其他未定型心肌病（如心肌致密化不全、心肌淀粉样变性）等。人工智能辅助超声心动图对心肌病的诊断同样可通过二维超声、M 型及彩色多普勒等多种成像模式进行，在精准室壁识别、心室分割的基础上，可实现心室容积的自动测量、心功能的精准评估及心肌运动的精准可视化（通过斑点追踪技术），这些指标的获取有助于实现肥厚型心肌病及心脏淀粉样变性的快速精准检测，既往研究表明此类指标的 AUC 可达 0.9[128]。

斑点追踪成像技术在心肌病中有着广泛的应用，该技术对心肌应变的分析有助于不同类别心肌病的鉴别诊断[150]。Sengupta 等[151]创建了一种机器学习算法，通过联想记忆分类器（associative memory classifier，AMC）对缩窄性心包炎与限制型心肌病进行鉴别：二者具有相似的声像表现（如左心房、右心房明显增大，心室相对较小，有心包积液，腔静脉增宽等），容易混淆，临床诊断重点关注心肌应变参数特征性变化（即缩窄性心包炎左心室侧壁应变值明显低于室间隔应变值，而限制型心肌病无此特点）。该研究利用 AMC 证实使用前 15 个斑点跟踪超声心动图变量的分析能够对疾病进行较为准确的分类（AUC 为 89.2%），这种方法比单独使用多普勒方法（AUC 为 82.1%）和整体纵向应变（AUC 为 63.7%）获得的效果更好。该研究还使用机器学习方法来评估男性患者肥厚型心肌病和进行运动员心肌生理性肥大的自动鉴别。

扩张型心肌病（dilated cardiomyopathy，DCM）的典型超声表现为左心室扩大，心室壁变薄。由于扩张型心肌病患者心室形态产生改变，对其左心室边界的分割（尤其是靠近心尖部室壁的分割）较正常左心室而言更为困难。Mahmood 等[152]针对 DCM 产生的室壁改变，应用支持向量机分类器来区分正常和扩张的左心室，尽管该研究平均分类准确度仅为 77.8%（受累计误差影响），但其左心室大小评估准确性可达 87.2%，左心室边界分割准确度达 89.3%，ROI 识别准确度可达 92.5%，这为进一步开发可靠的决策工具提供了研究基础。

3. 冠心病　全称为冠状动脉粥样硬化性心脏病（coronary atherosclerotic heart disease，CHD），为最常见的冠状动脉疾病之一，也属于一种特殊的心肌病变。冠状动脉为心肌的营养和氧气供给血管，病变严重时可发生心肌梗死。冠心病的诊断及评估可通过临床症状（如胸痛）、血清学指标（如心肌酶）、心电图及影像学检查等多种手段实现，其中，超声心动图可通过直观观察心肌的运动情况及心脏形态进行辅助诊断。但由于超声检查存在主观性，已有研究表明利用人工智能技术可以对正常和梗死的心肌图像进行准确分类。

对于结合人工智能技术的冠心病超声诊断，已有研究人员利用离散小波变换及纹理特征进行分析[153]，证明利用分类器对超声心动图图像进行自动分类的人工智能方法可为临床提供诊断所需的特征参数，同时减少并发症的发生。此外，一项基于深度卷积神经网络（deep convolutional neural network，DCNN）的研究结果也表明 DCNN 可以提高区域壁运动异常的检出率（图 3-4-10）[154]。在三维心脏超声成像方面，有研究利用猪和羊构建心肌梗死模型，并应用 EchoPAC PC 程序进行分析——该方法为半自动的左心室质量及局部应变值的评估[155]。除传统超声检查外，心肌灌注可以通过心肌造影超声检查对梗死区域进行量化，从而诊断冠状动脉疾病。基于人工智能的方法可实现心肌灌注参数的自动计算（图 3-4-11），减少人的主观性所带来的误差[156]。超声心动图可以结合机器学习的方法，得到关于超声心动图改变的一组庞大的临床数据，利用机器学习将这些数据整合归类，可帮助医师更加精确快速地诊断缺血后的心肌改变。

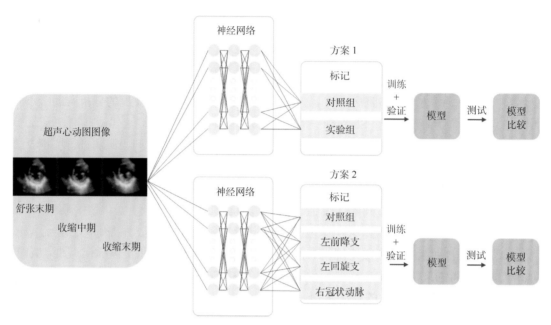

图 3-4-10　用于预测节段性室壁运动异常的神经网络架构

[来源：Kusunose K，Abe T，Haga A，et al，2020. A deep learning approach for assessment of regional wall motion abnormality from echocardiographic images. JACC Cardiovasc Imaging，13（2 Pt 1）：374-381]

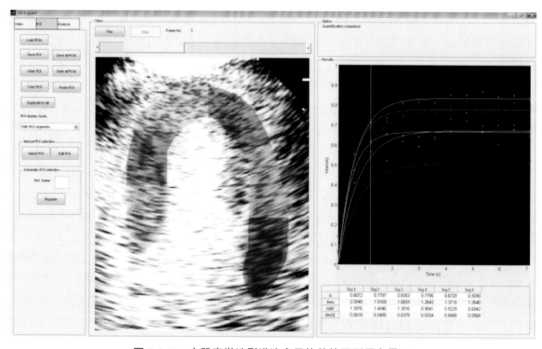

图 3-4-11　心肌声学造影灌注定量软件的图形用户界面

将 ROI 心肌划分为 6 个节段，并在右侧图像上绘制出每个节段的时间 - 灌注强度曲线，实现造影灌注的可视化

[来源：Diller GP，Lammers AE，Babu-Narayan S，et al，2019. Denoising and artefact removal for transthoracic echocardiographic imaging in congenital heart disease：utility of diagnosis specific deep learning algorithms. Int J Cardiovasc Imaging，35（12）：2189-2196]

4. 其他　人工智能技术的临床应用总是多种多样的。除了上述常规疾病的辅助诊断外，人们还将其应用于辅助先天性心脏病（congenital heart disease）、心内血栓等特殊类型疾病的诊断。先天性心脏病是指心脏和大血管在胚胎时期受某些因素影响，出现解剖结构或解剖位置异常的一系列疾病。由于先天性心脏病的分类及诊断十分复杂，超声心动图的诊断同样存在对检查医师的经验要求较高、容易发生错漏诊的情况。尽管仪器精密度与图像清晰度不断提升，但先天性心脏病图像质量仍然受限于解剖结构或患者的检查条件（如肺气干扰、体位受限或脂肪层较厚导致的衰减等）。为了更好地优化图像质量，有研究探讨了深度学习算法在经胸超声心动图中图像去噪的应用——使用基于深度学习的自动编码器对心尖四腔心切面图像进行去噪及重建，采用原始图像和重建图像之间的差平方和（sum of squared difference，SSD）作为处理后图像的质量评估指标，并由两位高年资医师对心脏重建图像的真实性和解剖结构合理性进行评估[156]。研究结果表明，基于大量先天性心脏病和正常心脏图像进行训练的自动编码器不仅可显著提高先天性心脏病的图像质量，也可提高超声医师在正常超声心动图图像分析中的能力。

此外，人工智能技术也被应用于经食管超声心动图（TEE）左心房（耳）血栓的评估。由于左心耳解剖结构复杂多样、TEE探头运动范围有限，所产生的超声伪像可能导致误诊，而左心房（耳）血栓的影像学诊断直接关系到患者抗凝药物的使用方案。基于此，Sun 等[157]对130名心房颤动患者进行TEE检查并重建图像，随后对图像进行灰度共生矩阵的纹理特征提取，并采用人工神经网络（ANN）进行分类（图3-4-12），模型分类AUC为0.9932，远高于超声医师分类（AUC为0.834），该研究证明ANN模型显著提高了TEE诊断心房颤动患者左心房（耳）血栓的准确性，有利于早诊早治。

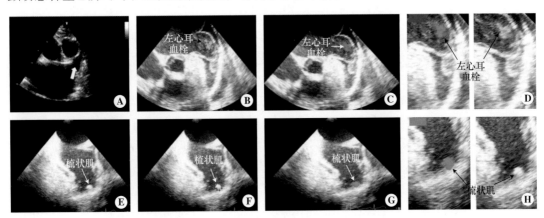

图 3-4-12　纹理分析及神经网络分类在左心耳血栓识别中的应用

A. 经胸超声心动图正常左心耳声像图表现（粗箭头）；B. 超声医师勾画左心耳血栓边界；C. 识别后的血栓ROI（软件评分为0.97，即大概率识别为血栓）；D. 图像放大；E. 梳状肌（正常结构）原始图像；F. 超声医师勾画梳状肌边界；G. 识别后的梳状肌ROI（软件评分为0.01，即大概率不为血栓）；H. 图像放大

人工智能技术可以有效提取并运用超声心动图中所蕴含的丰富信息，有效提高诊断准确性。随着人工智能技术的发展，2020年2月7日，美国FDA授权了首个人工智能引导的心脏超声软件——Caption Guidance。该软件使用人工智能技术协助采集心脏超声图像，并能辅助除超声医师以外的临床医生进行诊断，这意味着心脏超声检查不再过分依赖超声

医师的技术与经验。该软件的应用有助于疾病的快速诊断，同时可推动床旁超声检查的发展。除了软件方面的应用外，也有研究提出通过机械臂与影像自动化分析结合，有望实现无人为干预的全自动化超声心动图检查，从而在获取、识别和定量分析超声心动图方面发挥重要价值[158]（详见本章第七节）。可以预见，人工智能技术的不断发展，将助力超声心动图的发展，更好地实现在基层医疗中的普及化。

二、人工智能在血管超声诊断中的应用

超声检查可无创、直观地观察血管的管腔、管壁及相关结构 / 功能改变，并进行测量，为血管病变的检查提供有力支持。血管超声检查的方法主要包括经体表血管超声检查及血管腔内超声检查。然而，检查者间手法差异、颈动脉走行与形态的个体差异及动脉斑块存在的多少与范围等因素，均可导致评价结果的不确定性。本部分主要阐述人工智能技术辅助血管超声图像进行血管结构分割、识别、自动测量（如斑块及内中膜）、血管壁力学性能评估及卒中风险预测。

（一）人工智能在血管超声图像分割识别及测量中的应用

1. 基于颈动脉壁分割的颈动脉内中膜识别及厚度测量　颈动脉内中膜厚度（intima-media thickness，IMT）是管腔 - 内膜界面与外膜界面之间的距离。既往研究证明，IMT 增厚和斑块形成是卒中、冠状动脉疾病和心肌梗死的危险因素。同时，颈内动脉狭窄程度是公认的评估脑卒中风险的指标，可用于评估是否需要行颈动脉内膜切除术[159]。因此，精确识别及测量 IMT 对于卒中风险评估具有重要意义。

正常时 IMT < 1.0mm，当颈动脉 IMT ≥ 1.0mm 或颈动脉分叉处 IMT ≥ 1.2mm 时定义为 IMT 增厚，是颈动脉硬化早期病变的特征性表现。值得注意的是，尽管规范化操作要求超声医师需进行三次手动测量并取最大 IMT 为最终值，但由于超声图像的信噪比低于 CT/MR，手动 IMT 测量结果的差异性仍难以避免。人工智能技术精确测量 IMT 的关键在于如何实现超声图像中颈动脉壁的精准分割。目前，已有多种分割方法（如基于活动轮廓、动态规划等）被用于颈动脉壁的自动分割，一定程度上降低了测量主观性，提高了 IMT 测量的准确性，更有利于临床医师做出诊断和治疗方案。

现有超声图像颈动脉壁分割算法大多属于监督学习，这有利于提高算法分割的准确率。Rosa 等[160]提出了一种基于神经网络的图像分割技术，从二维超声图像中自动提取和测量 IMT，并将其与两名不同专家进行的四种人工标记进行了比较，结果表明算法自动测量结果与手动测量结果无显著性差异。此外，为进一步区分正常和异常的动脉管壁超声图像，Asmatullah 等[161]开发了一种基于主动轮廓法的颈动脉超声图像自动分割技术，从 IMT 值中提取四个不同的特征构建支持向量机分类器，对正常和病变的颈动脉图像进行分类，其准确度为 98.80%，敏感度为 100%，特异度为 97.66%，证实精确测量 IMT 对于初步判断颈动脉疾病具有较好效果。无监督学习具有通用性，可处理大量数据，但对动脉壁的检测存在不确定性，有时可错误检测颈静脉，因此半自动分割技术的性能优于全自动分割技术。未来开发基于自适应的分割方法，以达到高精度、鲁棒性强、减少处理时间的目的，是精

准检测 IMT 的发展方向。

2. 基于超声成像方法的斑块分割识别及测量　世界卫生组织公布的 2000 ～ 2016 年全球前十位死亡原因中，脑卒中位居第二位，仅次于缺血性心肌病[1]。动脉粥样斑块破裂和血栓形成是导致脑卒中的危险因素，其中，颈动脉是动脉粥样硬化最常累及的血管。

血管斑块的定义为超声下观察 IMT 局限性增厚 ≥ 1.5mm。为了准确评估斑块的狭窄程度和斑块组成，实现超声图像上颈动脉斑块客观、准确的分割至关重要。然而，对存在斑块的颈动脉壁进行分割是一大难题：在 B 型超声图像上进行颈动脉管壁及斑块分割，容易受到血腔内噪声、伪影、管腔形态不规则性及斑块不均质回声的影响，分割准确性不佳。这也意味着现有 IMT 分割技术并不适用于有斑块的颈动脉。另有研究提出彩色多普勒技术可通过血流信号显像较好地区分管壁和斑块外膜，间接呈现管腔形态，实现管腔的精确分割[162]。但彩色多普勒的成像结果受超声仪器参数（如多普勒增益、壁滤波器和速度范围）及局部血流方向的影响，容易造成管腔内径的高估或低估。

超声造影通过造影剂显像，可实现血管腔血流速度和方向的可视化，是彩色多普勒技术的"强化版"。然而，血管 CEUS 的缺点也很显著：对于强回声斑块所在区域无法显像，且成像图像内不包含其他组织信息（如管壁、周围组织等）[163]，这进一步增加了斑块分割的难度。为解决上述问题，2015 年 Carvalho 等[164] 运用"B 型超声（包含组织信息）和超声造影（更好显影管腔）实现分割互补"的原理，利用一种新的全自动分割方法联合颈动脉二维超声与超声造影评价血管壁的情况（图 3-4-13），该方法包括非刚性运动估计、血管检测、管腔 - 内膜分割和中外膜分割，通过训练得到测试值的误差范围更小。该联合方法比二维颈动脉超声及颈动脉 CEUS 单独使用更具优势，克服了单独使用的局限性，具有较好的鲁棒性。

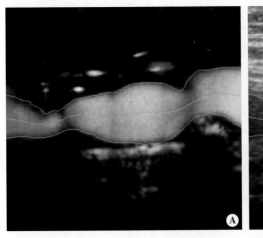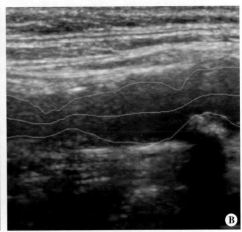

图 3-4-13　颈动脉超声造影及二维图像的内腔轮廓检测

A. 超声造影显示的内腔轮廓；B. B 型超声显示的内腔轮廓，管腔轮廓内含有散点噪声、混响伪影和斑块回声。绿线：经过分割及可视化分析后获得的血管内腔轮廓；蓝色：管腔中线

[来源：Carvalho D，Akkus Z，van den Oord S，et al，2015. Lumen segmentation and motion estimation in B-mode and contrast-enhanced ultrasound images of the carotid artery in patients with atherosclerotic plaque. IEEE Trans Med Imaging，34（4）：983-993]

　　除了常规血管超声检查方法，血管内超声（intravascular ultrasound，IVUS）是近年发展起来的无创性超声技术和有创性导管技术相结合的一种新技术。该技术利用导管将高频微型超声探头导入血管腔内进行探测，再经电子成像系统显示心血管组织结构和几何形态的微细解剖信息。血管内超声可以直观了解血管腔形态、管壁的结构、管壁病变的性质、精确测量血管直径及横截面积，清晰显示血管壁及粥样硬化斑块的组织形态学特征，以确定其狭窄程度及病变类型，被誉为血管检查的"第三只眼"。但血管内超声图像可因导管本身或冠状动脉的特殊解剖特征等因素而产生一些伪像，包括不均匀转动伪像（NURD）、运动伪像、环晕伪像、血液及近场伪像等[165]。人工智能技术可对血管内超声图像进行预处理，进而分析斑块图像，以提供更加详细、可靠的诊断依据。

　　血管内超声图像的分割可分为二维图像分割及三维图像分割。三维图像分割与二维超声图像对比，对斑块的检测具有更好的连续性，如有研究发现利用一种稀疏场水平集优化分割的方法可实现对斑块三维超声图像斑块边界的评价，其效果优于基于二维超声图像的评价（图3-4-14）[166]。不同分割方法对血管的分割精度也有不同的影响，2019年Yang等[167]学者提出了一种对偶路径U-Net的全卷积网络的架构，用于血管内超声中血管壁的自动分割，该模型使用少量训练图像，但其分割效果较当前分割方法更为准确，且泛化性较好。

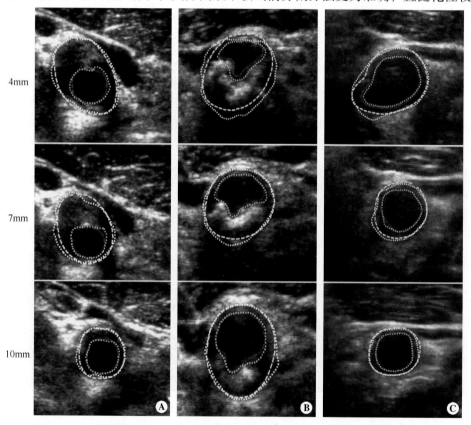

图 3-4-14　三维超声图像中与颈动脉分叉部距离不同的颈总动脉横截面分割比较

A、B、C分别代表不同疾病患者，毫米数代表截面取自至分叉部的距离。白色虚线：人工勾画的颈动脉外轮廓及颈动脉内轮廓；黄色虚线：算法勾画的颈动脉外轮廓；红色虚线：算法勾画的颈动脉内轮廓

[来源：Ukwatta E，Awad J，Ward AD，et al，2011. Three-dimensional ultrasound of carotid atherosclerosis：Semiautomated segmentation using a level set-based method. Med Phys，38（5）：2479-2493]

（二）人工智能在血管硬化斑块性质分析中的应用

由于斑块内组织结构成分含量不同，其对超声波的吸收、反射各不相同，声学表现亦有所不同。根据内部回声强度，斑块可分为高回声（钙化）、低回声或等回声（脂质或胶原蛋白增多）、混合回声（多种成分）斑块，不同成分的斑块特性及稳定性也各不相同。其中，低回声或等回声斑块内新生血管多、脆性大，易发生破裂出血、脱落，可引起远端狭窄或堵塞，造成缺血缺氧性脑疾病。

颈动脉粥样硬化的定量特征和斑块的分类对诊断及治疗计划至关重要。由于部分患者存在无症状斑块，可能导致误诊，因此超声诊断前有必要明确是否存在斑块，需要开发自动识别和鉴别斑块的算法，以降低临床医师识别斑块的主观性。Bonanno 等[168]开发了基于分水岭分割方法的 CAD 系统，可实现在非斑块特征中识别斑块，并在超声图像中识别每个斑块的位置和大小，减少了误检次数，诊断正确率为 89%。同时，该研究发现斑块和非斑块的回声强度存在显著性差异，应在不显著降低敏感度的情况下提高特异度。超声形态学测量可作为临床常规识别手段，如超声测量 IMT。

然而，2010 年一项研究表明，IMT 对心血管疾病危险预测能力有限，而斑块图像分析可能提取斑块有价值的信息，从而更准确地识别有斑块破裂风险的患者[169, 170]。但由于斑块体积小、组织外观复杂，超声图像质量较低，根据超声图像数据自动、客观地确定动脉粥样硬化斑块成分的计算技术仍具有挑战性，既往多基于斑块内成像强度的阈值实现斑块成分识别。然而，Pazinato 等[171]认为超声中不同组织成分的成像强度分布存在明显的重叠，即便选择最佳阈值，其识别准确率也仅在 50% 左右，因此，该团队使用预定义的标准成像特征，可提高识别准确率至 70%。但值得注意的是，该研究样本量较少，斑块类型及形态可变性有限，算法鲁棒性仍需进一步验证。不同的是，有学者未预先定义强度阈值或成像特征，而是利用卷积神经网络（CNN），从每个像素周围的图像块训练样本中自动提取超声数据中最适合识别不同斑块成分的图像信息，并与最新的基于支持向量机和预定义成像特征的最先进方法相比，使 78.5% 的病例分析准确性得到了改进[172]。同时，该 CNN 模型可定量估计不同组织成分，专家和自动测量之间有很好的一致性，相关性约为0.90，这进一步证明了自动测量可以用于临床预测斑块类型（图 3-4-15）。Jun 等[173]也证实了 CNN 对冠状动脉粥样硬化斑块的自动检测及易损性评价优于其他基于特征的方法。

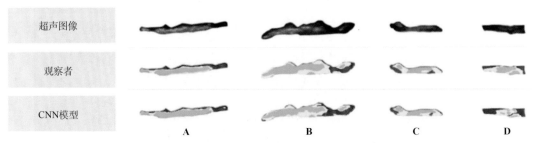

图 3-4-15　CNN 模型对斑块成分区域识别的准确性分析

从上至下分别代表斑块超声图像、观察者定义斑块成分、CNN 模型对不同斑块成分的分类结果。红色：脂质核心；黄色：纤维组织；绿色：钙化组织。CNN 模型（A ～ D）的准确率依次为 0.96、0.82、0.67 和 0.48

[来源：Lekadir K，Galimzianova A，Betriu À，et al，2017. A convolutional neural network for automatic characterization of plaque composition in carotid ultrasound. IEEE J Biomed Health Inform，21（1）：48-55]

斑块组织成分、狭窄程度（动脉腔狭窄）及患者一般信息，如年龄、健康状况、临床病史和危险因素等是卒中风险评估的重要指标。基于此，Afonso 等[174] 提出了一种超声成像用于动脉粥样硬化斑块风险 CAD 的独立软件平台，提供客观的斑块形态特征和破裂风险的量化，提高了斑块诊断的准确性。人工智能算法在斑块性质分析中具有一定的作用，有助于提高医师诊断斑块的准确性，指导后续临床治疗。

（三）人工智能在动脉血管壁力学性能评估中的应用

研究表明，较高的壁面剪切应力（wall shear stress，WSS）振荡是动脉粥样硬化的重要因素[175]。同时，研究证明 WSS 对于研究动脉粥样硬化、内膜的增厚、斑块的形成与脱落、脑卒中都有重要的临床意义[176]。既往研究多采用哈根 - 泊肃叶（Hagen-Poiseuille）公式测量升主动脉收缩期和舒张期动脉 WSS 及研究 IMT 与 WSS 的关系，但该公式只能用于评估 WSS 的平均水平，无法获得 WSS 沿血管的空间分布和识别异常 WSS 的具体位置[177, 178]。科研人员通过结合人工智能方法来实时评价血管壁力学特性，以期达到更加简便、快速及准确性更高的目的。

彩色多普勒超声检查结果表明血管像素改变对附近的血流速度没有影响，Wang 等[179] 提出利用彩色多普勒血流显像（CDFI）测量颈总动脉剪切应力的空间分布，获得彩色血流显像的像素值，将其与血管壁分离，像素汇总得到血管壁剪切应力的空间分布（二维、三维分布）及融合图像（图 3-4-16），并与传统方法（Hagen-Poiseuille 公式）进行比较，结果显示 CDFI 可以更好地了解局部血管病变与超声图像的关系，获得更准确、更详细的 WSS 分布。

此外，壁动脉黏弹性特性（wall artery viscoelastic property，WAVP）在一定程度上反映了血管的结构及功能状态，目前多通过动脉的直径及压力信号等参数来估计此类特性。Pessana 等[180] 提出采用一种新的瞬时动脉直径（D）的非侵入性估计方法，基于人工神经网络软件实时计算动脉壁力学性能，结果表明人工神经网络软件在测量直径等相关参数方

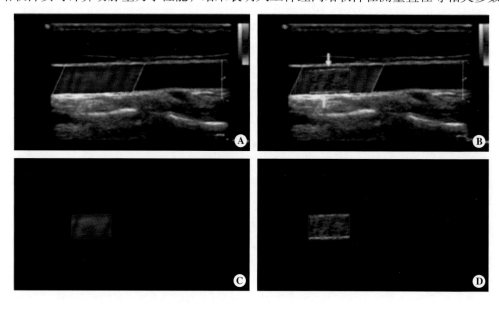

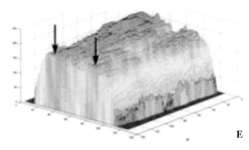
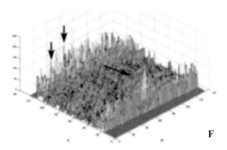

图 3-4-16 特殊设计程序产生的剪应力空间分布

A、B. 颈总动脉的 CDFI 图像、剪切应力分布与超声图像的融合图像；C、D. 对颈总动脉的 CDFI 图像和剪切应力的二维分布
进行了分段分析；E、F. 颈总动脉血流剖面和剪切应力三维分布图

[来源：Wang C，Chen M，Liu SL，et al，2013. Spatial distribution of wall shear stress in common carotid artery by color doppler
flow imaging. J Digit Imaging，26（3）：466-471]

面与已有的常规方法无显著性差异，同时发现动脉壁各项力学指标之间亦无显著性差异。

人工智能及图像处理方法在血管壁力学特性的超声测量中，具有一定的可靠性和可重复性，同时由于其属于非侵入性检查，更符合当前的医疗诊断发展方向。然而，目前该领域相关研究多数处于基础研究阶段，应用于临床诊断前还需开展更加深入的研究。

（四）人工智能在卒中风险预测中的应用

血管几乎遍布人体全身，主要作用是运输血液，维持机体各组织部位的正常运转。但随着年龄的增长和饮食生活的改变，血管容易出现堵塞、硬化等病理改变，严重威胁人类生命安全。血管壁上的斑块、栓子脱落后，进入脑内血管，易导致动脉栓塞，形成脑卒中，而 IMT、动脉管腔狭窄程度及斑块特征有助于卒中风险的评估[181]。Kyriacou 等[182]描述了一种基于临床危险因素（非侵入性）和颈动脉斑块纹理分析的卒中风险评估综合系统。研究证明颈动脉管腔异常狭窄的程度可有效预测脑卒中风险，而动脉管腔直径可作为评价狭窄程度的有效指标。Kyriacou 等[183]利用颈动脉斑块的超声评估分析脑卒中风险的发生率；基于手动超声扫查存在操作者主观性，Araki 等[184]提出利用机器学习的方法对脑卒中风险进行评估，采用斑块的灰度形态学评估颈动脉血管壁，并创新地提出了一个科学的卒中风险评估验证系统（图 3-4-17），该自动化系统对远侧壁、近侧壁的平均分类精度分别为 95.08% 和 93.47%，而手动系统的相应精度分别为 94.06% 和 92.02%。与人工风险评估系统相比，自动化机器学习系统表现出更高的精确度。也有学者利用全卷积网络对糖尿病患者颈动脉腔内超声特征进行研究，提出了一种新的应用于评估脑卒中风险的工具，该系统（AtheroEdge™ 系统）的编码器采用 13 层卷积神经网络模型进行特征提取，解码器采用 3 个全卷积网络的上采样层用于血管内腔分割[185]。结果显示该方法对比手动跟踪及传统图像处理方法的精度更高，而传统图像处理方法的精度最低。

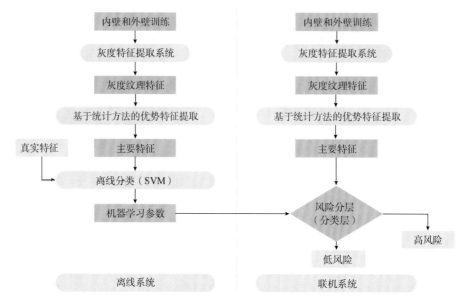

图 3-4-17   颈动脉疾病风险评估系统

（来源：Araki T，Jain PK，Suri HS，et al，2017. Stroke risk stratification and its validation using ultrasonic echolucent carotid wall plaque morphology：A machine learning paradigm. Comput Biol Med，80：77-96）

（五）人工智能在其他血管超声检查中的应用

除在颈动脉的应用外，人工智能还应用于其他血管超声中，如在经皮冠状动脉介入治疗中，可能会出现扩张不足（支架正确地贴在管腔壁上，但没有完全扩张）或错位（支架与管腔壁没有完全接触）的情况，目前采用血管内光学相干断层成像（optical coherence tomography，OCT）验证支架位置，然而 OCT 的穿透深度较低（约为 1.5mm），这限制了其评估斑块和血管重构的能力。血管内超声提供了一系列内部血管形态的层析图像，可作为潜在的评估方法；但受限于超声探头对血管纵轴倾斜度的适应性，通常只能显像少部分与支架接触的钙化或致密纤维化斑块。此外，不同材料的支架也会产生不同的伪像。2016 年，有研究者针对上述局限性，开发了一种用于血管内超声图像序列支架全自动分析的 CAD 系统，对支架进行检测及形状评估，该系统可有效针对低回声阴影进行"钙化"或"支架"的识别[186]。

人工智能在血管疾病诊疗中发挥了重要作用，但由于血管不断分叉，没有固定形状结构；血管疾病病因复杂、影响因素众多，且目前国内尚未在人工智能技术应用于各类血管疾病中积累相应的经验，人工智能技术应用于血管超声领域仍处于初步阶段。此外，单纯依赖人工智能尚难以实现血管疾病诊疗的整体突破，只有将人工智能技术及临床医生的思维相融合，才有望提高血管疾病的预测准确率。

第五节   人工智能在浅表超声中的应用

浅表超声检查主要包括眼部、涎腺、乳腺、甲状腺、淋巴结及肌肉骨骼等部位，其特点在于靶器官或病灶位置表浅，检查使用的超声频率高、穿透力低，相较于其他深部组织而言受外界因素影响小，成像效果稳定、成像质量较好，且现有行业规范较为完善。基于上述原因，浅表部位超声检查与人工智能的结合成为超声医学与人工智能交叉学科领域的主力军和先行者。本节就人工智能技术在乳腺、甲状腺、淋巴结及肌骨超声中的研究及应用展开阐述。

一、人工智能在乳腺超声中的应用

乳腺癌是女性最常见的癌症疾病，发病率可达 22.1/10 万，早期诊断与治疗有助于提高生存率及治愈率、降低死亡率，改善患者预后。超声对乳腺疾病诊断具有较高的敏感度及精确度，是乳腺癌筛查的主要手段之一。在乳腺病灶的超声诊断中，对于良恶性病变的早期鉴别是关键。尽管乳腺位置表浅、超声检查受外界干扰因素影响较小，但其仍无法避免图像伪像、操作者依赖性等超声固有"硬伤"；乳腺腺体面积大于超声探头面积，在扫查的全面性上极度依赖操作者的经验水平；部分乳腺病灶的超声鉴别诊断仍存在困难（如乳腺硬化性腺病与乳腺癌）；乳腺超声检查耗时长，随着需求的增加，医师及相关科室人员的负担与日俱增。

基于上述局限性，人工智能技术在乳腺超声诊断中有了用武之地——以其客观性、稳定性及精确性弥补乳腺超声诊断中的主观性、操作者依赖性及低特异度。目前，已有许多基于乳腺超声的计算机辅助诊断（CAD）系统被研发并应用于实际临床工作中。CAD 系统可快速处理大批量数据，定量分析乳腺病灶的超声影像学特征，有效降低医师诊断的主观性，减少疾病误漏诊。

（一）乳腺病灶超声图像识别与分割

CAD 系统的流程涉及以下四个步骤：图像预处理、病灶分割、特征提取及分类诊断[187]。其中，精准分割病变部位是提高后续特征提取和分类诊断准确性的关键。在传统乳腺超声检查中，大量存在于乳腺超声图像中的特征信息无法被肉眼所识别；基于乳腺癌向周围组织浸润生长的疾病特性，其超声图像表现为病灶边界不清，呈"毛刺状""蟹足状"，难以精准分析。因此，对乳腺病灶的分割需要更准确、更便捷的方法。

基于人工智能的图像分割技术为乳腺病灶分割提供了新的策略。目前，已有多种分割算法被应用于乳腺病灶超声图像分割中，包括直方图阈值法、分水岭法、聚类算法、活动轮廓模型及水平集算法等[188]。然而，这些传统分割方法仍存在各种局限性，如早期研究中使用分水岭算法（利用边缘和密度信息）、灰度切片法（利用形态信息）等基于强度阈值的方法对可疑的乳腺病灶图像进行分割[189, 190]，但该方法对乳腺病灶的检出仍存在一定假阳性可能，尤其是内部呈高回声的病灶容易出现检测错误；存在回声衰减的病灶则可能会被过度分割。此外，传统分割方法往往需要医师首先进行手工标记，工作量较大的同时，仍无法避免不同观察者间的差异性。随着技术的不断进步，一些半自动/全自动分割方法（如种子区域生长法、灰度二值化阈值法等）有助于更加快速、准确地获得良好的分割结果。

　　分割技术的临床价值之一在于病变边界的精准检测。传统手持式乳腺超声需要对整个乳腺进行全面、反复扫查，才能确定乳腺肿物的位置，而具备分割功能的 CAD 系统可有效减少乳腺病灶扫查及定位的耗时，如三星公司自主研发的 S-Detect，就是一款以 2013版 BI-RADS 为标准所建立的、基于深度学习技术的全自动乳腺超声图像辅助诊断人工智能软件，可在二维灰阶图像上自动检测、定位乳腺病灶，描绘 ROI 轮廓并分析区域内的超声特征，从而快速产生分类诊断结果[191]（图 3-5-1）。

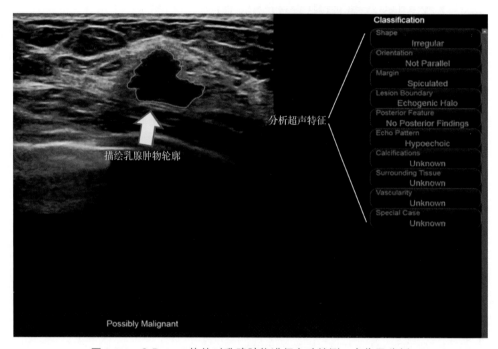

图 3-5-1　S-Detect 软件对乳腺肿物进行自动检测、定位及分析

[来 源：Kim K，Song MK，Kim EK，et al，2017. Clinical application of S-Detect to breast masses on ultrasonography：a study evaluating the diagnostic performance and agreement with a dedicated breast radiologist. Ultrasonography，36（1）：3-9]

　　随着三维超声成像技术的发展，以自动乳腺全容积成像（ABVS）及自动乳腺超声成像系统（automated breast ultrasound system，ABUS）为代表的乳腺三维成像技术以其特有的自动扫查方式及冠状面成像模式，有效提高了乳腺超声诊断的全面性、可重复性及客观性。基于三维乳腺超声成像的图像分割技术，实现了真正意义上的乳腺病灶"全自动检测"。例如，Moon 等[192] 应用斑点检测方法，改善了传统强度阈值分割法对 ABUS 病灶分割的局限性，对于病灶内外区域对比度低、存在回声衰减的乳腺病灶具有较好的分割效能。在此基础上，他们成功研发了首款基于多尺度斑点检测的 ABUS 乳腺病灶分割 CAD 系统，并应用斑点、内部回声和形态学特征构建逻辑回归模型，以评估乳腺病变的恶性可能。2014 年，Lo 等[193] 在冠状面识别的基础上，联合纵切面、横切面三切面信息，采用模糊 c-均值聚类方法从 ABUS 图像中检测、定位病灶，并基于回声强度、形态、位置和大小等特征，通过逻辑回归模型对可疑乳腺病灶进行分类诊断（图 3-5-2）。

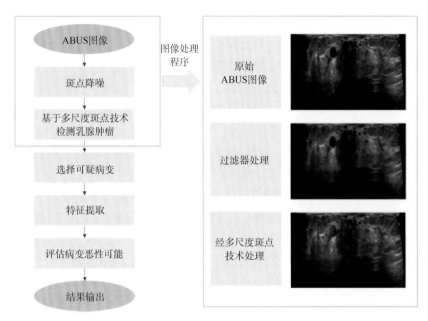

图 3-5-2　基于多尺度斑点技术分割乳腺肿瘤的 CAD 系统流程图

[来源：Moon WK，Shen YW，Bae MS，et al. 2013. Computer-aided tumor detection based on multi-scale blob detect ion algorithm in automated breast ultrasound images. IEEE Trans Med Imaging，32（7）：1191-1200]

除了改善分割方法外，另一种优化乳腺分割的思路是采用区分结构识别进行精细化分割，如在最新研究中采用卷积神经网络将三维乳腺超声图像分割为皮肤、纤维腺组织、病灶及脂肪组织，并对这些区域进行单独分割，可有效提高分割效能[194]。

（二）乳腺病灶超声图像特征与临床应用

自 20 世纪 80 年代起，人工智能就开始在乳腺超声诊断领域崭露头角。其中，提取超声图像特征是最基本的步骤。以下将从不同超声成像模式及技术的角度，分析目前应用于乳腺超声诊断的特征。

1. 基于乳腺二维超声图像的特征

（1）形态学特征：二维超声是超声评估乳腺良恶性最常用的方法，其常用特征包括肿块大小、位置、形状、边缘、后方回声、有无内部钙化、有无淋巴结转移等。二维超声图像上，良性肿块的共性表现为边界清晰、形态规则及内部回声均匀等。恶性肿块的共性特征为形态不规则、边缘部分 / 全部不清晰、内部回声不均匀等。除了共性外，不同病理性质的乳腺癌在形态学特征方面也存在个性。乳腺癌病理类型繁多，WHO 将其分为 20 余种，临床上以浸润性癌最为多见，占乳腺癌总数的 85%，其中又以浸润性导管癌、浸润性小叶癌和髓样癌多见。浸润性导管癌在影像学上形态变化最多样，由于肿瘤呈浸润性生长，其内部生长速度不一致，表现为肿瘤边缘出现浸润、毛刺或小分叶等恶性形态征象，伴有导管原位癌成分的浸润性导管癌常合并内部强回声钙化。浸润性小叶癌由于癌细胞较小，细胞间黏附力差，多在纤维间质中散在或呈单行线状分布，故在疾病早期常无明显肿块出现，仅表现为局部乳腺组织结构扭曲，较少合并微小钙化。不同种类乳腺癌的形态学表现异质性，是乳腺超声结合特征分析的基础。

应用形态学特征进行分析的优点在于：①形态特征的范围较广，是超声图像人工解读的通用特征；②形态特征相对直观，不容易受到噪声的干扰；③形态特征受超声参数设置的影响较小，具有较强的普适性；④乳腺癌形态学特征与病理类型存在较密切的相关性。传统机器学习方法常采用基于二维灰阶图像提取病灶形态、纹理、位置及方向等信息来描述乳腺肿瘤特征[195]。有研究发现，尽管使用的机器学习方法不同，乳腺病灶边缘情况及生长方向几乎是公认的最佳形态学诊断特征[196]。

乳腺病灶形态学特征与生物标志物的相关性分析也是近年来的研究热点。乳腺癌是一类高度异质性的肿瘤，即使组织形态学相同，其分子表达也可能并不一致。随着乳腺癌个体化治疗的发展，乳腺癌各分子分型的划分对治疗方案的选择具有重要参考价值。肿瘤分子生物学因素决定了其病理组织学改变，而病理组织改变是影像学表现的基础，故乳腺癌影像学表现与分子生物学之间存在一定的相关性。依据肿瘤影像学的不同表现可判断其受体的表达及分子分型，指导乳腺癌的临床诊断、治疗及预后评估[197]。

乳腺肿瘤的声像图特征与其免疫组化标志物具有不同程度的相关性，有研究表明，肿瘤的大小和 Ki-67 阳性表达呈显著正相关，与雌激素受体（ER）阳性表达呈极显著负相关；肿瘤淋巴结转移与 Ki-67 阳性表达呈正相关，与孕激素受体（PR）阳性表达呈显著负相关[198]。国内学者张晓晓等[199]认为人表皮生长因子受体 2（human epidermal growth factor receptor 2，HER2）过表达型乳腺癌微钙化率较其他类型乳腺癌更高；三阴型乳腺癌超声图像多表现为边界清晰、边缘光滑，后方回声多增强，微钙化少见[200]。乳腺癌研究的一个重要领域是了解肿瘤的宏观表现与其肿瘤微环境之间的关系。这些关系可以尝试从临床乳腺图像和风险、预后或治疗反应的生物学指标中探索[201]。复旦大学附属肿瘤医院常才团队对乳腺癌超声图像特征进行回顾性分析[202]，使用影像学特征成功地预测了浸润性乳腺癌的激素受体表达情况，提出超声影像组学定量特征分析可降低传统超声影像的主观性，对提高超声对乳腺癌的精准诊断及生物学行为预测具有较好的临床价值；Flores 等[203] 的研究结果同样证实了这点。尽管如此，由于缺乏组织内部变化信息，仅使用形态学特征仍难以实现乳腺肿瘤的准确评估。

（2）纹理特征：具有良好的抗噪能力，是解决异质性和复杂空间分布问题的有效方法，被广泛用于对各种图像的识别、分割及分类。纹理特征主要用来解释内部回声模式和组织结构组成，为保证特征的真实性，一般从原始图像或预处理后的图像中获得[204]。通常，图像纹理描述的是诸如灰度值、亮度、颜色、大小、频率、粗糙度和规律性等因素的分布。由于不同性质的乳腺病灶在病理、超声图像上存在纹理特征的差异，通过纹理分析可以实现较肉眼评估更为精准的乳腺病灶诊断，如 Hsu 等[205] 将基于灰度共生矩阵（gray level co-occurrence matrix，GLCM）获取估计纹理特征并结合形态特征和参数成像特征的方法应用于良性纤维腺瘤的识别及诊断，证实了该系统具有良好的应用效能（AUC 为 0.96）；陈达人等[206] 进行了纹理特征提取，并使用主成分分析缩小特征尺寸，提高了乳腺良恶性肿瘤的平均诊断准确率（平均为 92.5%）。

然而，基于纹理特征的乳腺病灶超声图像分析也存在一定的局限性。首先，纹理分析只注重局部特征的分析和提取，不能兼顾整体图像特征，且该方法是对排列特征的描述，不能反映图像中物体的本质属性[207]。其次，该方法对数据的真实性要求较高，而仪器上或影像系统中导出的图像数据往往经过各种调节及处理，难以获得真实的纹理信息。最后，纹理分析还高度依赖于超声仪器设置和检查者的操作，稳定性和鲁棒性难以保证。为优化纹理分析在乳腺癌评估中的应用，有研究提出将 7 个形态特征和 25 个纹理特征进行结合的分析方法，结果表明形态 - 纹理的组合特征能更加有效地诊断乳腺癌[208]。可见，各类基于二维乳腺超声图像的特征能够在诊断中起到相应作用，而通过对各类特征的组合应用能够进一步提高乳腺超声图像分析的准确性。

（3）原始超声信号：当超声波在介质中传播时，遇到两种具有不同声阻抗的介质所形成的界面，若界面大于超声波波长则产生反射，若界面小于超声波波长则产生散射。散射是多重方向性的，朝向探头的散射即为背向散射。背向散射信号与组织中散射体的大小、密度及排列等性质有关。通过对背向散射信号的检测、量化，可识别正常与异常组织，进而实现诊断和分析。原始超声数据中，超声射频（radio-frequency，RF）的背向散射信号可以很好地描述肿瘤分类的组织特性。超声背向散射信号具有明显的随机性，利用适当的统计分布对其概率密度函数进行建模，有助于解释由散射体性质决定的背向散射行为。常应用于超声图像的射频超声背向散射信号包括 Nakagami 参数和原始超声射频回波信号（RF信号）。由于 Nakagami 参数可以有效量化医学超声中遇到的所有背向散射条件，其常被用作描述具有不同统计量的原始超声数据的通用模型。Nakagami 参数已被证明具有鉴别良恶性乳腺肿物的能力[209-211]。而原始超声 RF 信号包含最全面、丰富的灰阶图像信息，是传统灰阶图像在忽略了频率信息和相位信息的基础下，由超声射频信号转换得到的。采用未经处理的原始超声 RF 信号对乳腺肿物进行分析研究，可以充分利用 RF 信号中的幅度、频率和相位信息，实现乳腺组织微结构病变特征的准确描述[212]。有研究通过结合二维超声图像的形态、纹理及 Nakagami 参数特征对乳腺肿瘤进行分析，结果表明结合三类特征的超声组织表征可为乳腺肿瘤诊断提供更为丰富的信息[205]。

2. 基于乳腺超声弹性图像的特征 在乳腺组织炎症和肿瘤发展等病理过程中伴随着组织硬度的变化，而通过超声弹性成像可以识别组织的硬度差异，并通过彩色编码实现硬度特征的可视化。由于恶性病变内部蕴含较多的结缔组织，细胞高度集中，因此恶性病变组织的硬度往往高于良性病变。根据弹性成像的原理不同，可将其分为应变弹性成像（strain elastography，SE）、压迫式弹性成像、声辐射力脉冲（acoustic radiation force impulse，ARFI）弹性成像及剪切波弹性成像（shear wave elastography，SWE）等。然而，超声弹性图像的诊断性能很大程度上受检查者的主观性影响，而相关定量分析需要人为指定 ROI，其结果易受观察者变异的影响。人工智能技术将为解决上述问题提供一种有效的工具。

从超声弹性图像中提取的主要特征如下：①平均组织弹性、截面刚度比和标准化最小距离；②平均弹性模量、最大弹性模量、标准差、硬度和弹性比；③面积差异、周长差异、轮廓差异、坚固度、宽高比差异和纹理特征（标准差、能量、熵、相异性、同质性和对比度）等[213]。采用不同的弹性特征对乳腺肿物进行定性或定量分析是目前乳腺弹性超声结合人工智能的主要模式，如 Moon[214] 等通过预先在乳腺肿物边缘设定 ROI，研发基于六大弹性特征值（平均色调直方图值、偏度、峰度、差异直方图变化、边缘密度和运行长度）的乳腺肿物分类诊断系统，并分别采用弹性图像视觉评估、基于 B 型超声图像的 BI-RADS 分类标准进行对比验证。结果表明基于弹性特征的系统，其诊断效能（AUC 为 0.89）

显著高于超声医师弹性图像视觉评估（AUC 为 0.81）及 BI-RADS 分类标准（AUC 为 0.76）。

近年来，越来越多的研究开始关注对乳腺病变周围边缘硬度的精确评估。恶性肿瘤浸润具有导致周围组织反应性增生的生物学特征，致使恶性病变的边缘硬度增高，对病灶边缘硬度的评估有助于分析肿瘤浸润程度。中国科学院深圳先进技术研究院肖杨[215] 提出对肿瘤周围区域弹性特征的检测有助于乳腺良恶性鉴别诊断，并研发了一种基于 2D-SWE 的乳腺 CAD 系统，该系统从肿瘤和肿瘤周围区域的彩色弹性图像中获取 10 个定量特征（包括弹性模量平均值、最大值和标准差、硬度和弹性比等），并采用支持向量机分类器将这些特征进行组合，实现良恶性乳腺肿物的高效分类。后续，为解决由肿瘤边缘宽度选择的主观性对弹性测值的影响，该团队对上述系统进行进一步改良，通过对乳腺病灶边界的初始化、二元小波变换能量场变形及纳入多角度多方位的图像特征，有效提高了识别及分类的精度[216]。

由于应变弹性成像（SE）本身存在难以定量、准确性不佳、极度依赖操作者经验等局限性，与 SWE 相比，近年来相关研究较少。Marcomini 等[213] 基于 SE 的局限性，研发了智能优化辅助诊断系统（图 3-5-3），该系对 SE 图像上的颜色差异进行定量信息提取，将病变硬度信息分为硬区域（红色区域）及软区域（其他颜色区域）；此外，该系统还提供病变硬度的百分比值范围（0% 对应良性，100% 对应恶性），以降低超声医师的诊断主观性。此外，肖杨团队[217] 研发了一款基于 SE 的 CAD 系统（图 3-5-4），该系统通过评估四个可量化弹性成像特征（弹性评分、病变硬度、病变 - 脂肪应变比和弹性成像 -B 模式病变面积比）来区分良、恶性乳腺病变，结果表明结合 SE 特征的逻辑回归模型显著提高了诊断性能（AUC，0.988 vs 0.921）及诊断特异度（95.2% vs 54.5%）。

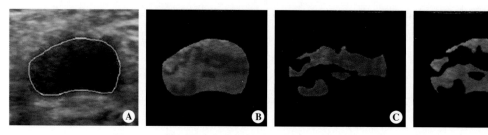

图 3-5-3　基于超声应变弹性成像（SE）的乳腺结节 CAD 系统

A. 二维图像上提取肿瘤区域轮廓。B. 将该轮廓同步应用于 SE 图像。C. 提取 ROI 内红色区域像素值。D. 提取除红色区域外其他区域的像素值，并进行对比分析；该结节的硬度百分比为 44%

[来源：Marcomini KD，Fleury EFC，Oliveira VM，et al，2018. Evaluation of a computer-aided diagnosis system in the classification of lesions in breast strain elastography imaging. Bioengineering（Basel），5（3）：62]

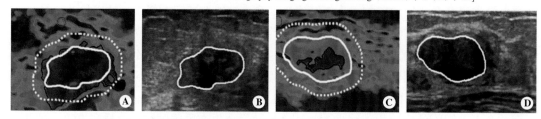

图 3-5-4　基于量化弹性成像特征的良、恶性乳腺病灶辅助诊断系统

A. 乳腺侵袭性导管癌（BI-RADS 4c 类）弹性成像图；B. 图 A 对应二维声像图；C. 乳腺纤维腺瘤（BI-RADS 3 类）弹性成像图（病灶区域及周边区域）；D. 图 C 对应二维声像图。实线区域为病灶，虚线区域为病灶周围区域

[来源：Xiao Y，Zeng J，Zhang X，et al，2017. Ultrasound strain elastography for breast lesions：Computer-aided evaluation with quantifiable elastographic features. J Ultrasound Med，36（6）：1089-1100]

3. 基于三维乳腺超声图像的特征 无论是病灶还是正常组织，均属于空间立体结构，基于二维图像的超声特征仅能体现出病灶某个切面的情况，难以表征出 ROI 的整体信息。随着三维超声技术的发展，乳腺三维超声特征的提取可有效弥补上述局限性，如 Moon 等[218]使用水平集分割方法对 3D 乳腺肿瘤轮廓进行分割，在分割的基础上实现纹理特征、形状特征及椭圆拟合 3D 特征提取，并采用逻辑回归模型实现良、恶性乳腺肿瘤的分类诊断（图 3-5-5），该研究还证实了通过结合 3D 椭圆拟合特征和形状特征，可实现乳腺癌的最优诊断效能。

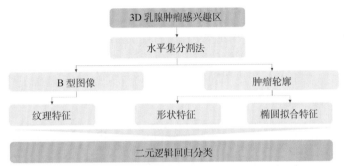

图 3-5-5 基于 3D 乳腺超声图像构建良、恶性病灶分类诊断模型流程图

[来源：Moon WK，Shen YW，Huang CS，et al，2011. Computer-aided diagnosis for the classification of breast masses in automated whole breast ultrasound images. Ultrasound Med Biol，37（4）：539-548]

自动乳腺超声成像系统（ABUS）是由 GE 医疗研发的一款乳腺三维成像及乳腺癌筛查系统，采用标准全容积自动扫描、三维重建等技术，实现乳腺三维超声扫查标准化。在 ABUS 特征性诊断切面——冠状面上检测病灶的"毛刺状"表现是诊断乳腺恶性肿瘤的有力证据。基于此，Tan 等[219]研发了基于 ABUS 的 CAD 系统（图 3-5-6），实现了高质量乳房冠状切面的数据特征获取；量化乳腺肿瘤"毛刺状"特征，并将其与纹理信息、病灶内部回声、形状、后方回声和边缘等特征进行组合及对比分析。其研究结果表明，该系统具有与高年资超声医师相当的诊断能力。此外，2018 年，Chiang 等[220]共收集了 230 例乳腺肿瘤患者的超声图像，联合三维卷积神经网络与 ABVS 以诊断可疑病灶的良恶性，获得了多个连续帧的运动信息。该模型由于从空间和时间两个维度同时提取特征，具有较高的敏感度和较弱的特异度。相对于既往采用二维卷积神经网络分析单幅的乳腺超声图像，这种将多模态超声与人工智能技术联合应用的方法，为后续研究提供了新思路。

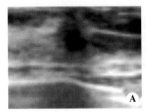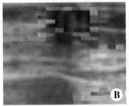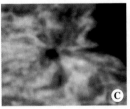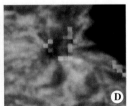

图 3-5-6 基于 ABUS 乳腺超声图像处理及分析

A. 乳腺病灶横切面；B. 横切面的彩色叠加图像；C. 乳腺病灶冠状切面；D. 冠状切面的彩色叠加图像。彩色叠加处表示具有边缘毛刺状特征的乳腺病变区域。蓝色：该区域的毛刺特征占比较小；红色：该区域的毛刺特征占比较大

[来源：Tan T，Platel B，Huisman H，et al，2012. Computer-aided lesion diagnosis in automated 3-D breast ultrasound using coronal spiculation. IEEE Trans Med Imaging，31（5）：1034-1042]

4. 基于三维能量多普勒超声图像的特征　肿瘤血管为肿瘤组织提供营养，维持肿瘤的生存能力，而侵袭性乳腺肿瘤的生长与肿瘤血管生成程度密切相关。从病理角度分析，肿瘤组织通过新生血管与现有的血管系统建立联系，从而增强肿瘤细胞的转移扩散；血管丰富程度在良、恶性病灶间存在显著差异；乳腺癌为富血供型肿瘤，分析乳腺肿瘤血管的形态、数量及分布对乳腺癌的诊断具有重要意义。

三维能量多普勒超声（three-dimensional power Doppler ultrasound，3D-PDUS）是在空间维度检测乳腺肿瘤血管的重要方法，研究表明，与良性乳腺病灶相比，恶性肿瘤脉管系统高度紊乱、曲折和扩张，并伴有血管径线不均匀、血管分支杂乱。2006 年，Chang 等[221]提出了一种从 3D-PDUS 图像中获取血管形态特征的方法（图 3-5-7），采用三维细化算法将血管收缩成骨架结构，并提取血管体积比、血管树数、血管分叉数、半径均值及 3 种扭曲度（距离度量、拐点计数度量及角度度量）共 7 个特征，在此基础上构建神经网络模型以实现乳腺肿瘤的分类诊断。

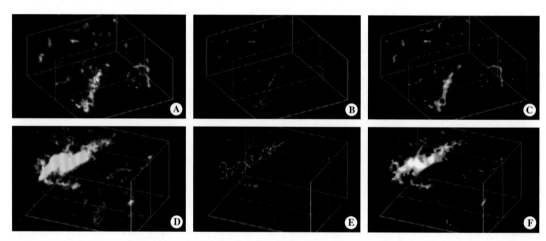

图 3-5-7　基于 3D-PDUS 的乳腺肿瘤血管空间立体评估

A. 乳腺纤维腺瘤（良性）的 3D-PDUS 原始图像；B. 图 A 三维细化算法处理后的图像；C. 图 B 3D 重建后的图像，显示血管走行较平直；D. 乳腺癌（恶性）的 3D-PDUS 原始图像；E. 图 D 三维细化算法处理后的图像；F. 图 E 3D 重建后的图像，显示血管较曲折、扩张，分支杂乱

[来源：Chang RF，Huang SF，Moon WK，et al，2006. Computer algorithm for analysing breast tumor angiogenesis using 3-D power Doppler ultrasound. Ultrasound Med Biol，32（10）：1499-1508]

5. 乳腺多模态成像特征　随着医疗信息数据的急剧增长，新的诊断方法不断涌现，单一的成像技术已难以实现疾病诊断的完整性及精确性，多模态成像逐渐成为研究热点。多模态成像是指将两个及以上不同模态的成像信息进行有机融合，以获得对目标更为精准、全面、可靠的图像表达，为医学研究提供更为丰富的诊断信息。

在乳腺超声诊断中，通过多模态成像及特征组合，可以提高对乳腺癌的识别与诊断能力，如 Moon 等[222]采用基于 SWE 特征（平均组织弹性、截面刚度比和分组硬化像素归一化最小距离）和 B 型超声特征（形态学特征和纹理特征）构建双模态乳腺病灶分类诊断系统，结果表明双模态组合特征的诊断性能显著高于单一模态（图 3-5-8）。另有研究构建了基于 3D 灰阶超声图像及 3D 弹性图像特征的双模态分类诊断模型（图 3-5-9），结果表明结合形状、椭圆拟合和弹性成像特征的组合特征具有最佳的诊断性能（AUC 为 0.987）[223]。

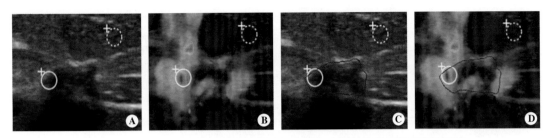

图 3-5-8　基于形态学和纹理的双模态组合特征分析浸润性导管癌弹性图像

A. 原始二维超声图像；B. SWE 图像；C. 肿瘤轮廓重叠于 B 型图像；D. 肿瘤轮廓重叠于 SWE 图像

（来源：Moon WK，Huang YS，Lee YW，et al，2017. Computer-aided tumor diagnosis using shear wave breast elastography.

Ultrasonics，78：125-133）

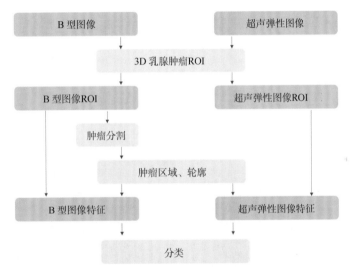

图 3-5-9　基于 3D 灰阶超声图像及 3D 弹性图像特征的双模态分类诊断模型流程图

（来源：Huang YS，Takada E，Konno S，et al，2018. Computer-aided tumor diagnosis in 3D breast elastography. Comput Methods

Programs Biomed，153：201-209）

　　剪切波弹性成像（SWE）可提供二维灰阶及弹性成像双模态可视化图像，然而现有研究多数只针对弹性图像进行分析。对此，Zhang 等[224]构建了一个基于 SWE 及二维灰阶超声图像的双模态乳腺深度学习分类诊断框架——深度多项式网络（deep polynomial network，DPN）（图 3-5-10）。该框架利用反应扩散水平集模型与基于 Gabor 的各向异性扩散算法相结合的方法实现图像分割，提取两种模态中的形态特征和纹理特征，并构建乳腺良恶性肿瘤深度神经网络分类模型。交叉验证结果表明，基于双模态特征的网络模型 AUC 为 0.961，具有高效实现乳腺肿瘤分类的潜力。

　　在乳腺肿瘤血管多模态分析方面，2012 年，Liu 等[225]使用基于颜色聚合向量的速度向量法对乳腺癌多普勒成像的血流信号进行分析，并提取多个光谱特征，结果表明联合二维超声特征和彩色多普勒特征可提高 CAD 良恶性乳腺肿瘤分类的准确性。另有研究基于乳腺二维灰阶图像及 3D-PDUS，采用水平集法和血管骨架三维细化算法实现乳腺肿瘤

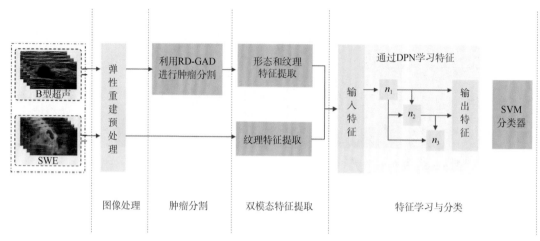

图 3-5-10　基于 SWE 及二维灰阶超声图像的双模态乳腺分类诊断框架

（来源：Zhang Q，Song S，Xiao Y，et al，2019. Dual-mode artificially-intelligent diagnosis of breast tumours in shear-wave elastography and B-mode ultrasound using deep polynomial networks.Med Eng Phys，64：1-6）

边缘分割，并从中提取 20 个灰阶图像特征及 15 个肿瘤血管特征构成组合特征参数（图 3-5-11），通过特征互补提高了对乳腺病灶的诊断性能（AUC 为 0.91）[226]。

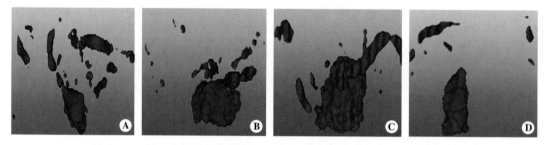

图 3-5-11　基于二维灰阶图像及 3D-PDUS 组合特征的乳腺肿瘤分类诊断

A. 乳腺浸润性导管癌；B. 乳腺纤维囊性变；C. 乳腺导管内乳头状癌；D. 乳腺导管原位癌

[来源：Lai YC，Huang YS，Wang DW，et al，2013. Computer-aided diagnosis for 3-d power Doppler breast ultrasound. Ultrasound Med Biol，39（4）：555-567]

（三）人工智能应用于乳腺疾病分类诊断

1. 结合 BI-RADS 分类诊断系统的 CAD　1992 年，美国放射学会联合多家学术机构联合制定了"乳腺影像学报告及数据系统"（breast imaging reporting and data system，BI-RADS），并于 2003 年的修订版中增加了乳腺超声分类规范。超声 BI-RADS 通过描述乳腺肿瘤的形状、方向、边缘、内部回声和后方声影等特征，将乳腺病灶分为 0 ～ 6 类，恶性程度依次提升。

然而，BI-RADS 分类的实际应用仍存在一定的局限性。尽管 BI-RADS 对乳腺病灶的评估进行了详细的规范，但因需要超声医师读图后主观评估，仍无法避免不同经验水平的医师在使用 BI-RADS 分类进行诊断时的主观差异性。此外，BI-RADS 分类尚存在一定的假阳性率，将导致不必要的穿刺活检。为此，有研究提出一种基于超声图像的病灶分类标准化方法，以进一步提高 BI-RADS 分类的客观性及准确性[227]。该方法将每张乳腺超声图像上的元素细分为 5 个不同类别，即 0 类：BI-RADS 2 类；1 类：BI-RADS 3 类；2 类：BI-RADS 4/5/6 类；3 类：正常组织（NT）；4 类：图像元数据（即非超声图像信息，如仪器 logo、体表标记等）（图 3-5-12A）。分别针对这 5 类图像的识别及分类构建 DCNN 模型（图 3-5-12B），如 DCNN 模型 1 的作用是区分 4 类元数据及其他类别，而 DCNN 模型 2 的作用是区分病变区域及其他区域，以此类推。该系统可有效增加输出结果的可解释性，实现乳腺病变的全自动、标准化分类。

此外，由于在乳腺占位性病变中，良性病例占比多于恶性病例，导致良恶性组间的数据分布失衡。为此，Rodriguez-Cristerna 等[228]的研究以 BI-RADS 分类为标准，将入组的乳腺病灶分为良性 A（BI-RADS 2 类）、良性 B（BI-RADS 3/4 类）及恶性（BI-RADS 4/5 类）3 类。通过调整分类类数，这种分类方式在不降低特异度的情况下，提高了对少数类别的分类性能及敏感度。可以说，同作为辅助诊断方法，CAD 与 BI-RADS 并不是"竞争关系"，相反，二者可实现互补，CAD 的应用一定程度上提高了乳腺 BI-RADS 分类系统的客观性及准确性。

2. 人工智能辅助乳腺癌诊断及分级

（1）乳腺癌的辅助检测：超声在乳腺癌检测、引导活检和乳腺癌淋巴结转移的评估中具有重要作用。影响诊断准确性的因素主要为图像质量及超声医师的主观因素。随着医学图像处理技术的快速发展，结合了人工智能技术的方法能在一定程度上解决上述问题，有效提高对部分交界性病灶的诊断效能。此类乳腺癌及相应采用的 CAD 方法具体如下。

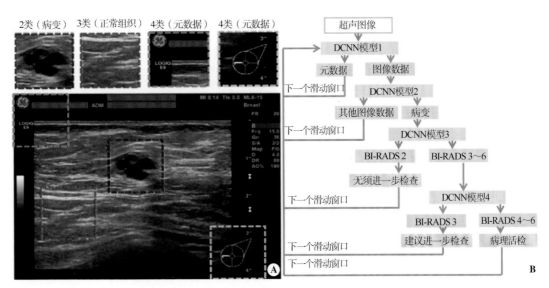

图 3-5-12　基于 DCNN 的乳腺超声图像分类诊断系统

A. 该系统将一幅完整的乳腺超声图像划分为多个区域，并对每个区域的内部元素进行分类；B. 该系统的运作流程图

（来源：Rodríguez-Cristerna A，Gómez-Flores W，de Albuquerque Pereira WC，2018. A computer-aided diagnosis system for breast ultrasound based on weighted BI-RADS classes. Comput Methods Programs Biomed，153：33-40）

1）以微钙化为特征的乳腺癌：微钙化已被证实是乳腺癌的显著预测因子。有部分乳

腺癌在超声图像上仅表现为微钙化，而无局部区域肿物占位感；此外，除了病灶区域内的微钙化，病灶区域外的微钙化也可能提示肿瘤的发生。然而，超声检测微钙化的敏感度却显著低于乳腺钼靶。为了改善二维超声图像对微钙化的显示效能，有研究采用自适应斑点过滤器，强化对乳腺病灶超声图像上微钙化的检测，结果证实这种方法有助于提高以微钙化为特征的乳腺癌检出率（准确率可达 80.3%）[229]。

2）三阴性乳腺癌（triple negative breast cancer，TNBC）：是一种侵袭性恶性乳腺癌，指肿瘤的雌激素受体、孕激素受体及人表皮生长因子受体 HER2 均为阴性，这一方面不利于快速明确诊断，另一方面此类乳腺癌对化疗及内分泌治疗的效果不敏感。在超声图像上，三阴性乳腺癌可表现为圆形或椭圆形，肿瘤边界清晰且周边回声增强，这种声像往往容易与乳腺纤维腺瘤混淆。为此，有研究采用特异性形态特征及纹理特征构建 CAD 系统的方法，从超声图像上区分三阴性乳腺癌与乳腺纤维腺瘤，结果表明，基于形态、纹理组合特征的CAD 较单一特征具有更好的分类诊断效能，其 ROC 曲线下面积可达 0.9702[230]。

3）隐匿性乳腺癌：此类肿瘤往往以腋窝淋巴结转移癌为主要表现，而临床查体、钼靶及超声检查均未发现乳腺内的原发病灶。钼靶评为 BI-RADS 1 ～ 2 类、具备致密性乳腺腺体组织特性的隐匿性乳腺癌，在超声检查中难以被发现。应用 k 均值无监督聚类结合种子生长及灰度阈值法构建 CAD 以实现分类诊断，结果表明该 CAD 的假阳性检出率在临床接受范围内[231]。

4）乳腺叶状肿瘤：在超声形态表现上，乳腺叶状肿瘤与乳腺纤维瘤不易鉴别，容易误诊。为此，有研究采用深度学习的方式，辅助超声对乳腺叶状肿瘤与纤维腺瘤的鉴别诊断，结果表明，采用深度学习方法，可有效提高二者鉴别诊断的特异度和阴性预测值，一定程度上减少不必要的穿刺活检[232]。

根据乳腺癌分子异质性的特点，乳腺癌可分为 4 种分子亚型：luminal-a、luminal-b、HER2 和三阴性亚型。在临床工作上，需要对不同类型的乳腺癌进行针对性的治疗，但乳腺癌的分子亚型结果都是基于病理等有创操作所获取的。有一种研究观点认为：乳腺癌分子亚型与超声特征具有一定相关性，然而如何明确这种相关性，提高不同分子亚型的乳腺癌超声特征识别效能是关键。为此，Zhang 等[233] 收集了 1000 例乳腺癌患者的超声图像、临床特征和免疫组化结果，使用重采样技术获取多个特征集，通过综合决策树方法构建每个乳腺癌亚型的超声特征决策模型（图 3-5-13），如基于病灶周边声晕、后方声影的luminal-a 亚型的决策模型，基于无声晕和富血供的特点的 luminal-b 亚型及基于后方回声增强、钙化、富血供和高龄特征的 HER2 亚型等。其中，三阴性亚型可分为两种：一种基于不规则分叶形状，无钙化和乏血供特征；另一种基于椭圆形、乏血供和微分叶特征。上述研究将不同分子亚型与超声特征进行了良好关联，可依据超声图像特征无创地实现乳腺癌亚型分型。

因计算机医学影像辅助诊断技术在检测、分类乳腺病灶的优越性，近年来，研究人员逐步研发出全自动乳腺癌 CAD 软件，通过快速完成"识别乳腺肿物、分析乳腺肿物性质及输出临床建议"的流程，辅助乳腺病灶的高效、准确诊断。也有研究在此基础上进行针对性调整，如 Qi 等[234] 基于乳腺恶性病灶的实性表现，在识别肿物后首先分析其是否为实

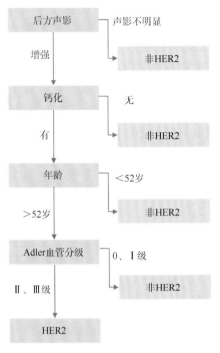

后方声影 —— 声影不明显 → 非HER2

增强

钙化 —— 无 → 非HER2

有

年龄 —— <52岁 → 非HER2

>52岁

Adler血管分级 —— 0、Ⅰ级 → 非HER2

Ⅱ、Ⅲ级

HER2

HER2亚型乳腺癌超声特征决策树
模型原理图

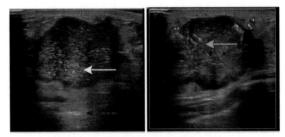

HER2亚型乳腺癌二维和多普勒超声图像

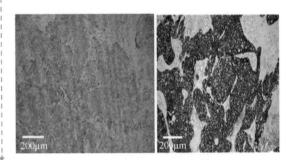

HER2亚型乳腺癌免疫组化图像
（深棕色染色细胞为HER2乳腺癌细胞）

图 3-5-13　利用综合决策树方法构建基于超声特征的乳腺癌亚型分类模型

（来源：Zhang L，Li J，Xiao Y，et al，2015. Identifying ultrasound and clinical features of breast cancer molecular subtypes by ensemble decision. Scientific Reports，5：11085）

性病灶，以提高分类诊断的准确性；而另一项研究则进一步应用卷积神经网络，在良恶性分类的基础上，实现基于超声图像的病理分类，将结果由良、恶性二分类细分为浸润性乳腺癌、非浸润性乳腺癌、乳腺纤维瘤及囊性病变四分类，证实 CAD 技术既可提高恶性肿瘤诊断效能，也具备区分病理学分类的潜在可行性[235]。

（2）乳腺癌的肿瘤组织学分级：除了诊断肿瘤的检出及良恶性分类诊断外，提高对乳腺癌肿瘤组织学分级的准确性也有助于患者的预后评估。肿瘤组织学分级是癌细胞和正常细胞之间的分化量度，通常是基于显微镜下组织和细胞形态进行评估。一般而言，高级别恶性病变比低级别恶性病变更具浸润性。因此，实现肿瘤组织学分级的快速、准确、非侵入性评估，对确定临床决策方案至关重要。然而，该分级属于侵入性检查，且具有主观性强和耗时长等局限。为此，Chen 等[236] 研发了基于超声图像区分乳腺肿瘤组织学分级的CAD 系统，通过量化分析乳腺三维超声图像病灶区域的纹理、形态、椭圆拟合和后方声影等特征，表征乳腺肿瘤；进一步采用相关特征构建支持向量机分类诊断模型，将乳腺肿瘤划分为低级别和高级别。结果表明，该 CAD 系统的诊断准确度、敏感度、特异度分别可达85.14%、79.31% 及 86.55%，具有较好的分级效能。

3. 乳腺超声扫查追踪系统　传统手持式超声检查（handheld ultrasonography，HHUS）在乳腺疾病的筛查及检测中存在操作者主观性强的局限；尽管已有明确指南规定了乳腺超声的规范化扫查方式，但乳腺腺体外周区域的漏诊现象仍然无法避免。针对上述问题，Šroubek 等 [237] 研发了一款乳腺扫查范围跟踪、定位的 CAD 系统，该系统基于电磁 3D 跟踪技术，可精确定位手持探头扫查区域，从而实现扫查轨迹规划、扫查区域时长估测及遗漏扫查区域提示。该系统的硬件组成包括配备线性传感器的超声设备、电磁 3D 跟踪系统和匹配跟踪装置的电脑（图 3-5-14）。该 CAD 系统操作过程主要包括以下步骤。①预先确定参考点：乳头、乳房下缘中点和腋尾；②将参考点与传感器共同确定的投影变换用于将探头位置渲染到标准化乳房图中；③在探头的连续跟踪中，只需提示探头何时处于参考点，即可存储当前的 3D 位置；④系统自动检测超声视频输入帧中的冻结图像，将探测器位置记录为相应参考点的位置；⑤选择所有参考点后，软件切换到记录模式并开始分析输入数据。该系统可通过乳腺扫查范围追踪及 3D 可视化，提高乳腺扫查的全面性，减少漏诊的发生。

此外，人工智能与超声联合研究中，三星麦迪逊公司率先实现人工智能乳腺二维超声研究的产品转化，其推出的一系列超声仪器中均嫁接了乳腺智能识别系统 S-Detect[TM][238]。在超声医生为患者检查的过程中，医生手动选择 ROI 后，仪器可自动识别 ROI，测量 ROI 的各项数据，报告病灶形态、纵横比例、边界、内部回声、后方回声衰减情况、钙化等信息，缩短了超声医生对乳腺超声图像的诊断及出具报告的时间，也推动了乳腺超声诊断报告的标准统一化进程。

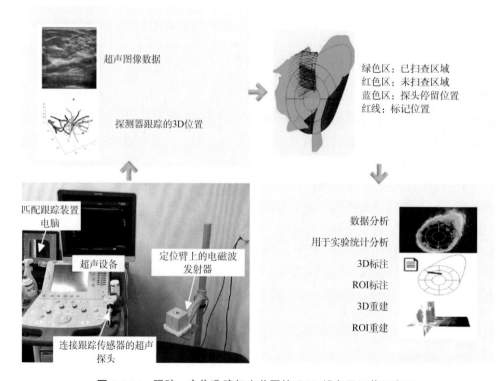

图 3-5-14　跟踪、定位乳腺扫查范围的 CAD 设备及运作示意图

[来 源：Šroubek F，Bartoš M，Schier J，et al，2019. A computer-assisted system for handheld whole-breast ultrasonography.Int J Comput Assist Radiol Surg，14（3）：509-516]

二、人工智能在甲状腺超声中的应用

甲状腺结节发病率逐年升高，成人发病率高达 70%，然而其中恶性病灶仅占约 5%。常规超声检查是诊断甲状腺疾病的重要手段，具有高敏感度，但其诊断特异度较低，尤其是对于非典型甲状腺病灶，其诊断高度依赖超声医师的临床经验和操作水平；而且，不同病理类型的甲状腺恶性结节，其超声表现、发展过程及转移途径等均存在差异，治疗方式也各不相同；此外，缺乏统一的诊断标准也是导致误诊和漏诊率较高的重要原因之一[239]。

随着对疾病进一步深入研究，超声弹性成像、超声造影及超声引导下穿刺介入等特殊检查技术被应用于甲状腺疾病诊断。尽管这些超声新技术为甲状腺疾病诊断提供了多层面的诊断信息，但因操作者主观性强、研究样本存在数量及地区差异等问题，此类技术的诊断准确性及应用价值尚存在争议，仍然需要进一步寻找精确、高效、无创的甲状腺疾病分类诊断方法。近年来，人工智能的应用在甲状腺超声图像的识别、分类及诊断中的意义日益凸显。依照人工智能的应用流程，接下来将从特征提取、图像分割及分类诊断三个方面进行阐述。

（一）甲状腺超声影像特征

不同类型的甲状腺结节图像存在不同的特征，这些特征可分为超声临床特征及非临床特征。在超声临床特征分析方面，自 2005 年美国超声放射医师学会首次提出对甲状腺结节的超声诊断及处理意见以来，多个系列的甲状腺分级指南陆续出台，以规范甲状腺超声检查，提高诊断性能。甲状腺的超声临床特征主要包括内部结构（实性、囊实性、囊性或海绵状）、形态、边缘、钙化、实质回声（高、中、低回声）、回声特性（均匀、不均匀）、有无晕环及包膜侵犯等。对于可疑恶性的甲状腺结节，较为公认的超声诊断指标包括实性结构、低回声、纵横比＞1、边缘不规则、微钙化及周围组织侵犯。

超声医师根据甲状腺结节的临床特征进行良恶性鉴别诊断，但甲状腺结节的形态及结构差异较大，仅凭超声临床特征难以实现甲状腺结节的全面分析及明确诊断。人工智能的优势在于可捕捉肉眼难以分辨的精细结构，通过图像特征的提取，提供更多的潜在诊断信息，以提高诊断精确性。这些图像特征主要包括纹理特征、血流特征、离散小波变换特征等。通过将超声临床特征及图像特征相结合的方式，可有效提高甲状腺结节的评估效能。

（二）甲状腺超声图像识别与分割

在开展人工智能技术辅助甲状腺疾病诊断前，需要对超声图像上的 ROI 进行分割，以提高后续分析的准确性。目前，甲状腺超声图像的分割主要应用于病灶区域分割及甲状腺腺体区域的分割，目的是实现病灶 / 腺体区域的精准定位及自动测量。

1. 甲状腺结节识别及分割　结节边缘的确定和分割在结节检测及良恶性诊断中起着至关重要的作用。然而，甲状腺超声原始图像具有低对比度、散斑噪声及阴影等局限性，影响图像质量，导致结节边缘显示不清。同时，因不同性质的甲状腺结节在外观、大小、与周围结构的相关性等方面存在不同差异，实现甲状腺结节的精准分割具有一定的挑战性[240]。既往有研究分别基于小波变换、纹理特征、活动轮廓、模糊聚类及水平集等算法实现甲状腺结节超声图像分割[241]，如 Ma 等[242] 提出基于 CNN 的甲状腺结节分割模型，该模型在实现对不同回声结节的精准分割的同时，降低了不同图像采集仪器对分析结果的影响（图 3-5-15）。

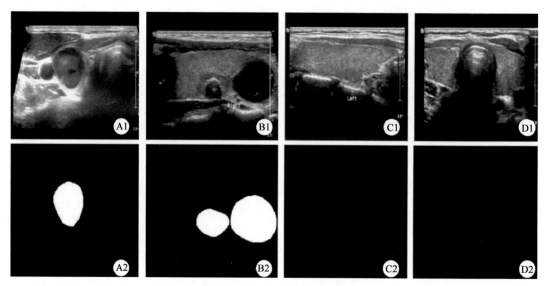

图 3-5-15　甲状腺超声图像结节分割

A1. 原始甲状腺结节超声图像；A2. 分割算法可实现结节与血管横切面的区分；B1. 原始甲状腺结节超声图像；B2. 在同一切面上，实性和囊性的结节均可识别；C1. 正常甲状腺组织；C2. 分割结果；D1. 甲状腺横切面；D2. 气管影不会被误分割为结节

[来源：Ma J，Wu F，Jiang T，et al，2017. Ultrasound image-based thyroid nodule automatic segmentation using convolutional neural networks. Int J CARS，12（11）：1895-1910]

2. 甲状腺腺体分割及容积测量　大多数甲状腺疾病如甲状腺功能亢进、甲状腺炎、甲状腺癌、单纯性甲状腺肿等均伴有甲状腺大小的改变，监测甲状腺的大小变化趋势可有效评估疾病进展及疗效。目前，临床常用二维测量甲状腺最大长径及宽径作为甲状腺大小评估的指标，但此类患者的甲状腺不仅大小存在异常，形态也会变得不规则，基于最大平面的评估方法难以反映腺体的真实大小。因此，基于三维的甲状腺腺体容积测量具有较好的临床意义，但三维容积测量需要操作者首先在多个二维切面勾画腺体边缘，再进行三维重建，存在测量评估主观性强、耗时长等局限。人工智能图像分割技术的应用，可实现甲状腺形态及其体积信息的快速自动获取，同时简化容积测量的流程，加强可重复性。

事实上，在甲状腺的分类诊断中，二维图像和三维图像各具优势。二维图像能够获得更详细的甲状腺回声及纹理特征，而三维图像对腺体的整体形态及大小评估更为精准。为此，Poudel 等[243] 尝试将三种二维超声图像分割方法，即活动轮廓、图形切割和像素分类器应用于甲状腺腺体的三维图像分割（图 3-5-16），并将分割结果与直接进行的三维图像分割进行比较。结果表明对二维图像分割后再进行三维重建，其容积测量准确性高于直接在三维图像上进行甲状腺图像分割。

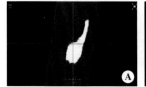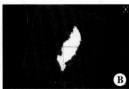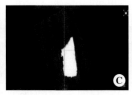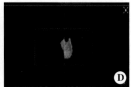

图 3-5-16　应用 CNN 模型实现甲状腺超声图像上腺体的自动分割

A ～ C. 三维甲状腺超声图像的三个平面；D. 基于三平面重建的甲状腺三维图像分割结果。红色区域：自动分割结果；白色区域：专家手动分割结果

（来源：Poudel P，Illanes A，Sheet D，et al，2018. Evaluation of commonly used algorithms for thyroid ultrasound images segmentation and improvement using machine learning approaches. J Healthc Eng，2018：8087624）

（三）人工智能辅助甲状腺疾病超声诊断

实现甲状腺超声影像特征提取及分割的目的仍然是更好地实现分类诊断。以下将就常见疾病的人工智能辅助诊断进行阐述。

1. 人工智能辅助诊断甲状腺炎　桥本甲状腺炎（Hashimoto thyroiditis，HT）是一种自身免疫性疾病，是甲状腺最常见的炎症类型，也是甲状腺功能减退最常见的原因。其主要病理特征包括甲状腺特异性自身抗体的产生、淋巴细胞浸润及甲状腺组织结构的破坏，准确诊断桥本甲状腺炎有助于更好地管理疾病过程。50% ～ 70% 的甲状腺慢性自身免疫性炎症及抗体阳性患者，实验室检查促甲状腺激素（thyroid stimulating hormone，TSH）水平均正常，这为早期诊断带来了困难，尽管细针抽吸活检可以明确诊断，但其属于侵入性检查，临床应用受限。而超声可有助于桥本甲状腺炎的无创诊断。既往研究证明，由于桥本甲状腺炎患者的甲状腺结构破坏和淋巴细胞浸润破坏，其甲状腺回声强度降低，这种低回声被认为是慢性自身免疫性甲状腺炎的一个强有力的预测指标，但这种低回声区域在超声图像上有时并不明显，尤其是仪器增益大小变化时，增益过高可能会掩盖回声减弱区域，而增益过低可能导致甲状腺回声减弱区域的漏诊。此外，在桥本甲状腺炎晚期阶段，病灶区域回声将变为高回声和低回声区域的混杂，影响分类诊断的准确性。针对上述局限性，研究人员亟须开发更客观、无创、准确的智能辅助诊断系统。

已有大量研究应用超声图像灰度分析，为桥本甲状腺炎的诊断提供较为客观的评估方法，如 Mailloux 等[244] 使用图像处理算法，将正常甲状腺和桥本甲状腺炎患者的甲状腺超声图像分割为纹理均匀的区域，并发现桥本甲状腺炎患者甲状腺图像的灰度直方图与正常图像有显著差异。Koprowski 等[245] 提出了一种利用图像纹理信息自动检测病灶区域的方法，结果表明正常甲状腺和桥本甲状腺炎患者甲状腺的平均灰度值存在显著性差异。

然而，在实际评估中，除了选择效能最佳的特征提取方法及分类器外，还需要注意超声仪器参数的规范及统一。2013 年，Acharya 等[246] 从 100 例正常甲状腺和 100 例桥本甲状腺炎的超声甲状腺图像中提取灰度图像特征（图 3-5-17），构建支持向量机分类诊断模型，具有较好的诊断效能（准确率80%，敏感度76%，特异度84%）。基于该研究存在数据量不足的局限性，Acharya 团队进一步基于平稳小波变换提取超声图像的灰度特征，并分别采用支持向量机、决策树、模糊分类器和 k 近邻评估 4 个分类器进行分类诊断模型构建[247]。然而，该研究并没有将超声采集参数设置（如频率、换能器特性、深度、图像处理设置等）对 CAD 结果的影响纳入考虑，这是其局限所在。事实上，超声仪器参数难以实现标准化，仍然是现阶段人工智能在超声医学领域应用的重要挑战之一。

此外，既往研究多集中在腺体的两种典型状态，即正常甲状腺和桥本甲状腺炎晚期阶段的甲状腺。针对桥本甲状腺炎的早期诊断，Omiotek[248] 基于 k 近邻法、线性判别分析和增强算法构建组合分类器，具有较高的灵敏度及准确性。

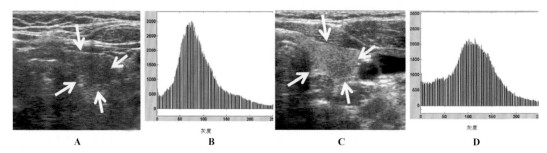

图 3-5-17　应用灰度直方图鉴别慢性甲状腺炎及正常甲状腺组织

A. 慢性甲状腺炎患者的甲状腺（左侧叶）；B. 图 A 对应的灰度直方图；C. 正常甲状腺（左侧叶）；D. 图 C 对应的灰度直方图
（与慢性甲状腺炎的甲状腺对比存在差异）。甲状腺区域如箭头所示

[来源：Acharya UR，Vinitha Sree S，Mookiah MRK，et al，2013. Diagnosis of Hashimoto's thyroiditis in ultrasound using tissue characterization and pixel classification. Proc Inst Mech Eng H，227（7）：788-798]

2. 甲状腺结节良恶性鉴别诊断　美国甲状腺协会指南推荐超声作为甲状腺结节良恶性评估的主要影像学方法。在过去的几十年中，机器学习算法已应用于开发甲状腺结节超声图像术前诊断的分类器模型。基于特征提取的方式可分为三类：基于临床特征、基于非临床特征、基于临床及非临床特征的结合。

深度学习技术的发展使得图像识别技术能够在检测出图像中目标区域的同时，还可对被检测到的目标特征进行分类。Zhu 等 [249] 纳入形状、边缘、回声强度、内部组成、钙化及晕征共 6 项临床特征，采用人工神经网络方法建立了一款甲状腺结节分类模型，模型准确率、敏感度和特异度分别为 84.3%、84.5% 及 79.1%。此外，Wang 等 [250] 基于 YOLOv2 建立了甲状腺图像自动识别和诊断系统（图 3-5-18），并在超声检查中实现实时同步诊断，以帮助超声医师诊断甲状腺良、恶性结节。与经验丰富的超声医师的表现相比，该人工智能诊断系统具有更高准确度和特异度（89.91% vs 77.98%），且该算法对甲状腺恶性结节诊断的敏感度、阳性预测值、阴性预测值、准确性与超声医师的诊断结果比较无显著性差异。Xia 等 [251] 首次利用极端学习机（extreme learning machine，ELM）算法，根据超声图像中甲状腺特征来区分良、恶性结节。与其他方法相比，该方法实现了良好的分类精度，大大降低了计算成本。此外，该团队通过对甲状腺形状、组成成分、内部回声、钙化、边缘、血管特性、颈部淋巴结情况等特征选择诊断效能高的特征子集，探讨了选择特征子集与 ELM 分类性能之间的关系，提出了由内部回声、钙化、边缘、组成成分和形状组成的特征是甲状腺良、恶性结节最具代表的临床辨别特征。

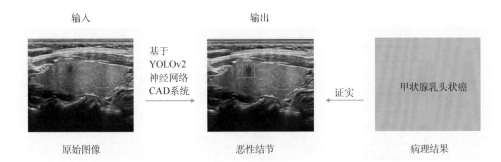

图 3-5-18　基于 YOLOv2 神经网络的甲状腺 CAD 系统

[来源：Wang L，Yang S，Yang S，et al，2019. Automatic thyroid nodule recognition and diagnosis in ultrasound imaging with the YOLOv2 neural network. World J Surg Oncol，17（1）：12]

　　纹理特征是甲状腺结节最为常用、使用最广的非临床特征。不少学者都致力于对纹理特征的探讨，以寻找最能代表甲状腺异质性的纹理特征。宋歌声等[252] 使用灰度共生矩阵法提取纹理特征，并结合病理结果，建立 Logistic 回归模型，识别、分类良恶性甲状腺结节，这表明纹理特征模型能辅助临床医师定性诊断良恶性甲状腺结节。大多数研究以单一人工智能图像处理技术提取单一的纹理特征，实际上，纹理特征包括灰度值、亮度、颜色、大小、频率、粗糙度和规律性等形式。因此，有学者为了提高超声医师鉴别甲状腺结节良恶性的准确性，运用 MaZda 分析软件提取了 270 个纹理参数，并对 70 例甲状腺结节（26 例良性，44 例恶性）进行分析，结果显示该模型敏感度 94.45%，特异度为 100%，准确率为 97.14%[253]。为了进一步从不同特征组合中寻找最能代表甲状腺癌的特定特征，Tsantis 等[254] 通过提取包括形态学特征和小波局部最大值特征在内的 20 个甲状腺结节超声图像特征，使用两种常用的模式识别算法（支持向量机和概率神经网络），对提取的特征进行了量化和分类。

　　已有研究认为形态特征和纹理特征构建的组合特征具有最佳诊断效能。例如，Ardakani 等[255] 基于二维灰阶图像上提取的纹理及形态特征构建的支持向量机分类器在甲状腺冷、热结节分类中具有很大的潜能（图 3-5-19A）。Ardakani 等[256] 进一步通过二维灰阶超声特征联合彩色多普勒参数，构建了 CAD 系统（图 3-5-19B），其能有效区分甲状腺冷、热结节；同时该研究指出，甲状腺峡部厚度、结节体积、回声特性、血管阻力指数（RI）和收缩期速度峰值 / 舒张末期速度值（S/D）在冷、热结节之间存在显著性差异。

　　3. 甲状腺结节内部性质分析　甲状腺乳头状癌是甲状腺最常见的恶性肿瘤，占所有甲状腺癌的 85%～ 90%。典型的甲状腺乳头状癌超声特征包括微钙化、实性回声，纵横比＞ 1 和边缘不规则等；但肿瘤区域超声图像通常是边缘模糊、形状不规则的。而且，肿瘤区域的特征与正常或良性组织非常相似，使得超声检测甲状腺乳头状癌具有一定困难。另外，不同的诊断医师对超声图像的判断往往存在诸多差异。因此，甲状腺乳头状癌的准确超声诊断是一项具有挑战性的工作。纹理分析和机器学习方法在医学成像中的应用可更好地描述甲状腺结节和识别具有侵袭性行为的结节或肿瘤。

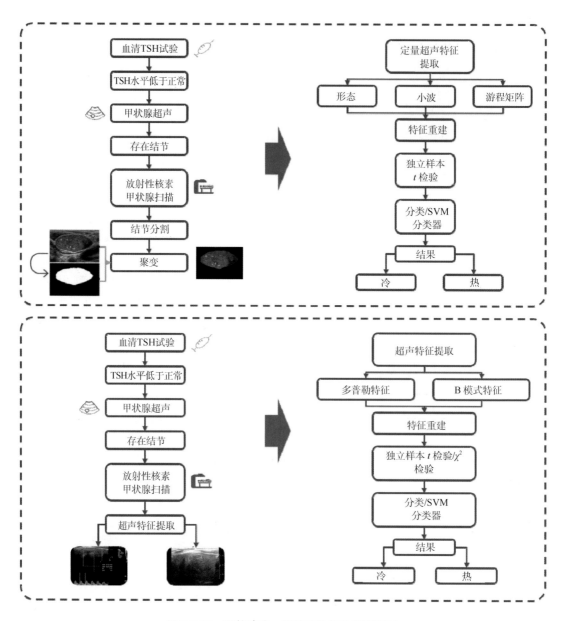

图 3-5-19   甲状腺冷、热结节分类诊断流程图

[来源：Ardakani AA，Mohammadzadeh A，Yaghoubi N，et al，2018. Predictive quantitative sonographic features on classification of hot and cold thyroid nodules. Eur J Radiol，101：170-177；Ardakani AA，Mohammadzadeh A，Yaghoubi N，et al，2019. CAD system based on B-mode and color Doppler sonographic features may predict if a thyroid nodule is hot or cold. Eur Radiol，29（8）：4258-4265]

纹理分析是指通过分析图像中像素或体素灰度的分布和联系，深度挖掘其细微结构和变化规律，精确地评估肿瘤异质性[257]。结节和软组织灰度比作为低回声的评价指标，能够客观量化低回声程度，评估恶性肿瘤的风险，具有较高的观察者间一致性和诊断准确性[258]。最近，纹理分析也被应用于其他成像方式，如弹性成像、PET/CT 和 MRI，以评估甲状腺结节或分化型甲状腺癌的恶性风险。Bhatia 等[259] 对甲状腺超声剪切波弹性成像

（SWE）图像进行纹理特征提取（图 3-5-20），以准确地区分甲状腺乳头状癌和良性甲状腺增生结节，结果表明甲状腺乳头状癌 SWE 的空间异质性比良性甲状腺增生结节大。随着压力的增加，SWE 纹理特征的诊断性能得到改善。Li 等[260] 通过采用改良的卷积神经网络深度学习方法实现了超声图像中甲状腺乳头状癌病灶区域的高效检出（图 3-5-21），在训练样本少及癌症区域模糊的情况下，结合验证层级连接和空间约束层等多种方法，以提高 R-CNN 在超声图像上快速检测甲状腺乳头状癌的能力。实验表明，在不使用任何额外的免疫组化标志物或人为干预的情况下，该方法可自动检测甲状腺乳头状癌区域，其检测准确率为 93.5%，识别良性和正常组织准确率为 81.5%。

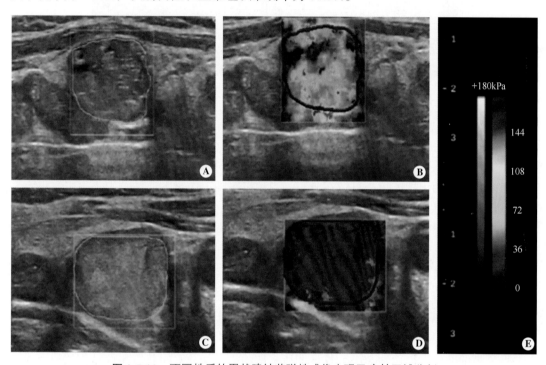

图 3-5-20　不同性质的甲状腺结节弹性成像表现及病灶区域分割

A. 甲状腺乳头状癌二维声像图；B. 甲状腺乳头状癌剪切波弹性成像图；C. 结节性甲状腺肿二维声像图；D. 结节性甲状腺肿弹性成像图；E. 剪切波弹性成像杨氏模量比例尺

[来源：Bhatia KS，Lam AC，Pang SW，et al，2016. Feasibility study of texture analysis using ultrasound shear wave elastography to predict malignancy in thyroid nodules. Ultrasound Med Biol，42（7）：1671-1680]

此外，复旦大学附属肿瘤医院管青等[261] 采用基于 Inception-v3（一类 CNN 模型）深度学习算法的 CAD 系统来区分甲状腺乳头状癌（PTC）和良性甲状腺结节。其研究结果显示：Inception-v3 与经验丰富的超声医师在区分 PTC 与良性结节方面具有相似的准确性。虽然 Inception-v3 在诊断良性结节方面的准确率低于有经验的超声医师，但是其在诊断 PTC 方面上更准确；结果强调 PTC 的超声特征更容易被 Inception-v3 检测。此外，为了优化该系统，他们进一步研究了可能影响该系统精确度的参数，以获得高效分类诊断效能的最佳参数。

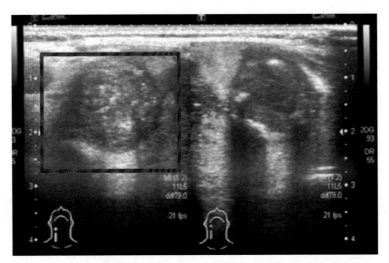

图 3-5-21　深度学习法自动识别甲状腺病灶区域

[来源：Li H，Weng J，Shi Y，et al，2018. An improved deep learning approach for detection of thyroid papillary cancer in ultrasound images. Sci Rep，8（1）：6600]

除了甲状腺形态、大小外，结节内钙化特征也是甲状腺结节良恶性判别的重要依据。但结节内某些微钙化灶体积小且散在分布，当超声医师工作量大、注意力不集中时很容易忽略，而影响甲状腺结节良恶性的判断。既往钙化点判别方法都是基于钙化点的亮度特征，以单一或多个阈值的比较来判断是否为钙化，具有很大的弊端。首先，某些钙化点亮度不够但对比度高。其次，若仅以亮度作为钙化点的判别标准，则囊壁等这些强回声非钙化组织很容易被判定为钙化点。最后，不同超声仪器所得图像质量不一，分辨率、清晰度、整体亮度、对比度等多项指标都会有差异[262]。因此，李涛等[263]采用基于卷积神经网络Alexnet模型的分割算法自动提取甲状腺结节超声图像中的钙化特征，分析评估所提取的钙化指数（calcification index，CI）对甲状腺结节的鉴别诊断价值，结果表明甲状腺结节良恶性分类的准确率可达到80%，这证明所提取的钙化指数对甲状腺恶性结节的超声临床诊断具有一定的辅助作用。计算机术前辅助评估结节良恶性有助于降低良性结节患者的高活检率及精准确定有甲状腺癌风险的患者。

4. 甲状腺智能辅助诊断系统的研发　应用CAD系统可以提高诊断的准确性，减少时间消耗，减轻医师的工作量。基于模式识别方法的CAD系统已被用于甲状腺良恶性结节的诊断。然而，不同的研究使用不同的系统，诊断的准确性也不同。有研究表明，CAD系统具有良好的诊断性能，对甲状腺结节具有较高的分类潜力[264, 265]。尽管如此，Gao等[266]研究表明，CAD系统在鉴别结节方面的敏感度与有经验的放射科医师相似，但特异度较低。随着计数的不断进步，CAD系统日趋成熟并逐渐被应用于临床诊断。

全球第一个计算机辅助侦测软件AmCAD-UT系统已被批准用于临床试验。该软件利用统计模式识别和量化算法，实现超声图像中甲状腺结节特征的检测、可视化和表征，可自动检测可疑恶性肿瘤，报告的敏感度和特异度与临床医师或放射科医师具有一致性（图3-5-22）。Reverter等[267]利用商用AmCAD-UT系统评估了300个结节，结果表明该软件在排除恶性肿瘤方面表现良好，敏感度和阴性预测值可与内分泌专家相媲美，这使其成为筛查甲状腺癌的潜在有用工具。

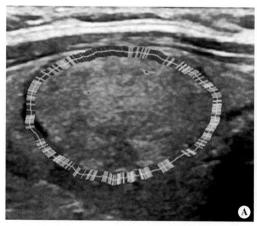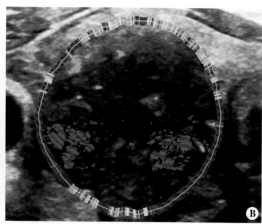

图 3-5-22 AmCAD-UT 系统评估甲状腺结节的超声特征

A. 根据 CADx 程序，低恶性肿瘤风险的甲状腺结节的超声图像显示边界清晰（绿色到蓝色），没有无回声区；B. 根据 CADx 程序显示，恶性程度高的甲状腺结节的超声图像显示边界模糊，主要为红色，无回声区为紫色，钙化强回声区为绿色。

蓝色区域：边界定义较多；红色区域：边界定义较少

此外，S-Detect 系列除了前文提及的乳腺病灶自动检测及识别功能外，还在 TI-RADS 系统的基础上研发了甲状腺结节 CAD 软件，该系统作为销售应用软件已经逐渐被各临床医疗机构所使用。在超声检查期间，它可用于对恶性肿瘤风险和甲状腺细针抽吸活检等进行协助实时评估。甲状腺 S-Detect 系统有不同的技术版本：S-Detect 1 是基于支持向量机模型的机器学习技术，而 S-Detect 2 是基于卷积神经网络的深度学习技术。它们最大的应用差异是对微钙化的识别能力。有研究指出，S-Detect 2 的局限性在于识别钙化的不准确性，将 S-Detect 2 系统与超声医师的经验诊断联合应用，可以加强识别甲状腺癌的钙化特征，从而可以提高甲状腺癌的检出率[268]。S-Detect 系列投入临床使用后，不少学者就其诊断能力提出了各自的观点。最初，Choi 等[269] 将甲状腺 S-Detect 系统整合到超声机器中进行实时诊断。在他们的一项前瞻性研究中发现，尽管超声医师获得了更高的甲状腺癌检测特异度，但甲状腺 S-Detect 系统可以表现出与经验丰富的超声医师相似的甲状腺癌检测敏感度。此外，在另一项比较 S-Detect 系统与超声医师诊断低高恶性风险的甲状腺结节能力的研究中发现，S-Detect 系统虽然是一款具有良好潜力的创新工具，但在结节表征的描述一致性方面不及超声医师，且其诊断敏感度不如经验丰富的超声医师[270]。

除了 S-Detect 系统，浙江大学数理学院和浙江德尚韵兴图像科技有限公司基于甲状腺结节高病发率及图像诊断需求，联合开发了"DE- 超声机器人"，该软件研发基于深度学习算法，可对病灶区域进行识别及诊断。同时，该软件对不同地区、不同型号、不同品牌的超声仪器所采集的图像进行训练，具有较好的泛化性，目前该软件已被纳入阿里云的"ET 大脑计划"，并在多个基层医院实现了临床应用。

三、人工智能在肌骨超声中的应用

肌肉骨骼疾病的临床评估历来是一个挑战，随着超声技术的发展，肌骨超声（musculoskeletal ultrasound，MSKUS）逐渐应用于骨关节外科、风湿免疫科、康复科和神经外科等多个临床学科，成功打破了传统"超声不能应用于骨骼检查"的固有思维。肌骨超声利用高频探头，可实时动态观察肌肉骨骼组织的形态大小、解剖位置、血流分布、毗邻关系、结构纹理及运动状态，并能对发生于这些组织器官的解剖变异、炎症、退行性变、创伤及肿瘤等病变进行准确评价[271]。同样，肌骨超声也存在着不足。首先，肌骨超声检查整体感不足，如无法全面显示整个关节结构。其次，肌骨超声检查效果与操作者依赖性密切相关，低年资的医师误诊率和漏诊率较高。同时，该技术对初学者来说学习培训难度较大，基层医院难以开展。

随着需求的增长，各种超声新技术也逐渐被应用于肌骨超声检查中，如弹性成像、超声造影、超声介入治疗、融合成像、多模态成像及人工智能技术，这些新技术大大推动了肌骨超声的发展[272]。其中，人工智能技术与肌骨超声的紧密结合，可实现不同肌肉骨骼疾病的量化分析，从而降低误诊率和漏诊率，弥补低年资医师对肌肉骨骼疾病诊断能力的不足，并进一步满足基层医院对肌肉骨骼疾病超声诊断的迫切需要。目前人工智能技术与肌骨超声结合已应用于肌肉功能评估、关节病变诊断、肌骨损伤诊断，下面将对以上应用进行阐述。

（一）人工智能技术应用于肌肉结构及功能评估

肌肉的结构参数主要包括肌束长度、肌肉厚度和肌肉横截面积等，这些参数均与肌肉功能评估紧密相关。超声具备实时成像的优点，可实时观察运动状态下人体肌肉的走向及状态（如站立、下蹲等），进而判断病变情况。肌肉结构参数测量的传统方法是由超声医师通过手工标注来获取的，工作耗时且主观性较强，一定程度上限制了肌骨超声技术的发展。近年来，越来越多的研究开始应用人工智能技术自动化测量相关参数，实现智能评估肌肉功能，许多研究都集中在肌束方向和肌肉厚度的自动估计上。

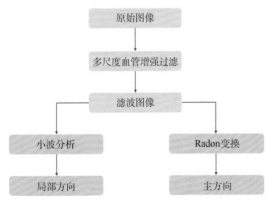

图 3-5-23　用于确定肌束方向的方案流程

两种方法量化束的方向：利用 Radon 变换对图像和主方向进行量化，小波分析对每个像素周围的局部方向进行量化

［来源：Rana M，Hamarneh G，Wakeling LM，2009. Automated tracking of muscle fascicle orientation in B-mode ultrasound images. J Biomech，42（13）：2068-2073］

1. 肌束长度　超声通过观察肌肉来评估肌肉的功能和病理状态是一个很有前途的研究领域，其成像所获得的肌束长度变化被用来检测肌肉收缩力学和评估病理状态[273]。然而，由于手工测量耗时长及肌束结构易受图像噪声影响，难以准确定位，限制了肌束长度在肌肉功能分析中的应用。

肌束的方向可以沿每个束（曲率）和束之间变化，人工追踪十分耗时。在 Rana 等[274]进行的两种自动跟踪肌束方向的研究中，使用了 Radon 变换或小波分析对束状方向进行量化（图 3-5-23）。研究结果表明，这些方法能够识别出误差小于 0.06° 的束状定向。Radon 变换可用于识别图像中主要的束方向，从而用于估计肌束的长度；小波分析提供了关于局部束方向的信息，可以用来量化束的曲率和图像中束方向的区域差异。

在观察肌束相似方向的基础上，Koo 等[275] 提出基于互相关（cross-correlation）法的解决策略（即针对二维图像水平和竖直方向的移动进行校正）；Rana 等[274] 率先使用多尺度血管增强技术（用于增强超声图像上管状结构的显示）对超声图像进行预处理，从而实现了肌束形态及走行的精准显示（图 3-5-24）。然而，非肌束部分如肌内血管可影响肌束长度的估计。因此，不少研究应用光流算法自动跟踪肌束并测量不断变换的肌束长度。

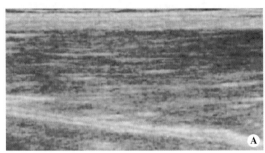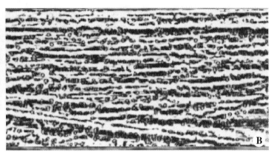

图 3-5-24　血管增强滤波预处理前的肌束图像对比

A. 股外侧肌超声原图；B. 经多尺度血管增强滤波预处理

[来源：Rana M，Hamarneh G，Wakeling LM，2009. Automated tracking of muscle fascicle orientation in B-mode ultrasound images. J Biomech，42（13）：2068-2073]

光流（optical flow）是空间运动物体在观察成像平面上像素运动的瞬时速度。光流法即利用像素在时间域上的变化及相邻帧之间的相关性，找到前后两帧之间的对应关系，从而计算出相邻帧之间物体运动信息，主要用于跟踪图像中的目标运动，如运动检测、目标分割和视频编码。在肌束长度自动测量中，光流法被应用于自动测量。2004 年，Loram 等[276] 率先采用互相关跟踪方法确定比目鱼肌和腓肠肌收缩过程中的位移，并通过仿射光流来跟踪表层与深层的肌筋膜，基于肌筋膜与测量位置的几何关系自动计算出肌肉的厚度。随后，Magnusson 等[277] 提出应用基于光流的自动方法评价腓肠肌内侧远端（深部）腱膜与游离跟腱在自主等距收缩时的纵向位移。Cronin 等[278] 也采用基于仿射光流的算法实现了对肌纤维的自动跟踪及对肌束长度的自动测量，通过比较自动和手动方法测定腓肠肌束长在运动后的变化，并确定自动方法的重复性；结果证明该算法可靠、省时且具有较好的鲁棒性。然而以上算法存在一定的局限性，如局部肌肉形状变化较为明显，影响算法对整体肌束的检测[276]，算法对神经束的识别能力不强[279]。

2. 肌肉厚度及横截面积　肌肉厚度即肌肉表层筋膜和深筋膜之间的距离，其急性变化与肌肉力学性能和疲劳程度具有显著相关性。超声检查与肌电图相比的主要优点是，超声可以在相邻肌肉之间干扰最小的情况下观察和研究单一肌肉，但其应用受限于主观性强、耗时长、图像噪声等固有问题。

光流算法除了自动测量肌束长度外还可测量肌肉厚度，如李乔亮等[280] 提出了一种基于光流技术进行超声图像中肌肉厚度自动测量的方法。肌肉收缩具有时间连贯性，采用光流技术可有效捕捉肌束的连续运动，基于光流跟踪（图 3-5-25）表层和深层的肌筋膜，根据肌肉筋膜与测量位置之间的几何关系可计算肌肉厚度；研究结果显示光流跟踪技术测量结果与人工检测结果无明显差异。人工检测结果的波动范围为 0.2mm，采用光流跟踪技术测量结果波动幅度为 0.06mm，且变化均匀平缓，证明该技术具有较好的鲁棒性。

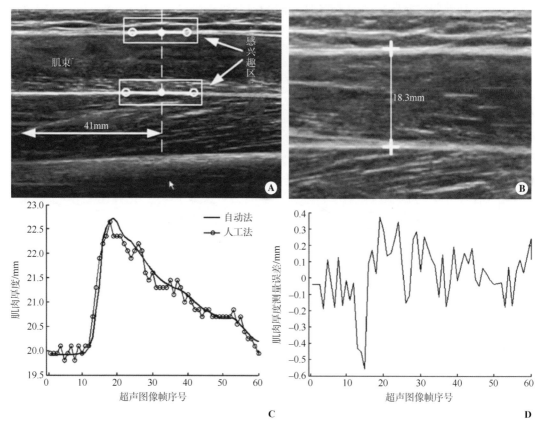

图 3-5-25　自动测量与人工方法在肌肉厚度测量中的对比

A. 肌肉厚度自动测量图；B. 肌肉厚度人工测量图；C. 光流和人工方法的连续跟踪；D. 自动与人工方法测量误差分析

[来源：李乔亮，任盼盼，张会生，等，2013. 基于光流的超声图像肌肉厚度自动测量方法. 中国生物医学工程学报，32（02）：149-153]

除了肌束长度和肌肉厚度，肌肉横截面积亦可作为肌肉功能评估的指标之一。Chen 等[281] 提出采用基于互信息的自由形变追踪方法（C-MI-FFD），该方法能够快速、自动检测超声图像中股直肌横截面积的大小及变化情况。Zhao 等[282] 采用的 Randon 变换也可实现肌束的自动跟踪提取和自动测量。

（二）人工智能应用于肌肉骨骼疾病超声诊断

1. 肌肉损伤　多见于颈肩部及腰部等，其可引发颈痛、颈肩痛、腰痛等，上述部位肌肉损伤已被证实与运动方式不当或运动强度过大有关[283]。轻微的损伤可通过休息静养等方式得以恢复，较重的损伤如得不到及时诊断和合理治疗，则可能加重，严重者甚至影响日常的行动和生活能力，不利于患者的预后[284]。因此，肌肉损伤的早发现、早诊断、早治疗至关重要。超声具有简便易行、对软组织结构的细节分辨率高等优点，是最常用的诊断肌肉损伤的影像学方法。但不同年资的医师或同一个医师在不同时间采集的超声图像均有较大的差异性及主观性，导致诊断结果的可重复性差。此外，对超声图像显示的肌肉损伤范围、回声特点、严重程度等特征尚未有一个精确的判断和评估标准。人工智能技术应用可辅助超声医师区分肌肉受损与正常区域，提高诊断的一致性和客观性。

　　有学者采用纹理分析 - 强度界面多级分解法（图 3-5-26）。首先，针对超声图像选取窗口大小一致的两个正常 ROI，使用强度界面多级分解法提取 8 组纹理特征并计算纹理特征相似度；然后在同一张超声图像上以相同大小窗口选取一个正常 ROI 和一个疑似病变 ROI，分别使用强度界面多级分解法提取 8 组纹理特征并计算相似度；最后，比对两组间的纹理特征相似度以判断疑似病变 ROI 是否存在骨骼肌损伤，该方法能够合理有效地对骨骼肌损伤超声图像进行定量分析[285]。颈痛是十分常见的肌肉受损表现，颈深屈肌（DCF）是监测和控制颈痛的重要肌肉，虽然超声分析在这方面有一定的应用价值，但它也存在着固有的主观性问题。基于此，有学者提出了一种基于计算机视觉的 DCF 自动提取 / 分析软件，其在提取 DCF 和测量厚度方面取得了较好的效果，提取率为 98.5%，厚度测量误差小于 0.3cm[286]。

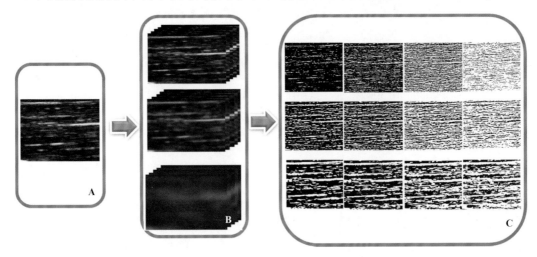

图 3-5-26　横纹肌声像图强度界面多级分解过程示意图
A. 原始超声图像；B. 阈值图分解；C. 二进制图的分解

[来源：赵佳琦、徐琪、章建全，等，2017. 骨骼肌超声诊断迈向人工智能新领域：计算机辅助骨骼肌损伤超声定量诊断 . 第二军医大学学报，38（10）：1217-1224]

　　2. 肌炎　是一种常见的免疫性疾病，包括多发性肌炎（polymyositis，PM）、皮肌炎（dermatomyositis，DM）、包涵体肌炎（inclusion body myositis）等。PM 和 DM 是临床较为常见的自身免疫性疾病，以肌无力、肌痛为主要临床表现，病灶常累及全身骨骼肌，导致全身性炎性肌肉病变，严重时可影响患者生活质量及生命安全。其肌肉表现以不同程度的对称性近端肌无力为主要特征。早期患者可无临床症状，随后会出现病变处压痛、肌肉肿胀症状，若病情加重则会出现萎缩症状[287]。其影像诊断方法包括超声、CT、MRI 等。国内复旦大学附属中山医院傅晓红等[288]率先联合灰阶超声及超声弹性成像对人体大腿肌群进行研究，并结合肌肉活检病理改变与影像学图像进行对比分析，结果发现 PM 、DM

病变肌肉组织的灰阶超声和超声弹性成像特征与正常对照组存在显著差异，肌群饱和度、肌束膜和深筋膜结缔组织网络样回声的连续性、肌肉组织回声特点与正常组比较差异具有统计学意义。

　　尽管如此，超声医师诊断主观性仍然难以避免。为此，国外学者 Burlina 等[289] 将人工智能与超声结合，实现了对肌炎的定量分析和诊断。研究者们采集 7 块肌肉（双侧观察）的 3214 张肌肉超声图像（包括正常、DM、PM 及包涵体肌炎）（图 3-5-27），并试图将这 3214 张图片进行三种分类，包括正常与肌炎（DM、PM 及包涵体肌炎）、正常与包涵体肌炎，以及包涵体肌炎与其他类型的肌炎（DM 或 PM）。随后，应用深度卷积神经网络（DL-DCNN）进行诊断分类（图 3-5-28），并与传统的半自动分类方法——随机森林法进行比较。结果表明，DL-DCNN 和随机森林这两种方法均有较高的分类诊断效能，且 DL-DCNN 的分类诊断效能比 ML-RF 高，可基于此开发一种自动或半自动的分类方法。

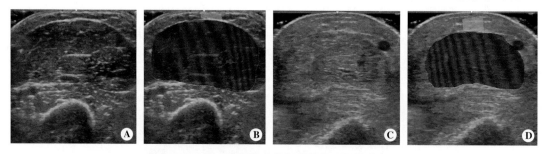

图 3-5-27　肱二头肌肌炎的超声表现及组织分割图

A. 健康个体的图像；B. 人工分割 A 图中的肌肉和脂肪；C. 肌炎患者图像；D. 人工分割 C 图中的肌肉和脂肪。红色区域：肌肉；绿色区域：皮下脂肪

[来源：Burlina P，Billings S，Joshi N，et al，2017. Automated diagnosis of myositis from muscle ultrasound：Exploring the use of machine learning and deep learning methods. PLoS One，12（8）：e0184059]

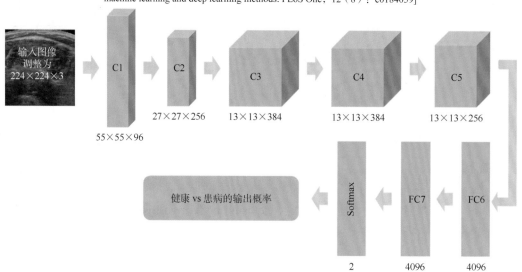

图 3-5-28　用于肌炎的定量诊断 DCNN 架构

肌肉图像输入和最后分类的类概率输出。C1 ～ C5 层为卷积层，FC6 和 FC7 为全连接层。最后通过 Softmax 输出对应于每种疾病的图像的概率

[来源：Burlina P，Billings S，Joshi N，et al，2017. Automated diagnosis of myositis from muscle ultrasound：Exploring the use of machine learning and deep learning methods. PLoS One，12（8）：e0184059]

3. 关节病变　　肌骨超声诊断关节病变包括骨性关节炎、滑膜炎等。超声成像已被用于测量软骨厚度和检测软骨的退行性改变，同时可清晰地显示关节腔滑膜增生形态、关节腔积液量多少和距体表的距离、滑膜的血流信号活动、软组织损伤及骨侵蚀程度，对滑膜炎早期软组织受损检测具有较高的特异度和敏感度。但肌骨超声存在以下缺点：依赖于检查者的专业水平、标准化和再现性困难及检查时间长。因此，不少研究采用深度学习和机器学习方法进行图像分割及自动测量，从而提高准确性，并构建相应的风险分层标准，辅助临床诊断。

骨关节炎（osteoarthritis，OA）是最常见的关节炎，其中膝关节是研究最多的关节。膝关节骨性关节炎被认为是一种涉及整个关节结构的疾病，包括骨骼、软骨、半月板、韧带、滑膜和滑液，清晰显示这些结构对疾病的完整评估是必要的。肌骨超声相较于 CT 更能显示软组织的轮廓及结构，较 MR 更省时及经济，可测量膝关节软骨厚度，为帮助诊断 OA 提供了一个很好的替代选择。然而，由于超声图像中会出现散斑噪声和强度不均匀性，不同组织间的分界并不明显，无法从周围组织中分割软骨。Faisal 等[290] 基于改良的主动轮廓模型进行膝关节软骨的分割，实现了多个目标同时分割，即在超声图像中同时分割股骨髁、半月板和胫骨平台（图 3-5-29）。通过该分割方法可确定半月板的面积和位置及量

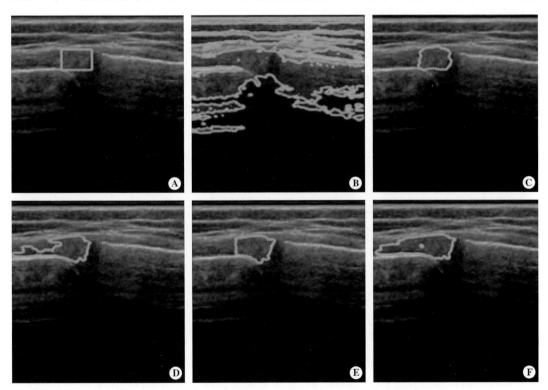

图 3-5-29　不同活动轮廓模型在膝关节半月板超声图像分割中的比较

A. 原始轮廓；B. RSF 模型分割结果；C. GAC 模型分割结果；D. LRAC 模型分割结果；E. LRES 模型分割结果；F. LREK 模型分割结果

［来源：Faisal A，Ng SC，Goh SL，et al，2015. Multiple LREK active contours for knee meniscus ultrasound image segmentation. IEEE Trans Med Imaging，34（10）：2162-2171］

化膝关节半月板的退变和位移。为了进一步评估分割方法价值，该团队采用局部统计水平集法（LSLSM）分割膝关节软骨，用正常距离计算软骨厚度的方法，结果证明软骨变性的评估方法具有潜在的应用价值，可通过比较在一定时间间隔内的真实厚度，量化软骨厚度随时间的变化，从而进行疾病诊断及评估[291]。

类风湿关节炎（rheumatoid arthritis，RA）是一种慢性自身免疫性疾病，是导致心血管事件和脑卒中的高风险因素。类风湿关节炎患者的组织特征和风险分层是一个具有挑战性的问题。可靠的滑膜炎检测对类风湿关节炎的诊断和评估是至关重要的。滑膜炎不仅是类风湿关节炎等多关节炎疾病分类标准的主要特征[292]，也是疾病活动度综合评分的主要特征。目前，多通过临床症状、成像技术（X 线为主）和风湿因子检测评估，然而不同时期病变发展情况不同，其评估结果准确性不高。由于超声波的高反射率，这些结构表现为明亮的水平区域，超声允许可视化的内部结构包括关节、肌腱、韧带和肌肉等，但准确性有待提高。因此，不少研究基于轮廓分割算法识别第二掌指关节，如 Martins 等[293] 采用局部轮廓算法获得的分割准确率为 80%。为了进一步提高分割准确性，该团队在分割前采用相位对称预处理和先验知识的方法，自动识别伸肌腱，再基于主动轮廓算法进行分割，显著提高了分割准确率（可达 95%），实现了早发现、早诊断的目的[294]。

通过滑膜炎评分（OMERACT-EULAR synovitis scoring，OESS）系统进行超声扫描和滑膜炎活动评估的标准化方法的发展对超声诊断和监测炎性关节炎有重要作用。疾病活动在超声图像上的差异可以影响诊断治疗和临床试验的结果。因此，有学者研究利用人工智能技术来解释疾病活动的超声图像，使用 OESS 评分系统实现定量分析[295]。

（三）椎骨的自动提取与分类

硬膜外麻醉和（或）腰硬联合麻醉常需要进行腰椎穿刺，该穿刺技术的成败主要取决于腰椎穿刺点的正确定位及穿刺针的方向。目前临床上腰椎穿刺点的定位主要采用解剖体表标志、触摸棘突间隙及穿刺针盲探等方法[296]。入针部位的定位对腰椎穿刺等硬膜外麻醉仍是一个挑战，为了解决这一问题，Yu 等[297] 开发了一种图像分类算法（图 3-5-30），可以自动识别孕妇腰椎横断面超声图像的骨 / 棘间区域，辅助麻醉师识别入针部位。该算法包括特征提取、特征选择和机器学习过程。利用模板匹配和中线检测方法，从超声图像中提取一组特征，包括匹配值、位置和沿中线预定义窗口内黑色像素的外观。然后用支持向量机对骨图像和棘间图像进行分类。该方法在训练集上的成功率为 95.0%，在测试集上的成功率为 93.2%。训练后的支持向量机模型在 46 个离线采集的视频上进一步测试，成功地为 45 名患者识别出合适的入针位置（棘间区）。此外，超声还可结合人工智能方法对脊柱进行精确定位，如有研究在图像配准方案的设计中，将用于导航的脊柱 3D-MRI 预处理图像与实时 2D 超声图像进行配准，依照手术流程实时显示脊柱结构，从而提高了临床诊疗的准确性及安全性。

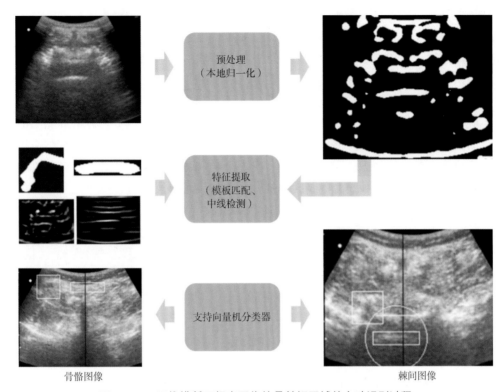

图 3-5-30　腰椎横断面超声图像的骨棘间区域的自动识别过程

首先对原始超声图像进行局部归一化预处理，滤除散斑噪声；然后通过模板匹配和中线检测提取特征向量，选择最优特征子集进行归一化，再将其传递到支持向量机分类器。支持向量机经过数据库的适当训练后，利用归一化特征向量识别图像标签

[来源：Yu S，Tan KK，Sng BL，et al，2015. Lumbar ultrasound image feature extraction and classification with support vector machine. Ultrasound Med Biol，41（10）：2677-2689]

近年来，随着人工智能技术的蓬勃发展，一大批卓有成效的人工智能研究成果逐渐被应用于实际临床，大大减轻了超声医师的工作负担，并有效提高了诊断的准确性。但是，目前人工智能在肌骨超声的应用还只处于初步阶段，相关研究相对较少。至今，大多数肌肉骨骼疾病的诊断还是依靠超声医师的临床经验。因此，人工智能与肌骨超声的结合有其必要性，从上面列举的成功案例也可以看到其可行性和创新性。此外，深度学习在图像识别和分类方面潜力无限，有望帮助超声医师精确快速地诊断肌肉骨骼疾病。相信在不久的将来，人工智能必将改变现有的肌骨影像诊断模式，超声医师、放射影像医师应把握机遇，与理工团队深度合作，携手共进，共同迈向精准影像诊断新时代。

四、人工智能在浅表淋巴结超声中的应用

淋巴是人体重要的免疫器官，遍布全身，其中浅表淋巴结主要覆盖头颈部、腋下、腹股沟等区域。浅表淋巴结往往是肿瘤及感染等因素向外蔓延的"前哨"，常见的淋巴结病变可分为恶性（转移性和原发性）及良性（结核性淋巴结炎、淋巴结反应性增生）。受到侵袭的淋巴结可产生不同改变（如肿大、内部结构及质地改变等）。对异常淋巴结性质进

行评估（尤其是早期评估）对于疾病预后、肿瘤分期、治疗方案选择等具有重要意义。

超声是良、恶性浅表淋巴结鉴别诊断的首选成像方法[298, 299]。超声下正常淋巴结呈扁椭圆形或卵圆形，边界清晰，长径与短径的比值（L/S）> 2；从结构上看，淋巴结周边皮质呈均匀低回声，中央髓质呈高回声。异常淋巴结在超声上往往表现为增大、纵横比倒置、液化、出现微钙化、边界不清等。常规超声对正常和异常淋巴结的鉴别效果良好，但对于区分不同性质的淋巴结仍存在低敏感度、低特异度的局限性，难以分辨异常淋巴结的早期改变。为了提高诊断准确性，新的技术（如超声弹性成像和超声造影等）相继被应用于淋巴结超声诊断[298]。近年来，人工智能技术被应用于辅助头颈部淋巴结及腋窝淋巴结的早期性质判定，为早期预测肿瘤淋巴结转移提供了新的策略。

（一）人工智能辅助头颈部淋巴结诊断

头颈部淋巴结占全身淋巴结的37.5%，且为头颈部恶性肿瘤转移的"好发地"。据报道，在患有头颈部恶性病变的患者中，出现单侧转移性淋巴结患者的5年生存率约为50%；而出现双侧转移性淋巴结者5年存活率降低至25%[300]。因此，早期、准确诊断头颈部异常淋巴结对患者预后至关重要。在头颈部淋巴结检查中，超声医师可根据淋巴结的形态、边界、内部回声、纹理变化和血流信号改变等特征鉴别淋巴结的良恶性。然而，由于检测仪器的性能、观察者间的差异性及疾病发生的病理特性，超声对于早期淋巴结转移的检出效果不佳。这就意味着当超声下可见淋巴结产生异常改变时，转移往往已经发生了一段时间。人工智能与浅表淋巴结超声结合的关键点正在于此。

随着人工智能技术的进步，研究者们开始尝试通过不同特征提取、组合及分类，进一步探讨如何提高头颈部淋巴结早期诊断的精确度与高效性[301, 302]。2008年，云南大学张俊华等[303]研发了一款基于图像分割、特征提取的计算机辅助头颈部淋巴结良恶性评估的诊断系统。该系统通过提取10个定量超声特征（大小、边缘、淋巴结边界、形状、髓质比、髓质分布、回声、同质性、血管密度和血管模式等），使用支持向量机分类器对头颈部淋巴结进行表征及赋值，以实现淋巴结的良恶性评估。除了二维超声外，Lam等[304]基于"淋巴结性质不同，其血流丰富度不同"的特性，采用CAD技术提取并计算病灶区域能量多普勒（PDI）模式下的血流指数（vascularity intensity，VI，即感兴趣区内血流像素与总像素的比值），以提高颈部鼻咽癌转移性淋巴结与反应性淋巴结的鉴别准确性（图3-5-31）。

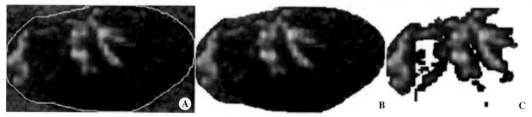

图3-5-31　采用定量计算机辅助方法（QCA）对功率多普勒超声图像序列进行分析

A. 提取出感兴趣区；B. 从轮廓区域中去除不需要的区域，进一步提取感兴趣区，利用计算机算法计算感兴趣区内的总像素个数；C. 去除灰度像素，提取功率多普勒超声编码的颜色像素，用计算机算法计算颜色像素个数。计算淋巴结的血管分布指数为42.5%

[来源：Lam J，Ying M，Cheung SY，et al，2016. A comparison of the diagnostic accuracy and reliability of subjective grading and computer-aided assessment of intranodal vascularity in differentiating metastatic and reactive cervical lymphadenopathy. Ultraschall Med，37（1）：63-67]

甲状腺癌是颈部转移性淋巴结的主要来源之一，早期检出具有重要临床价值。在最新的北美放射学会甲状腺影像报告与数据系统（ACR TI-RADS）中，明确规定了甲状腺癌转移性淋巴结与肿瘤治疗方式及范围的相关性[305]。但事实上，超声对甲状腺癌淋巴结转移的早期检出率同样不尽人意。近年来，人们尝试利用 CAD 方法来提高甲状腺癌转移性淋巴结的检出率，即采用人工智能方法获取超声图像上淋巴结的量化特征，为区分良恶性淋巴结提供重要的临床信息[306]。Lee 等[307]在图像增强预处理（保证模型能够聚焦于淋巴结区域）的基础上，研发了首款基于深度学习算法的定位检测甲状腺癌转移性淋巴结的 CAD 系统，为临床决策提供了实质依据。

在甲状腺癌来源的颈部淋巴结转移中，甲状腺乳头状癌是最常见者之一，也是分化型甲状腺癌最常见的组织学类型，其颈部淋巴结转移发生率为 30% ～ 90%。受"超声特征改变形成不同的图像纹理特性"的启发，Abbasian Ardakani 等[308]提出了一种临床决策支持系统，该系统使用定量纹理分析结合回声、边缘、形状和微钙化等声学特征来区分基于超声图像的甲状腺乳头状癌患者的转移性淋巴结。其研究发现，纹理特征与灰阶特征组建的组合特征能提高甲状腺乳头状癌患者转移性淋巴结的检出率。

随着技术的发展，超声可检测到的甲状腺乳头状癌的尺寸也越来越小。小于 1cm 的甲状腺乳头状癌也被称为甲状腺乳头状微小癌。大多数甲状腺乳头状微小癌不具备侵袭性生物学行为，但少数甲状腺乳头状微小癌可能存在手术后局部区域或远处复发的可能。相关研究表明，恶性淋巴结的出现可作为微小癌最有效的复发预测因子。基于以上因素，Kim 等[309]学者利用定量纹理分析的方法，尝试提高甲状腺乳头状微小癌淋巴结转移的检出率，获得了较好的诊断效能。

（二）人工智能辅助乳腺癌转移性淋巴结检测

有无淋巴结转移是评估乳腺癌预后的重要指标之一。既往研究结果表明，乳腺癌不伴淋巴结转移者，5 年生存率高达 90.5%，伴有淋巴结转移者 5 年生存率仅为 53.6%[310]。术前评估淋巴结是否存在转移有助于手术方式的选择。超声可在实现乳腺内病灶定位及定性的同时，清晰显示腋窝淋巴结的结构状态。然而，常规超声对早期非典型的乳腺癌腋窝淋巴结转移的诊断敏感度及特异度有限[311]。

传统的腋窝手术可引发相关不良并发症（如淋巴水肿、手臂感觉异常等），通过微创前哨淋巴结活检或非侵入性方法评价腋窝淋巴结状态是目前诊疗的主流趋势。2010 年，Meinel 等[312]开发了一种人工智能图像处理方法，用于分割超声图像中的单个腋窝淋巴结，并在乳腺 MRI 上定位其对应的淋巴结；通过测量两种模式下的淋巴结长轴、短轴和最大皮质厚度，比较分析不同特征对分类诊断性能的影响。研究结果表明，在这三个特征中，只有最大皮质厚度与分类结果的关联性最好。而 2013 年 Drukker 等[313]基于描述淋巴结边缘（径向梯度指数）、内部同质性（平均梯度强度）、回声分布（淋巴结和周围组织的灰度值偏度差异）和形状与尺寸关系（形状数量）4 个特征，结合线性回归对乳腺癌侵袭性淋巴结进行了分类。

尽管淋巴结大小和形态被认为是建立良恶性淋巴结分类模型的基础，但实际上它们的诊断敏感度仅分别为 48.8% ～ 87.1% 和 26.4% ～ 75.9%。既往的一些研究观点指出，原发肿瘤的超声特征能预测乳腺癌术前分期的腋窝淋巴结状态。基于此，Moon 等[314]利用超声图像的乳腺肿瘤特征，建立了乳腺癌腋窝淋巴结转移的计算机辅助预测（CAP）模型，该模型基于半自动肿瘤分割提取出 69 个定量特征（包括乳腺超声图像中的肿瘤形态和纹理特征），并通过线性逻辑回归分析非转移性和转移性淋巴结之间的差异。结果表明纹理特征比形态学特征具有更好的腋窝淋巴结转移预测效能，而二者的结合预测性能更高。

第六节 人工智能在儿科超声中的应用

超声技术在儿科中的应用是近年来的发展热点。超声以其无辐射的优势已成为新生儿、小儿疾病诊断中不可替代的重要检查手段。然而，新生儿、小儿疾病早期影像表现并不突出，诊断较为困难。此外，除了超声诊断的个体化要求以外，儿科诊疗更关注患儿的中远期预后及发育情况，但目前尚未有很好的早期诊断及预测方法。这些关键问题是人工智能技术应用于儿科超声的重要结合点。以下就将从儿科颅脑、髋关节及肺脏超声诊断入手，阐述人工智能技术在儿科超声中的应用。

一、人工智能辅助新生儿颅脑超声检测

与成人不同，新生儿在早期囟门（前囟、后囟）尚未闭合，超声可透过头皮对颅内组织及结构进行扫查[315]。在新生儿颅脑超声开始广泛应用于临床前，MRI 是新生儿颅脑检测的主要方法，尽管 MRI 的检测准确性高，但需要被检者在扫查过程中保持安静并保持同一姿势，如果被检者不能配合，则需要采用麻醉剂，这对患儿尤其是早产儿而言是不利的。而颅脑超声的应用很好地解决了这个问题，其可缩短检查时间[316]，也很好地解决了一些重症患儿床旁检查的问题。然而，尽管常规超声可实现大部分颅脑疾病的诊断，但难以在疾病的早期明确诊断。此外，新生儿颅脑及中枢神经系统发育过程复杂，通过单次的超声检查难以预测疾病的预后。近年来，一些研究采用人工智能技术评估脑白质损伤及脑室出血情况，辅助新生儿颅脑疾病的精准诊断及早期预测。

（一）人工智能应用于脑白质损伤相关疾病的超声评估

脑白质损伤是早产儿常见的脑损伤疾病，脑室周围白质软化症（periventricular leukomalacia，PVL）是其中较严重的类型，诊断不及时可导致脑瘫及认知功能障碍，影响远期神经系统发育[317]。颅脑超声是目前最常用的脑白质损伤评估影像学方法，超声诊断脑白质损伤主要通过评估脑实质回声强度水平、病变范围、回声粗细及边缘情况进行。然而，这种主观的视觉评估可能导致观察者之间和观察者自身的差异性，且对部分声像特征不明显的病例，难以准确诊断及定位。现有研究中，人工智能辅助诊断新生儿脑白质损伤主要分为精准诊断及远期预后预测两部分。

纹理分析是新生儿脑白质损伤精准诊断的主要方法，可以辅助脑白质损伤起病早期的超声诊断，提高新生儿脑损伤早期检测准确性。一种方法是将可实时的超声图像与准确性

强的 MRI 图像进行配准，以提高脑白质区域及病灶的定位准确率，但这并没有从本质上改变超声诊断 PVL 的局限性[318]。新生儿 PVL 纹理分析首次出现在 Vansteenkiste 等[319] 开展的研究中，通过提取颅脑超声图像中的数学形态学及纹理信息，并和图像阈值相结合对颅脑超声图像进行分割，构建多特征多分类器的组织纹理分类器。为提高准确性，他们进一步将纹理分析的层面扩大至颅脑超声矢状面及冠状面，同时从两个切面进行脑白质区域的纹理分析，以及对脑白质区域进行精准分割，并证实在此基础上 PVL 的检出敏感度从一项研究的 92.5% 提高至 98%[320]。随后，Tenorio 等[321] 的研究应用基于超声纹理分析的半自动检测方法在存储的图像中描绘感兴趣区，获得了 100% 的敏感度及 97.7% 的准确率。为了进一步细化纹理分析对不同程度 PVL 的检测价值，还可根据 MRI 检测结果对患儿脑白质损伤的严重程度分级，分析提取纹理特征（如灰度共生矩阵）[322]。

除了精准检测以外，人工智能技术还可以在 PVL 的诊疗中起到预测作用。PVL 的发生是一个过程，一般首先出现的是新生儿脑室周围白质回声增强（periventricular echo enhance，PVE）。PVE 大多数情况下可以自行恢复，然而，个别患儿可能在几周后发展为 PVL。仅单次观察早期 PVE 的超声征象难以预测后期是否会转变为囊性 PVL，因此，Narchi 等[323] 连续收集早产儿出生到出院前的多次颅脑超声检查，对冠状面和矢状面超声图像进行纹理分析，结果表明 PVE 消退组的诊断准确率为 66%（矢状面）、75%（冠状面），进展为 PVL 组的诊断准确率为 82%（矢状面）、80%（冠状面），即该方法在早期鉴别哪些颅脑超声表现会发展为囊性 PVL 中具有一定作用。而 Jung 等[324] 的研究虽然也是预测 PVL 的发生，但研究对象是已经发生 PVE 的患儿，通过对发生 PVL 和未发生 PVL 的患儿在 PVE 阶段的颅脑超声定量纹理进行分析，实现 PVL 的早期预测。Narchi 等分析了他们与 Jung 等[324] 研究存在差异性的原因，可能是病变位置和不同研究之间感兴趣区绘制方法的差异。另外一项有趣的研究根据新生儿心脏疾病与 PVL 存在的关联性，设计了一种基于术后 12 小时内的生命体征及血气数据预测心脏术后 PVL 发生的分类器[325]；又根据这种原理，进一步采用机器学习算法及纹理分析对左心发育不良综合征（hypoplastic left heart syndrome，HLHS）患儿心脏术后的生命体征及实验室检查数据进行分析处理，证实该方法有望早期预测 HLHS 患儿心脏术后 PVL 的发生[326]。尽管纹理分析在早产儿 PVL 精准诊断及早期预测中具有良好前景，但这些研究的病例数都偏少，不同的仪器、图像采集方法、诊断标准、治疗方案等均可能造成偏倚，影响最终结果。

（二）人工智能在脑室内出血疾病超声诊断中的应用

新生儿脑室内出血（intraventricular hemorrhage，IVH）是儿科颅脑疾病的常见类型之一。当 IVH 发生时，进行性脑室扩张可引起颅内压升高，导致神经损伤、神经发育迟缓和脑瘫等不良预后[327]。侧脑室容积变化是脑室内出血的直观表现，精准评估脑脊液的容量也可为临床介入治疗提供指标[328]。二维超声可通过测量侧脑室宽度，联合内部回声诊断 IVH，但侧脑室形态不规整，测量侧脑室宽度难以准确反映脑室容量；此外，由于 IVH 引起的侧脑室扩张多数处于动态变化中，患儿住院期间不同医师在不同时间点的检查结果存在一定差异。为提高检测准确性、减少操作者间差异性，Tabrizi 等[329] 提出采用一种基于脑室形态学特征的定量成像工具，评估脑室内出血情况并给予早期诊疗建议。随后，在原先半自动方法的基础上，该团队又提出一种基于二维超声图像的侧脑室全自动分割模型[330]，其可通过检测侧脑室边界判断脑室解剖结构。尽管 Tabrizi 等的研究应用二维图像实现了脑室的自动分割及介入干预需求的自动评估，在方法上优于测量脑室宽度，但二维分析对脑室容量的反映仍然不够客观及真实。在应用三维超声分析侧脑室图像以评估 IVH 中，Qiu 团队[331]于 2013 年首次提出了一种基于三维超声图像的早产儿侧脑室半自动分割方法，该方法结合多幅预分割图集的空间形状先验，平均相似系数达到 72.4%±2.5%；但其仍需要手动分割第一幅图像，且对脑室外出血（Ⅳ级）无法识别。针对上述问题，Qiu 团队[332]进一步采用基于引导信息监督技术的半自动分割方法优化三维超声侧脑室容积的评估，其自动分割结果与手动轮廓的平均相似系数提升至 78.2%。同年的另一项可重复性及稳定性试验证实，相比手动分割，基于三维的新生儿脑室自动分割可节省容积分析时间，并具有较好的观察者间一致性[333]；随后，他们再次对分割模型进行优化[334]，采用相位一致性图、多图初始化技术、多图集选择策略和多相图像分割的变分水平集方法，结合多个预分割集合的空间形状先验，实现了三维的新生儿脑室的全自动分割（图 3-6-1）。此外，Qiu 团队[335]还同时考虑到 IVH 引起侧脑室扩张的动态监测问题。因为侧脑室容量只能反映侧脑室整体情况，不能实现侧脑室局部情况的分析，所以他们首次从纵向时间序列角度提出了一种三维时空形变配准方法，即通过收集同一患者 5 个时间点的图像，分析 IVH 患者侧脑室局部及整体随时间的变化，以及对不同治疗方案的反应。可以看出，从二维到三维，从半自动到自动，从容积分析到时间序列分析，从整体到局部，应用人工智能技术实现侧脑室分割及测量已成为 IVH 监测和评估中的新技术及研究方向。

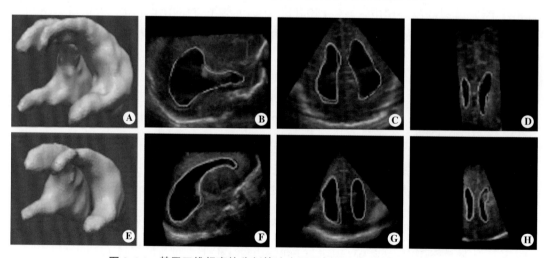

图 3-6-1　基于三维超声的分割算法在不同例子上实现侧脑室分割

A. 算法分割获得的侧脑室图像，容积为 2.6cm³，DICE 系数为 84.2%；B～D.A 图对应的矢状面、冠状面、横切面；E. 算法分割获得的侧脑室图像，容积为 1.8cm³，DICE 系数为 81.7%；F～H.E 图对应的矢状面、冠状面、横切面。红线：左侧侧脑室；绿线：右侧侧脑室；黄色区域：3D 重建结果

（来源：Qiu W，Chen Y，Kishimoto J，et al，2017. Automatic segmentation approach to extracting neonatal cerebral ventricles from 3D ultrasound images. Med Image Anal，35：181-191）

（三）其他应用

基于人工智能技术在辅助新生儿颅脑超声诊断中的广阔应用前景，其他方向的尝试也逐渐出现。在与生殖发育相关性评估方面，如基于侧脑室与脑部发育及成熟相关，通过侧脑室精准分割及容积测量，建立早产儿和足月儿的脑室正常值范围，并分析侧脑室容积与孕龄、体重及腹围的相关性[336]。此外，也有研究证实三维超声与 MRI 在测量侧脑室容积及总脑容量方面具有一致的准确性，如果以 MRI 为金标准，则三维超声评估在出生后 2～8 个月的婴儿中准确率最高[337]。除了 PVL 外，纹理分析在预测其他颅脑疾病发生中也具有应用价值，如 Hope 等[338]通过分析出生 1 周内早产儿颅脑超声图像的纹理特征，采用随机森林分类器进行分类诊断，证实早产儿早期颅脑超声图像中可能包含预测脑瘫发生的信息。Tenorio 等[339]采用颅脑超声分析并证实了新生儿颅脑多位点定量分析与神经行为结果的相关性。中脑是帕金森病的主要损害部位，有研究采用颅脑超声及基于主动轮廓的自动分割方法，实现了中脑区域的精准分割[340, 341]，为后续帕金森病的超声辅助诊断奠定了基础。

二、人工智能在儿科髋关节超声诊断中的应用

婴幼儿髋关节发育不良（developmental dysplasia of the hip，DDH）是一种常见的先天性骨骼疾病，其特点为髋臼形成不良导致关节松弛、不稳定，其发病率为 1.5%～2.5%[342]，对 DDH 的早期评估是治疗及预后的关键[343]。其中，超声可通过 Graf 分型法定量分析髋臼形状以诊断 DDH，即在髋臼的二维超声图像上计算骨角（α）和软骨角（β），是目前的主要诊断方法。然而，这种方法的局限性也很明显，在二维超声图像上难以显示完整的髋臼形状，从而导致测量变异性较高；由于超声探头是手持式的，容易受到操作者的手法、患儿体位改变等影响，导致角度测量的误差[344]。基于此，Hareendranathan 团队[345]提出了一种基于髋臼二维超声图像的半自动分割技术，通过快速生成三维髋臼的表面模型，应用髋臼接触角（acetabular contact angle，ACA）等指标完善 DDH 的诊断（图 3-6-2），获得了 88.04% 的诊断准确率。该方法的优势在于可有效克服常见的由边界缺失及噪声伪像导致分割不准确的问题，同时提高了分割的稳定性及效率。在后续研究中，Hareendranathan 团队[346]一方面应用随机森林分类器对患儿是否患有 DDH 进行自动分类（图 3-6-3），获得了良好的诊断效果；另一方面也设计了新的评价指标——医师不需要测量角度，只需描迹髋臼表面，系统即生成反映表面形状属性的发育不良指数，进一步提高了 DDH 检测的效率及准确性[347]。

除了对髋臼的精准分割，做好测量手法的规范化及图像的优化也有助于提高对 DDH 的诊断效能。一项有趣的研究探讨了标准中心平面的规定对 α 值测量准确性的影响，在髋臼脊侧缘的相对两端设立 A 点与 B 点，并从形成的平面中获取标准中心平面进行 α 值的测量，尽管这种方法只是轻微提高了角度测量的稳定性，但其为 DDH 三维超声精准诊断奠定了基础[348]。此外，由于基于 Graf 法判别正常和 DDH 的 α 值差异只有大约 17°，因此除了提高髋臼分割的准确性外，还需要同时考虑探头的位置和方位变化对诊断的影响[349]。

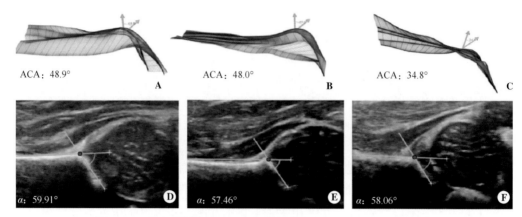

图 3-6-2　髋臼接触角（ACA）与常规使用的 2D 骨角（α）的比较

A. 在正常髋部测量的 ACA；B. 在临界情况下测量的 ACA；C. 在发育不良的髋部测量的 ACA；D. 在正常髋部（A）切面上测量的 α；E. 在临界情况下（B）切面上测量的 α；F. 在发育不良的髋关节（C）切面上测量的 α

[来源：Hareendranathan AR，Mabee M，Punithakumar K，et al，2016. A technique for semiautomatic segmentation of echogenic structures in 3D ultrasound，applied to infant hip dysplasia. Int J Comput Assist Radiol Surg，11（1）：31-42]

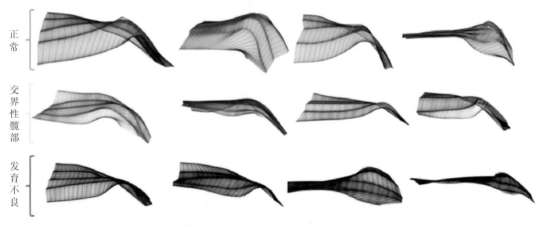

正
常

交
界
性
髋
部

发
育
不
良

图 3-6-3　基于三维超声图像对不同髋关节进行自动分类

自动分类模型对不同形状的髋关节进行自动分类

[来源：Hareendranathan AR，Zonoobi D，Mabee M，et al，2017. Semiautomatic classification of acetabular shape from three-dimensional ultrasound for diagnosis of infant hip dysplasia using geometric features. Int J Comput Assist Radiol Surg，12（3）：439-447]

除了关注测量准确性及关键解剖结构的识别误差外，解决超声图像中的散斑噪声问题也可一定程度上提高测量准确性。Sezer 等 [350] 提出了一种基于 CNN 的 DDH 分类方法，其可减少髋关节图像上的散斑噪声，对 DDH 的诊断效率可提升至 97.7%（以往文献报道约为86%）。结合精准分割、规范化操作及优质图像，是提高 DDH 诊断水平的关键因素，而三维超声可显示髋臼的完整形态，有助于避免二维扫查由各种因素导致的正常髋关节提示为发育不良，而发育不良的髋关节出现正常角度的表现 [351]。结合固定装置保证检查过程中患儿的体位固定也是一种值得探讨的方式。

三、人工智能在新生儿肺脏超声中的应用

长期以来，肺炎的诊断和鉴别诊断主要依赖 X 线与 CT 检查，但这些检查存在无法避免的辐射性。肺脏超声（lung ultrasound，LUS）具有无辐射、简便、可床边开展、可动态观察等诸多优点，且对肺脏疾病具有极高的准确性与可靠性[352]，已被证明可应用于儿童肺炎、支气管肺发育不良、肺水肿等多种肺部疾病的诊断。因此，在某些先进的 NICU，LUS 已逐步替代胸部 X 线成为新生儿肺部疾病的一线诊断手段。然而，新生儿的肺部超声诊断仍存在一定的局限性，由于肺部充满空气，利用超声检查的难度要高于实质脏器的检查。肺部被胸廓包裹，超声图像观察区域受限制（主要通过肋骨间进行观察），因此十分依赖超声医师的经验操作。肺部超声主要通过观察肺部伪像进行诊断，而这需要相应临床经验的医师进行诊断。

在新生儿 LUS 中，辨别各种伪像是鉴别诊断疾病的关键，而对这些伪像的定量准确分析是提高诊断效能的良好方法。其中，B 线是指起源于胸膜线并与之垂直，呈放射状发散至肺野并直达扫查屏幕边缘的线性高回声。B 线是重要的超声伪影，可用于 LUS 检测肺炎。它的改变可能是肺部疾病的征兆，然而，缺乏定量分析方法容易导致误诊。因此，Moshavegh 等[353] 提出了一种 LUS 检查 B 线的精确检测和可视化方法，用于自动和定量表征 B 线的分布以定量评价 B 线数量，结果显示准确率可达 90.2%（图 3-6-4）。另一种伪像——肺脏超声彗星尾征（ultrasound lung comet，ULC），常见于间质性肺水肿，表现为彗星尾声像特征。这种伪像的多少与间质性肺水肿严重程度相关，但它的计数在观察者间存在较大差异。Wang 等[354] 使用卷积神经网络对已标记的新生儿 LUS 图像进行量化分析，证实该网络对 ULC 的定量分析可以检出 80.8% 的肺水肿阳性病例。

LUS 已被证实可用于辅助肺炎的超声诊断[355]。2018 年一项研究基于图像的亮度分布模式[356] 形成特征向量，并利用神经网络实现肺炎的自动诊断（图 3-6-5）。该研究首先识别并消除了肺部超声框架中的皮肤和皮下组织（脂肪和肌肉）回声，随后使用人工智能神经网络对特征向量进行分析，实现肺炎的鉴别诊断，该研究对肺炎浸润识别的灵敏度达 90.9%，特异度达 100%，可用于临床辅助诊断肺炎，但仍需进一步大样本验证。除了肺

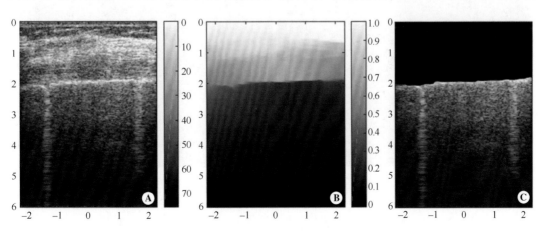

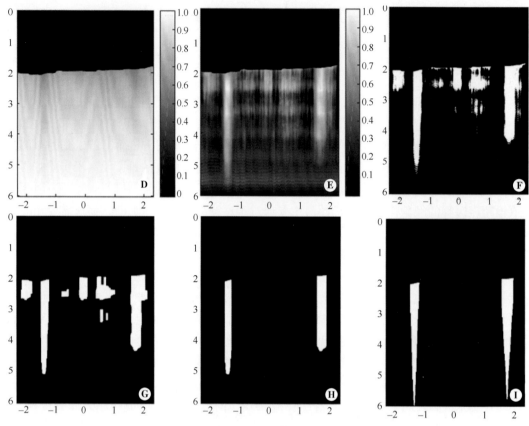

图 3-6-4　肺水肿患者 LUS 图像 B 线的自动检测

A. LUS 图像；B.A 图像的置信映射；C. 从 A 图中排除胸膜线以上的组织回声；D. 基于 C 图轴向累积图像；E. D 图像倒置并
　进行直方图均衡化；F. 在 E 图上检测到强镜面区域；G.ASE 滤波器处理的结果；H. 顶帽变换后的结果；I. 高斯拟合的结果

[来源：Moshavegh R，Hansen KL，Moller-Sorensen H，et al，2019. Automatic detection of B-lines in *in vivo* lung ultrasound.

IEEE Trans Ultrason Ferroelectr Freq Control，66（2）：309-317]

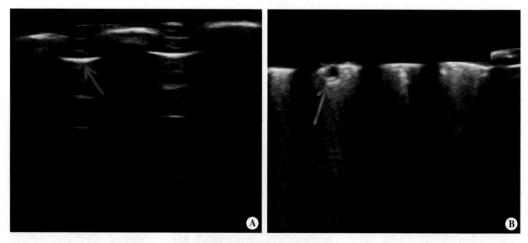

图 3-6-5　通过算法自动识别胸膜线及去除皮肤声像

A. 正常肺部的超声图像，于两个肋骨之间确定胸膜（蓝色箭头）；B. 超声图像显示肺部软组织内有实变迹象（红色箭头）

[来源：Correa M，Zimic M，Barrientos F，et al，2018. Automatic classification of pediatric pneumonia based on lung ultrasound

pattern recognition. PLoS One，13（12）：e0206410]

炎检测外，人工智能技术还可对新生儿呼吸窘迫程度进行半定量评估，如 Raimondi 等[357]将 LUS 评分和平均灰度强度与含氧指数（通过有效的评分系统和计算机辅助超声扫描分析）进行相对比较，结果表明视觉评估和灰度分析与新生儿在不同来源呼吸窘迫程度中的含氧状态具有显著的线性相关性。

目前，人工智能技术应用于儿科超声一定程度上解决了人才资源不足、超声医师经验依赖性强的痛点问题。同时，相较于台式超声设备，便携式 / 掌式超声设备更便于下沉到基层，有利于超声在儿科疾病诊断中的应用推广。然而，人工智能应用于儿科超声疾病诊断的研究尚少，且研究样本量不足。未来可通过构建多中心收集足够多的样本，进一步探究如何联合应用以获得最佳临床效果。

第七节　超声医学人工智能的情景应用

人工智能技术的发展正由单纯学术研究阶段逐渐转向产业化阶段。人工智能应用于医疗领域的最终目的不是做"能看不能用"的人工智能产品，而是实现成果切实的临床应用及转化。只有将人工智能切实应用到实际工作中，才能发挥有效作用，使精准医疗惠及更多的患者。到底何种情形下需要人工智能发挥作用？哪些人工智能产品能够帮助我们解决现实问题？本领域有了哪些新的进展？本节将针对以上疑问进行阐述。

一、人工智能远程医疗

（一）远程医疗发展现状及背景

随着智能化、信息化时代的到来，"智慧医疗"已成为全球医疗卫生领域发展大方向。然而，我国医疗系统的信息化建设落后的问题仍未有明显改善，特别是落后的农村、乡镇等医疗场所。国家卫生健康委员会发布《2018 年我国卫生健康事业发展统计公报》，数据表明民营医院数量逐年增加，现已多于公立医院数量（图 3-7-1）。超声是临床常用的诊断成像方式，但综合型、临床经验丰富的超声人才缺失的现象在医疗资源缺乏的小型医疗机构或偏远基层医疗单位尤为显著。

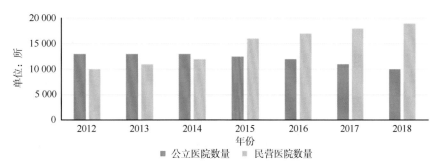

图 3-7-1　2012 ～ 2018 年全国公立医院与民营医院数量比较

2012 年起，我国陆续发布了多项与云平台、人工智能相关的政策法规，从国家层面大力支持大数据、互联网及智能化发展。云计算是信息化发展的主流方向，通过由专业的云计算中心提供资源整合，以网络服务方式交付，用户可如同用电、用水一样按需索取，使用信息资源。未来，通过构建数据资源整合的公共云平台，发展无线网络，人工智能将打破"数据孤岛"现象；通过互联网远程分析诊断，使用手持"个人数字助理"（personal digital assistant，PDA）即可便捷地连接各种诊疗仪器，使医务人员随时掌握每名患者的病案信息和最新诊疗报告，随时随地快速制订诊疗方案，指导临床合理用药，为缺少医疗资源的地区提供诊疗条件；医护人员可以在医院任何一处登录距自己最近的系统，以查询医学影像资料和医嘱；患者的转诊信息及病历可以在任意一家医院通过医疗联网方式调阅。智慧医疗正在逐渐走进人们的日常生活。

人工智能远程会诊系统一般包括超声诊断设备、IP摄像头、超声影像云服务器、远程医疗服务平台、远程医疗客户端，以及基于云平台技术的人工智能算法，从而使专家、医师及患者可通过软件客户端进行实时沟通和图像自动匹配、识别，克服了超声影像数据量、实时性要求高等一系列难题，实现了超声影像数据的实时远程传输和实时会诊交流。

智慧影像医疗云平台在基层医院的应用可有效缓解基层医院就诊压力大的现象。首先，"人工智能＋远程医学影像"可最大限度减小距离的阻碍，为基层医院提供优质医疗资源服务，提高基层医院的诊疗水平，增加就诊率，助力分级诊疗政策的实施。其次，随着网络传输速度的提高和政府在医疗上的投入加大，基层医院将有更多的医疗设备支持远程影像会诊，配合大数据分析和人工智能辅助诊断，可提高诊疗效率，有效缓解基层医疗机构人才缺乏的问题。远程医疗是解决医疗资源分布不平衡问题的重要举措，具有广阔的发展前景。

近年来，各地纷纷通过互联网通信技术革新，推动医疗产业转型，医疗影像云平台不断涌现，如2018年由深圳华大智造科技有限公司与青海大学附属医院共同合作的"包虫病远程智能超声辅助诊断项目"，通过自主研发远程超声诊断系统MGIUS-R3，协助各级防治机构开展包虫病的早期筛查和干预评估，实现了各地包虫病的早期治疗。智慧影像医疗云平台的问世，于患者而言不仅简化了就医流程，降低了医疗费用，更能增加对基层患者的关怀；对医师来说，不仅减少劳动负荷，还能提高检测准确性；对医院来说，可有效降低医疗成本，加速医疗运作，促使医疗服务体系向更加智慧、便民的方向发展。

（二）基于云计算的超声智能诊断平台

大数据的应用需要以海量的数据存储、高效的计算资源和快速的传输途径作为支撑，单一电脑的计算速度与存储容量难以直接进行大数据分析，而云计算技术的出现为这一难题提供了解决方案。通过在云端搭建服务器，可对多种类型数据进行传输、存储和分析，有助于实现数据的高效管理。当下，国际上已出现多款使用云技术搭建的影像智能诊断平台，医师和患者仅需持有操作终端即可使用这些平台，这在提高诊断效率的同时，也优化了患者的诊疗体验。以希腊爱琴大学和诺基亚西门子网络公司联合研发的影像云平台HealthCloud为例，该云平台基于Amazon云实现，主要功能包括影像数据的检索、修改与上传，患者病例管理，影像数据实时读取及数据加密。该系统支持X线、CT、MRI和超声等多种模态的医学影像。医师对影像进行诊断后，可直接上传至云平台，患者则可通过手机直接查看医师的诊断结果和相关影像，以实时地了解自身身体情况，并结合以往病历选择最佳治疗方案（图 3-7-2）。该系统的优势在于，无论是医师还是患者，只需有一台便携式的终端设备，即可直接使用这一云平台，极大地方便了医师和患者之间的沟通。

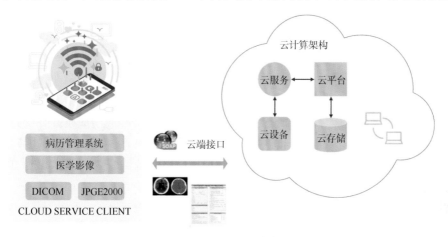

图 3-7-2 HealthCloud 云平台架构示意图

如今，便携式超声设备及相应的云平台正陆续被研发出来。此类设备可以通过 USB 接口与个人电脑、平板电脑等设备相连接，由患者自己操作来实现简单的超声影像检查。然而，缺乏专业医师的诊断，患者自己往往遗漏某些重要疾病的初期特征，导致漏诊。云计算技术可以将便携式设备所拍摄影像与医师共享，实现远程诊断，及早地帮助患者发现病灶和早期防治。美国杨百翰大学的研究团队已研发了一款云平台，它通过网络将便携超声设备与云端服务器相连接（图 3-7-3），通过上传标准化的 DICOM 影像，在云端实现数据存储与处理，形成云端 PACS 系统，医师既可在工作站上对系统中的影像进行远程诊断，也可异地进行多方数据的远程审批，审核图像质量是否合乎规范、填写内容是否符合要求，确保每一份数据都经过严格验证，具备较好的数据质量。

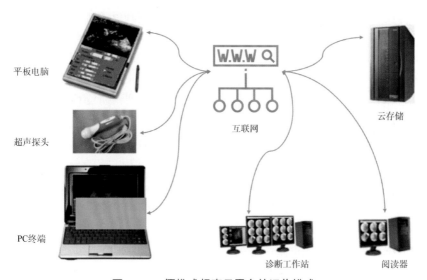

图 3-7-3 便携式超声云平台的运作模式

得益于云计算的高效运算能力，通过在云平台中嵌入 CAD 系统，可实现远程诊断与 CAD 协同的效果。在疾病的筛查和排除过程中，超声诊断必须结合患者的既往史、家族史及其他影像学资料共同进行，这要求医师具有较为丰富的临床经验。大数据分析技术则利用大量的正确超声影像对某项疾病进行训练，学习针对该疾病的影像表现，总结出计算机模拟的"经验"，实现对疾病的自动诊断。鉴于超声影像的高度普及率，海量超声数据和影像报告的收集成为可能。大数据技术可挖掘疾病与影像之间的关系，构建典型图像集；当获得新的病例后，再通过检验患者实时的超声图像与各疾病类型典型图像集间的重合关系，给出患者的确诊信息。例如，印度亚洲胃肠病研究所已经成功地在肾脏疾病诊断的便携式超声云平台中嵌入 CAD 系统（图 3-7-4），这使得医师在进行远程诊断的同时，还能获得 CAD 系统得出的诊断参考结果，加快了诊疗流程的运作。

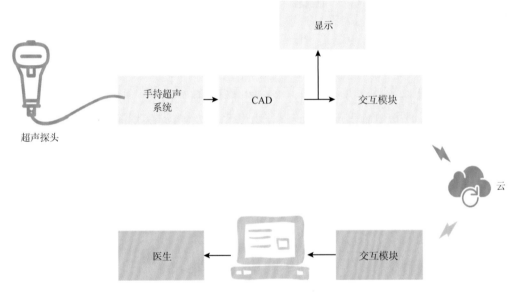

图 3-7-4　嵌入了 CAD 系统的肾脏便携超声云系统

云端服务器的搭建，也为多中心的数据收集及管理建立了良好的平台。广州医科大学附属第三医院和柏视医疗团队展开了一系列的云平台合作（图 3-7-5），将超声检查中产生的图像数据和表单数据采取云传输及云存储的方式汇集到科研资料库里，不同类型的数据信息根据预设规则分类存储管理，使得每组病例都有明确且细致的划分，以对数据进行规范处理。该系统所有模块均继续容器化技术构建，借助容器管理工具能够实现一键部署、迁移和备份。其对云上分布式部署非常有优势，能与市面上主流的云平台兼容，可通过快速扩容和增加节点解决程序并发性能问题。阅片系统基于 Web 自主开发，能够根据网络调整速度优先或成像质量优先和提供阅片辅助工具。目前，"女性生殖功能智能评估系统的多中心临床研究"云平台管理系统已成为多家医院数据传输的桥梁，将多个分中心单位的超声图像数据和检查试验数据统一汇聚到云平台上面，提升了数据集成能力，增强了样本的多样性，实现了区域信息无缝链接管理；实现了多机构协作大数据共享，支持多机构合作共同完成科研项目及课题；灵活管理海量数据样本，支持多项目多课题数据样本，为大数据挖掘提供了保障。

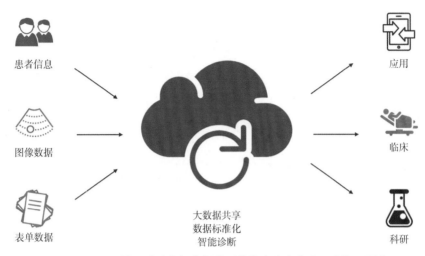

患者信息

图像数据

表单数据

大数据共享
数据标准化
智能诊断

应用

临床

科研

图 3-7-5　"女性生殖功能智能评估系统的多中心临床研究"云平台

此外，依托于云计算带来的新型服务理念，医院能以更低的开支、更好的计算资源支持医师的工作与研究，并提高大数据的收集、整理与分析等处理的效率，同时云平台也搭建起了各个医院之间、医师与患者之间、大数据和智能辅助诊断系统之间等相互连接的桥梁。近年来，大数据与云计算技术的应用日益广泛，为超声医学人工智能带来了发展契机，促使基于超声影像的人工智能诊断系统在今后的临床诊断中发挥越来越重要的作用。

二、智能超声机器人

随着机器人技术与计算机影像技术在人类视觉、触觉、行为、思维等仿生模拟领域的不断发展，医学机器人应运而生。在超声医学领域，机器人研究的目标是在无人干预的情况下，通过计算机技术使得机器人有目的地完成特定任务，进行特定操作及常规影像检查。

既往有人提出建立以语音远程引导的智能化超声远程医疗平台，但口头远程指导不能为超声诊断提供足够的图像信息。为此，有研究设计了一个装有超声探头的机械臂，可实现远程超声心动图检查。机械臂可操纵超声探头进行旋转和倾斜运动，并可操作探头在皮肤表面上平移，进行超声成像（图 3-7-6）。但这种远程超声心动图系统仍存在一些技术限制，如 7% 的图像质量不佳，难以实现测量；16% 的图像探头与皮肤接触位置出现"漏气"现象（即探头与皮肤贴合不紧密）。尽管机械臂可实现远程操控，但机械臂无法复制操作者的全部动作，并且对压力的控制灵敏度不佳。这表明除了图像质量问题外，该系统还存在潜在的患者安全性问题。

解决上述问题的关键之一是高数据传输速率的移动通信技术研发。第五代移动通信网络（fifth generation mobile networks，5G）是最新一代蜂窝移动通信技术，也是近年来的研究热点，具有高数据传输速率、减少延迟、节省能源、降低成本、提高系统容量和容许大规模设备连接等优点。5G 的发展满足了智能化超声机器人远程实时操作的流畅性需求。

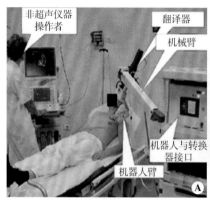
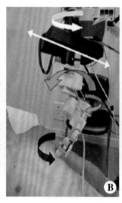
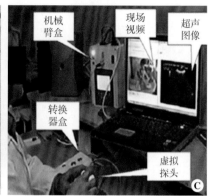

图 3-7-6 专业超声检查人员通过机械臂实现远程超声操作

A. 患者病房配有电动探针架、超声系统和非超声仪器操作者；B. 机器人手臂和平移平台的近端视图；C. 使用虚拟探头观察专家中心，专家可以监控探头的位置和超声图像

[来源：Arbeille P，Provost R，Zuj K，et al，2014. Teles-operated echocardiography using a robotic arm and an internet connection. Ultrasound Med Biol，40（10）：2521-2529]

2019 年，全球第一款 5G 人工智能乳腺超声机器人正式发布，此款机器人的特点在于无须超声医师的干涉及应用，一键启动即可实现实时标准化扫查，且可在云端进行图像勾画及识别处理，患者在 5 分钟内即可获取报告，有助于大数据背景下乳腺癌的早期筛查。但开发远程操控扫描检查机器人和无线传输技术，实现远近程交互的精准诊疗以协助医师完成临床诊疗操作，将不可避免地导致医师更加依赖程式化的设备操作，从而弱化个性化诊疗特色。2018 年世界互联网大会"互联网之光"博览会上，"千里之外"远程超声展示了如何通过 5G 网络进行触感回传，将患者超声图像及检查画面快速传递到远程医师端，其时延小于 10 毫秒，为提高急诊超声的实时性、实现高质量医疗技术普及基层提供了良好的途径。

此外，近几年发展起来的交互式人工智能（conversational AI，CoAI）也可在一定程度上解决超声机器人存在的诸如成像效果不佳、施压不均衡的问题。CoAI 是指通过对话、交互体现出来的智能行为，即智能系统与用户或环境进行交互，并在交互中实现不断的学习与模型构建。例如，在日常临床超声检查中，不同的扫描切面需要不同的患者姿势，完成一次完整的超声检查需要医师与患者共同沟通，这是目前的人工智能无法实现的。因此，未来超声人工智能的发展方向之一为建立交互性操作，提高人工智能与患者间的双向沟通，实现"类人"人工智能，提高人工智能诊疗的个体化及灵活性。

目前，国内已有诸多公司致力于研发超声人工机器人，以解决会诊时超声医师技术手法的问题，专家可以远程遥控超声机器人，实现探头的多方位旋转、定位，提高会诊的用户体验，使扫查病灶信息更全面、操作更简单方便。例如，国内上市公司华大基因旗下的华大智造研发的超声智能机器人系统（图 3-7-7），由远程控制系统、网络连接系统和远程机器人系统组成，可实现异地诊疗，节省医师和患者的就诊时间，降低就诊成本。

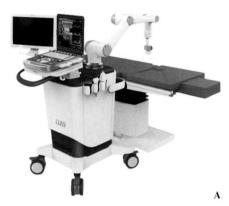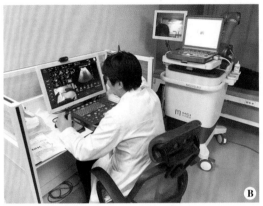

图 3-7-7　华大智造研发的人工智能超声机器人

A. 超声机器人；B. 专家远程遥控超声机器人工作图

三、"掌上超声 + 人工智能"助力基层智能诊疗

我国基层医疗市场对超声检查的需求巨大。针对超声诊疗资源分布不均的现状，2016年，国家卫生和计划生育委员会印发了《县医院医疗服务能力基本标准》和《县医院医疗服务能力推荐标准》，要求基层医疗机构配置超声设备（适用于心脏、腹部、血管超声检查），并掌握相应的诊断技术。但该政策的实施及推广受到超声人才培养耗时长、超声设备昂贵的限制。

近年来，便携式超声的发展为超声技术在基层的普及提供了新的解决方案。以"无线掌上超声"为代表的便携式超声装置，针对特殊使用场景（如急诊医疗、术中监测等），在缩小超声诊断设备体积、简化超声诊断功能的同时，大幅度降低了仪器生产制造成本，提高了基层医疗单位的接受度，有助于超声技术在基层的应用推广。将最新的人工智能成果装载于"无线掌上超声"，可在实现便携式超声诊断的同时，提供来自三甲医院的高质量辅助诊断，切实符合基层医疗的需求。例如，成都思多科医疗科技有限公司将底层平台算法和人工智能算法共同装载于便捷式超声芯片上，推出了新型无线掌上超声智能诊断模式。这种"一个探头就相当于一个智能辅助诊断系统"的模式，从硬件设备优化到辅助诊断的便捷化，不仅有助于提高基层医疗体系的运行效率，实现基层医疗单位快速应急检查、可视引导及远程会诊，还可有效改善医疗资源的地域均衡性，缓解基层医院超声人才紧缺的问题。可以预见，人工智能技术装载在便捷式设备的模式将成为超声医学人工智能未来重要的发展方向之一。

参 考 文 献

[1] Nishida N，Yamakawa M，Shiina T，et al. Current status and perspectives for computer-aided ultrasonic diagnosis of liver lesions using deep learning technology. Hepatol Int，2019，13（4）：416-421.

[2] Zhou LQ，Wang JY，Yu SY，et al. Artificial intelligence in medical imaging of the liver. World J Gastroenterol，2019，25（6）：672-682.

[3] Hwang YN，Lee JH，Kim GY，et al. Classification of focal liver lesions on ultrasound images by extracting hybrid textural

features and using an artificial neural network. Biomed Mater Eng，2015，Suppl1：S1599-S1611.

[4] Virmani J，Kumar V，Kalra N，et al. A comparative study of computer-aided classification systems for focal hepatic lesions from B-mode ultrasound. J Med Eng Technol，2013，37（4）：292-306.

[5] Virmani J，Kumar V，Kalra N，et al. Neural network ensemble based CAD system for focal liver lesions from B-mode ultrasound. J Digit Imaging，2014，27（4）：520-537.

[6] Schmauch B，Herent P，Jehanno P，et al. Diagnosis of focal liver lesions from ultrasound using deep learning. Diagn Interv Imaging，2019，100（4）：227-233.

[7] Hassan T，Elmogy M，Sallam E，et al. Diagnosis of focal liver diseases based on deep learning technique for ultrasound images. Arab J Sci Eng，2017，42（8）：3127-3140.

[8] Guo LH，Wang D，Qian YY，et al. A two-stage multi-view learning framework based computer-aided diagnosis of liver tumors with contrast enhanced ultrasound images. Clin Hemorheol Microcirc，2018，69（3）：343-354.

[9] Streba CT，Ionescu M，Gheonea DI，et al. Contrast-enhanced ultrasonography parameters in neural network diagnosis of liver tumors. World J Gastroenterol，2012，18（32）：4427-4434.

[10] Bharti P，Mittal D，Ananthasivan R，et al. Computer-aided characterization and diagnosis of diffuse liver diseases based on ultrasound imaging：A Review. Ultrason Imaging，2017，39（1）：33-61.

[11] Minhas F，Sabih D，Hussain M，et al. Automated classification of liver disorders using ultrasound images. J Med Syst，2012，36（5）：3163-3172.

[12] 王正发，栾强厚，黄鑫，等 . 用于脂肪肝分级诊断的超声图像增强算法 . 生物医学工程研究，2017（2）.

[13] Gao S，Peng Y，Guo H，et al. Texture analysis and classification of ultrasound liver images. Biomed Mater Eng，2014，24（1）：1209-1216.

[14] Chen Y，Luo Y，Huang W，et al. Machine-learning-based classification of real-time tissue elastography for hepatic fibrosis in patients with chronic hepatitis B. Comput Biol Med，2017，89：18-23.

[15] Alempijevic T，Zec S，Nikolic V，et al. Doppler ultrasonography combined with transient elastography improves the non-invasive assessment of fibrosis in patients with chronic liver diseases. Med Ultrason，2016，19（1）：7-15.

[16] Llias G，Stavros T，Stavros S，et al. A machine-learning algorithm toward color analysis for chronic liver disease classification，employing ultrasound shear wave elastography. Ultrasound Med Biol，2017，43（9）：1797-1810.

[17] Wang K，Lu X，Zhou H，et al. Deep learning radiomics of shear wave elastography significantly improved diagnostic performance for assessing liver fibrosis in chronic hepatitis B：a prospective multicentre study. Gut，2019，68（4）：729-741.

[18] Favazza CP，Gorny KR，Callstrom MR，et al. Development of a robust MRI fiducial system for automated fusion of MR-US abdominal images. J Appl Clin Med Phys，2018，19（4）：261-270.

[19] Li K，Su ZZ，Xu EJ，et al. Improvement of ablative margins by the intraoperative use of CEUS-CT/MR image fusion in hepato-cellular carcinoma. BMC Cancer，2016，16（1）：277.

[20] Toshikuni N，Shiroeda H，Ozaki K，et al. Advanced ultrasonography technologies to assess the effects of radiofrequency ablation on hepatocellular carcinoma. Radiol Oncol，2013，47（3）：224-229.

[21] Zhu M，Xu C，Yu J，et al. Differentiation of pancreatic cancer and chronic pancreatitis using computer-aided diagnosis of endoscopic ultrasound（EUS）images：A Diagnostic Test. PLoS One，2013，8（5）：e63820.

[22] Ozkan M，Cakiroglu M，Kocaman O，et al. Age-based computer-aided diagnosis approach for pancreatic cancer on endoscopic ultrasound Images. Endosc Ultrasound，2016，5（2）：101-107.

[23] Săftoiu A，Vilmann P，Gorunescu F，et al. Efficacy of an artificial neural network-based approach to endoscopic ultrasound elastography in diagnosis of focal pancreatic masses. Clin Gastroenterol Hepatol，2012，10（1）：84-90.

[24] Meola M，Samoni S，Petrucci I. Imaging in chronic kidney disease. Contrib Nephrol，2016，188：69-80.

[25] Torres HR，Queirós S，Morais P，et al. Kidney segmentation in ultrasound，magnetic resonance and computed tomography images：A systematic review. Comput Methods Programs Biomed，2018，157：49-67.

[26] Ardon R，Cuingnet R，Bacchuwar K，et al. Fast kidney detection and segmentation with learned kernel convolution and model deformation in 3D ultrasound images. IEEE，2015：268-271.

[27] Yang F，Qin W，Xie Y，et al. A shape-optimized framework for kidney segmentation in ultrasound images using NLTV denoising and DRLSE. Biomed Eng Online，2012，11：82.

[28] Marsousi M，Plataniotis KN，Stergiopoulos S. An automated approach for kidney segmentation in three-dimensional ultrasound

images. IEEE J Biomed Health Inform，2017，21（4）：1079-1094.

[29] Yin S，Peng Q，Li H，et al. Automatic kidney segmentation in ultrasound images using subsequent boundary distance regression and pixelwise classification networks. Med Image Anal，2019，60：101602.

[30] Gui L，Yang X. Automatic renal lesion segmentation in ultrasound images based on saliency features，improved LBP，and an edge indicator under level set framework. Med Phys，2017，45（1）：223-235.

[31] Kuo CC，Chang CM，Liu KT，et al. Automation of the kidney function prediction and classification through ultrasound-based kidney imaging using deep learning. NPJ Digit Med，2019，2（1）：29.

[32] 毕卉，杨冠羽，唐慧，等. 基于改进主动形状模型的前列腺超声图像分割算法. 东南大学学报（自然科学版），2017，47（05）：879-883.

[33] Wu P，Liu Y，Li Y，et al. Robust prostate segmentation using intrinsic properties of TRUS images. IEEE Trans Med Imaging，2015，34（6）：1321-1335.

[34] Azizi S，Bayat S，Yan P，et al. Detection and grading of prostate cancer using temporal enhanced ultrasound：combining deep neural networks and tissue mimicking simulations. Int J Comput Assist Radiol Surg，2017，12（8）：1293-1305.

[35] Azizi S，Mousavi P，Yan P，et al. Transfer learning from RF to B-mode temporal enhanced ultrasound features for prostate cancer detection. Int J Comput Assist Radiol Surg，2017，12（7）：1111-1121.

[36] Azizi S，Imani F，Ghavidel S，et al. Detection of prostate cancer using temporal sequences of ultrasound data：a large clinical feasibility study. Int J Comput Assist Radiol Surg，2016，11（6）：947-956.

[37] Zeng Q，Samei G，Karimi D，et al. Prostate segmentation in transrectal ultrasound using magnetic resonance imaging priors. Int J Comput Assist Radiol Surg，2018，13（6）：749-757.

[38] Zhang S，Jiang S，Yang Z，et al. An ultrasound image navigation robotic prostate brachytherapy system based on US to MRI deformable image registration method. Hell J Nucl Med，2016，19（3）：223-230.

[39] Shaaer A，Davidson M，Semple M，et al. Clinical evaluation of an MRI-to-ultrasound deformable image registration algorithm for prostate brachytherapy. Brachytherapy，2019，18（1）：95-102.

[40] Haskins G，Kruecker J，Kruger U，et al. Learning deep similarity metric for 3D MR-TRUS image registration. Int J Comput Assist Radiol Surg，2019，14（3）：417-425.

[41] Bulun SE. Uterine fibroids. N Engl J Med，2013，369（14）：1344-1355.

[42] Zhang D，Liu Y，Yang Y，et al. A region-based segmentation method for ultrasound images in HIFU therap. Med Phys，2016，43（6）：2975-2989.

[43] Ni B，He F，Yuan Z. Segmentation of uterine fibroid ultrasound images using a dynamic statistical shape model in HIFU therapy. Comput Med Imaging Graph，2015，46（3）：302-314.

[44] Rundo L，Militello C，Vitabile S，et al. Combining split-and-merge and multi-seed region growing algorithms for uterine fibroid segmentation in MRgFUS treatments. Med Biol Eng Comput，2016，54（7）：1071-1084.

[45] Militello C，Vitabile S，Rundo L，et al. A fully automatic 2D segmentation method for uterine fibroid in MRgFUS treatment evaluation. Comput Biol Med，2015，62：277-292.

[46] Wu JY，Tuomi A，Beland MD，et al. Quantitative analysis of ultrasound images for computer-aided diagnosis. J Med Imaging（Bellingham），2016，3（1）：014501.

[47] Konrad J，Merck D，Wu JY，et al. Improving ultrasound detection of uterine adenomyosis through computational texture analysis. Ultrasound Q，2018，34（1）：29-31.

[48] Park H，Lee HJ，Kim HG，et al. Endometrium segmentation on TVUS image using key-point discriminator. Med Phys，2019，46（9）：3974-3984.

[49] Michail G，Karahaliou A，Skiadopoulos S，et al. Texture analysis of perimenopausal and post-menopausal endometrial tissue in grayscale transvaginal ultrasonography. Br J Radiol，2007，80（956）：609-616.

[50] Pergialiotis V，Pouliakis A，Parthenis C，et al. The utility of artificial neural networks and classification and regression trees for the prediction of endometrial cancer in postmenopausal women. Public Health，2018，164：1-6.

[51] Makris GM，Pouliakis A，Siristatidis C，et al. Image analysis and multi-layer perceptron artificial neural networks for the discrimination between benign and malignant endometrial lesions. Diagn Cytopathol，2017，45（3）：202-211.

[52] Jemila RR，Allwin S. Classification of cervical cancer using ultrasound images. Asian J Res Soc Sci Humanit，2016，6（11）：41-48.

[53] Mason SA，O'Shea TP，White IM，et al. Towards ultrasound-guided adaptive radiotherapy for cervical cancer：Evaluation of Elekta's semiautomated uterine segmentation method on 3D ultrasound images. Med Phys，2017，44（7）：3630-3638.

[54] Chen L，Shen C，Zhou Z，et al. Automatic PET cervical tumor segmentation by combining deep learning and anatomic prior. Phys Med Biol，2019，64（8）：085019.

[55] Guan Y，Li W，Jiang Z，et al. Value of whole-lesion apparent diffusion coefficient（ADC）first-order statistics and texture features in clinical staging of cervical cancers. Clin Radiol，2017，72（11）：951-958.

[56] William W，Ware A，Basaza-Ejiri AH，et al. A review of image analysis and machine learning techniques for automated cervical cancer screening from pap-smear images. Comput Methods Programs Biomed，2018，164：15-22.

[57] Allemani C，Matsuda T，Di Carlo V，et al. Global surveillance of trends in cancer survival 2000-14（CONCORD-3）：analysis of individual records for 37 513 025 patients diagnosed with one of 18 cancers from 322 population-based registries in 71 countries. Lancet，2018，391（10125）：1023-1075.

[58] Ferrazzi E，Zanetta G，Dordoni D，et al. Transvaginal ultrasonographic characterization of ovarian masses：comparison of five scoring systems in a multicenter study. Ultrasound Obstet Gynecol，1997，10（3）：192-197.

[59] Brown DL，Doubilet PM，Miller FH，et al. Benign and malignant ovarian masses：selection of the most discriminating gray-scale and Doppler sonographic features. Radiology，1998，208（1）：103-110.

[60] Wu M，Yan C，Liu H，et al. Automatic classification of ovarian cancer types from cytological images using deep convolutional neural networks. Biosci Rep，2018，38（3）：BSR20180289.

[61] Shinagare A，Balthazar P，Ip IK，et al. High-grade serous ovarian cancer：Use of machine learning to predict abdominopelvic recurrence on CT on the basis of serial cancer antigen 125 levels. J Am Coll Radiol，2018，15（8）：1133-1138.

[62] Vargas HA，Veeraraghavan H，Micco M，et al. A novel representation of inter-site tumor heterogeneity from pre-treatment computed tomography textures classifies ovarian cancers by clinical outcome. Eur Radiol，2017，27（9）：3991-4001.

[63] Wen B，Campbell KR，Tilbury K，et al. 3D texture analysis for classification of second harmonic generation images of human ovarian cancer. Sci Rep，2016，6：35734.

[64] Wang R，Li R，Lei Y，et al. Tuning to optimize SVM approach for assisting ovarian cancer diagnosis with photoacoustic imaging. Biomed Mater Eng，2015，26（Suppl 1）：S975-S981.

[65] Sudarshan VK，Mookiah MR，Acharya UR，et al. Application of wavelet techniques for cancer diagnosis using ultrasound images：A Review. Comput Biol Med，2016，69：97-111.

[66] Enshaei A，Robson CN，Edmondson RJ. Artificial intelligence systems as prognostic and predictive tools in ovarian cancer. Ann Surg Oncol，2015，22（12）：3970-3975.

[67] Zhang L，Huang J，Liu L. Improved deep learning network based in combination with cost-sensitive learning for early detection of ovarian cancer in color ultrasound detecting system. J Med Syst，2019，43（8）：251.

[68] Wang S，Liu Z，Rong Y，et al. Deep learning provides a new computed tomography-based prognostic biomarker for recurrence prediction in high-grade serous ovarian cancer. Radiother Oncol，2019，132：171-177.

[69] Du Y，Zhang R，Zargari A，et al. Classification of tumor epithelium and stroma by exploiting image features learned by deep convolutional neural networks. Ann Biomed Eng，2018，46（12）：1988-1999.

[70] Vázquez MA，Mariño IP，Blyuss O，et al. A quantitative performance study of two automatic methods for the diagnosis of ovarian cancer. Biomed Signal Process Control，2018，46：86-93.

[71] Caetano AC，Zamarian AC，Araujo Júnior E，et al. Assessment of intracranial structure volumes in fetuses with growth restriction by 3-dimensional sonography using the extended imaging virtual organ computer-aided analysis method. J Ultrasound Med，2015，34（8）：1397-1405.

[72] Namburete AI，Stebbing RV，Kemp B，et al. Learning-based prediction of gestational age from ultrasound images of the fetal brain. Med Image Anal，2015，21（1）：72-86.

[73] van den Heuvel TLA，Petros H，Santini S，et al. Automated fetal head detection and circumference estimation from free-hand ultrasound sweeps using deep learning in resource-limited countries. Ultrasound Med Biol，2019，45（3）：773-785.

[74] van den Heuvel TLA，de Bruijn D，de Korte C，et al. Automated measurement of fetal head circumference using 2D ultrasound images. PLoS One，2018，13（8）：e0200412.

[75] Ambroise Grandjean G，Hossu G，Bertholdt C，et al. Artificial intelligence assistance for fetal head biometry：Assessment of automated measurement software. Diagn Interv Imaging，2018，99（11）：709-716.

[76] Yu Z，Tan EL，Ni D，et al. A Deep Convolutional neural network based framework for automatic fetal facial standard plane recognition. IEEE J Biomed Health Inform，2018，22（3）：874-885.

[77] Yu Z，Ni D，Chen S，et al. Fetal facial standard plane recognition via very deep convolutional networks. Conf Proc IEEE Eng Med Biol Soc，2016，2016：627-630.

[78] Tsai PY，Chen HC，Huang HH，et al. A new automatic algorithm to extract craniofacial measurements from fetal three-dimensional volumes. Ultrasound Obstet Gynecol，2012，39（6）：642-647.

[79] Jang J，Park Y，Kim B，et al. Automatic estimation of fetal abdominal circumference from ultrasound images. IEEE J Biomed Health Inform，2018，22（5）：1512-1520.

[80] Kim B，Kim KC，Park Y，et al. Machine-learning-based automatic identification of fetal abdominal circumference from ultrasound images. Physiol Meas，2018，39（10）：105007.

[81] Chen H，Ni D，Qin J，et al. Standard plane localization in fetal ultrasound via domain transferred deep neural networks. IEEE J Biomed Health Inform，2015，19（5）：1627-1636.

[82] Cobo T，Bonet-Carne E，Martínez-Terrón M，et al. Feasibility and reproducibility of fetal lung texture analysis by automatic quantitative ultrasound analysis and correlation with gestational age. Fetal Diagn Ther，2012，31（4）：230-236.

[83] Palacio M，Cobo T，Martínez-Terrón M，et al. Performance of an automatic quantitative ultrasound analysis of the fetal lung to predict fetal lung maturity. Am J Obstet Gynecol，2012，207（6）：504.e1-e5.

[84] Bonet-Carne E，Palacio M，Cobo T，et al. Quantitative ultrasound texture analysis of fetal lungs to predict neonatal respiratory morbidity. Ultrasound Obstet Gynecol，2015，45（4）：427-433.

[85] Perez-Moreno A，Dominguez M，Migliorelli F，et al. Clinical feasibility of quantitative ultrasound texture analysis：A robustness study using fetal lung ultrasound images. J Ultrasound Med，2019，38（6）：1459-1476.

[86] Femina MA，Raajagopalan SP. Anatomical structure segmentation from early fetal ultrasound sequences using global pollination CAT swarm optimizer-based Chan-Vese model. Med Biol Eng Comput，2019，57（8）：1763-1782.

[87] Rolo LC，Santana EF，da Silva PH，et al. Fetal cardiac interventricular septum：volume assessment by 3D/4D ultrasound using spatio-temporal image correlation（STIC）and virtual organ computer-aided analysis（VOCAL）. J Matern Fetal Neonatal Med，2015，28（12）：1388-1393.

[88] Yeo L，Markush D，Romero R. Prenatal diagnosis of tetralogy of Fallot with pulmonary atresia using：Fetal intelligent navigation echocardiography（FINE）. J Matern Fetal Neonatal Med，2019，32（21）：3699-3702.

[89] Baños N，Perez-Moreno A，Migliorelli F，et al. Quantitative analysis of the cervical texture by ultrasound and correlation with gestational age. Fetal Diagn Ther，2017，41（4）：265-272.

[90] Baños N，Perez-Moreno A，Julià C，et al. Quantitative analysis of cervical texture by ultrasound in mid-pregnancy and association with spontaneous preterm birth. Ultrasound Obstet Gynecol，2018，51（5）：637-643.

[91] Bahado-Singh RO，Sonek J，McKenna D，et al. Artificial intelligence and amniotic fluid multiomics：prediction of perinatal outcome in asymptomatic women with short cervix. Ultrasound Obstet Gynecol，2019，54（1）：110-118.

[92] Smeets NA，Dvinskikh NA，Winkens B，et al. A new semi-automated method for fetal volume measurements with three-dimensional ultrasound：preliminary results. Prenatal Diagnosis，2012，32（8）：770-776.

[93] Yang X，Yu L，Li S，et al. Towards automated semantic segmentation in prenatal volumetric ultrasound. IEEE Trans Med Imaging，2019，38（1）：180-193.

[94] Moratalla J，Pintoffl K，Minekawa R，et al. Semi-automated system for measurement of nuchal translucency thickness. Ultrasound Obstet Gynecol，2010，36（4）：412-416.

[95] Nie S，Yu J，Chen P，et al. Automatic detection of standard sagittal plane in the first trimester of pregnancy using 3-D ultrasound data. Ultrasound Med Biol，2017，43（1）：286-300.

[96] Fang SW，Ou CY，Tsai CC，et al. Second-trimester placental volume and vascular indices in the prediction of small-for-gestational-age neonates. Fetal Diagn Ther，2015，37（2）：123-128.

[97] Looney P，Stevenson GN，Nicolaides KH，et al. Fully automated，real-time 3D ultrasound segmentation to estimate first trimester placental volume using deep learning. JCI Insight，2018，3（11）：e120178.

[98] van den Noort F，Grob ATM，Slump CH，et al. Automatic segmentation of puborectalis muscle on three-dimensional transperineal ultrasound. Ultrasound Obstet Gynecol，2018，52（1）：97-102.

[99] Bonmati E，Hu Y，Sindhwani N，et al. Automatic segmentation method of pelvic floor levator hiatus in ultrasound using a

self-normalizing neural network. J Med Imaging（Bellingham），2018，5（2）：021206.

[100] van den Noort F，van der Vaart CH，Grob ATM，et al. Deep learning enables automatic quantitative assessment of puborectalis muscle and urogenital hiatus in plane of minimal hiatal dimensions. Ultrasound Obstet Gynecol，2019，54（2）：270-275.

[101] 陈智毅. 生殖超声诊断学. 北京：科学出版社. 2018.

[102] Potocnik B，Zazula D，Korze D. Automated computer-assisted detection of follicles in ultrasound images of ovary. J Med Syst，1997，21（6）：445-457.

[103] Potocnik B，Zazula D. Automated ovarian follicle segmentation using region growing. IEEE，2000：157-162.

[104] Bian N，Eramian MG，Pierson RA. Evaluation of texture features for analysis of ovarian follicular development. Med Image Comput Comput Assist Interv，2006，9（Pt 2）：93-100.

[105] Kiruthika V，Ramya MM. Automatic Segmentation of Ovarian Follicle Using K-means Clustering. 2014 Fifth International Conference on Signal and Image Processing，2014.

[106] Narra RT，Singhal N，Narayan NS，et al. Automated ovarian volume quantification in transvaginal ultrasound. 2018 IEEE 15th International Symposium on Biomedical Imaging，2018.

[107] Sonigo C，Jankowski S，Yoo O，et al. High-throughput ovarian follicle counting by an innovative deep learning approach. Sci Rep，2018，8（1）：13499.

[108] Deng Y，Wang Y，Shen Y. An automated diagnostic system of polycystic ovary syndrome based on object growing. Artif Intell Med，2011，51（3）：199-209.

[109] Zhang XZ，Pang YL，Wang X，et al. Computational characterization and identification of human polycystic ovary syndrome genes. Sci Rep，2018，8（1）：12949.

[110] Sinosich MJ，Ferrier A，Saunders DM. Monitoring of postimplantation embryo viability following successful *in vitro* fertilization and embryo transfer by measurement of placental proteins. Fertil Steril，1985，44（1）：70-74.

[111] Lemay A，Bastide A，Lambert R，et al. Prediction of human ovulation by rapid luteinizing hormone（LH）radioimmunoassay and ovarian ultrasonography. Fertil Steril，1982，38（2）：194-201.

[112] Sinosich MJ，Smith DH，Grudzinskas JG，et al. The prediction of pregnancy failure by measurement of pregnancy-associated plasma protein A（PAPP-A）following in vitro fertilization and embryo transfer. Fertil Steril，1983，40（4）：539-541.

[113] Lindgren I，Bååth M，Uvebrant K，et al. Combined assessment of polymorphisms in the LHCGR and FSHR genes predict chance of pregnancy after *in vitro* fertilization. Hum Reprod，2016，31（3）：672-683.

[114] Rabinowitz R，Laufer N，Lewin A，et al. The value of ultrasonographic endometrial measurement in the prediction of pregnancy following *in vitro* fertilization. Fertil Steril，1986，45（6）：824-828.

[115] van Loendersloot L，Repping S，Bossuyt PM，et al. Prediction models in *in vitro* fertilization；where are we? A mini review. J Adv Res，2014，5（3）：295-301.

[116] Kim SK，Kim H，Oh S，et al. Development of a novel nomogram for predicting ongoing pregnancy after *in vitro* fertilization and embryo transfer. Obstet Gynecol Sci，2018，61（6）：669-674.

[117] Broer SL，Dólleman M，van Disseldorp J，et al. Prediction of an excessive response in in vitro fertilization from patient characteristics and ovarian reserve tests and comparison in subgroups：an individual patient data meta-analysis. Fertil Steril，2013，100（2）：420-429.e7.

[118] McCulloch WS，Pitts W. A logical calculus of the ideas immanent in nervous activity. 1943. Bull Math Biol，1990，52（1-2）：99-115.

[119] Kaufmann SJ，Eastaugh JL，Snowden S，et al. The application of neural networks in predicting the outcome of *in-vitro* fertilization. Hum Reprod，1997，12（7）：1454-1457.

[120] Siristatidis C，Pouliakis A，Chrelias C，et al. Artificial intelligence in IVF：a need. Syst Biol Reprod Med，2011，57（4）：179-185.

[121] Siristatidis C，Vogiatzi P，Pouliakis A，et al. Predicting IVF outcome：A proposed web-based system using artificial intelligence. In Vivo，2016，30（4）：507-512.

[122] Vogiatzi P，Pouliakis A，Siristatidis C. An artificial neural network for the prediction of assisted reproduction outcome. J Assist Reprod Genet，2019，36（7）：1441-1448.

[123] Uyar A，Bener A，Ciray HN. Predictive modeling of implantation outcome in an *in vitro* fertilization setting：An application of machine learning methods. Med Decis Making，2015，35（6）：714-725.

[124] Hafiz P，Nematollahi M，Boostani R，et al. Predicting implantation outcome of *in vitro* fertilization and intracytoplasmic sperm injection using data mining techniques. Int J Fertil Steril，2017，11（3）：184-190.

[125] Blank C，Wildeboer RR，DeCroo I. Prediction of implantation after blastocyst transfer in *in vitro* fertilization：a machine-learning perspective. Fertil Steril，2019，111（2）：318-326.

[126] World Health Organization. The top 10 causes of death 2018. [2019-10-11]. https：//www.who.int/news-room/fact-sheets/detail/the-top-10-causes-of-death.

[127] Chu WK，Raeside DE. Fourier analysis of the echocardiogram. Phys Med Biol，1978，23（1）：100-105.

[128] Alsharqi M，Woodward WJ，Mumith JA，et al. Artificial intelligence and echocardiography. Echo Res Pract，2018，5（4）：115-125.

[129] Zhang J，Gajjala S，Agrawal P，et al. Fully automated echocardiogram interpretation in clinical practice. Circulation，2018，138：1623-1635.

[130] Østvik A，Smistad E，Aase SA，et al. Real-time standard view classification in transthoracic echocardiography using convolutional neural networks. Ultrasound Med Biol，2019，45（2）：374-384.

[131] Madani A，Arnaout R，Mofrad M，et al. Fast and accurate view classification of echocardiograms using deep learning. NPJ Digital Med，2018，1：6.

[132] Zhang Y，Gao Y，Jiao J，et al. Robust boundary detection and tracking of left ventricles on ultrasound images using active shape model and ant colony optimization. Biomed Mater Eng，2014，24（6）：2893-2899.

[133] de Alexandria AR，Cortez PC，Bessa JA，et al. pSnakes：a new radial active contour model and its application in the segmentation of the left ventricle from echocardiographic images. Comput Methods Programs Biomed，2014，116（3）：260-273.

[134] Alexander H，Ben R，Harriet W，et al. Improved segmentation of multiple cavities of the heart in wide-view 3-D transesophageal echocardiograms. Ultrasound Med Biol，2015，41（7）：1991-2000.

[135] Carneiro G，Nascimento JC. Multiple dynamic models for tracking the left ventricle of the heart from ultrasound data using particle filters and deep learning architectures. IEEE，2010：2815-2822.

[136] Qin X，Cong Z，Fei B，et al. Automatic segmentation of right ventricular ultrasound images using sparse matrix transform and a level set. Phys Med Biol，2013，8（21）：7609-7624.

[137] Bersvendsen J，Orderud F，Lie Ø，et al. Semiautomated biventricular segmentation in three-dimensional echocardiography by coupled deformable surfaces. J Med Imaging，2017，4（2）：024005.

[138] Haak A，Vegas-Sánchez-Ferrero G，Mulder HW，et al. Segmentation of multiple heart cavities in 3-D transesophageal ultrasound images. IEEE Trans Ultrason Ferroelectr Freq Control，2015，62（6）：1179-1189.

[139] Knackstedt C，Bekkers SCAM，Schummers G，et al. Fully automated versus standard tracking of left ventricular ejection fraction and longitudinal strain：the FAST-EFs multicenter study. J Am Coll Cardiol，201，66（13）：1456-1466.

[140] Tsang W，Salgo IS，Medvedofsky D，et al. Transthoracic 3D echocardiographic left heart chamber quantification using an automated adaptive analytics algorithm. JACC：Cardiovascular Imaging，2016，9（7）：769-782.

[141] Tamborini G，Piazzese C，Lang RM，et al. Feasibility and accuracy of automated software for transthoracic three-dimensional left ventricular volume and function analysis：Comparisons with two-dimensional echocardiography，three-dimensional transthoracic manual method，and cardiac magnetic resonance imaging. J Am Soc Echocardiogr，2017，30（11）：1049-1058.

[142] Knackstedt C，Bekkers SC，Schummers G，et al. Fully automated versus standard tracking of left ventricular ejection fraction and longitudinal strain：The FAST-EFs multicenter study. J Am Coll Cardiol，2015，66（13）：1456-1466.

[143] Thavendiranathan P，Liu S，Datta S，et al. Quantification of chronic functional mitral regurgitation by automated 3-dimensional peak and integrated proximal isovelocity surface area and stroke volume techniques using real-time 3-dimensional volume color Doppler echocardiography：*in vitro* and clinical validation. Circ Cardiovasc Imaging，2013，6：125-133.

[144] de Agustin JA，Marcos-Alberca P，Fernandez-Golfin C，et al. Direct measurement of proximal isovelocity surface area by single-beat three-dimensional color Doppler echocardiography in mitral regurgitation：a validation study. J Am Soc Echocardiogr，2012，25：815-823.

[145] Thavendiranathan P，Liu S，Datta S，et al. Automated quantification of mitral inflow and aortic outflow stroke volumes by three-dimensional real-time volume color-flow Doppler transthoracic echocardiography：comparison with pulsed-wave Doppler and cardiac magnetic resonance imaging. J Am Soc Echocardiogr，2012，25（1）：56-65.

[146] Gandhi S，Mosleh W，Shen J，et al. Automation，machine learning，and artificial intelligence in echocardiography：A brave

new world. Echocardiography，2018，35（9）：1402-1418.

[147] Kagiyama N，Toki M，Hara M，et al. Efficacy and accuracy of novel automated mitral valve quantification：three-dimensional transesophageal echocardiographic study. Echocardiography，2016，33：756-763.

[148] Jin CN，Salgo IS，Schneider RJ，et al. Using anatomic intelligence to localize mitral valve prolapse on three-dimensional echocardiography. J Am Soc Echocardiogr. 2016，29：938-945.

[149] Queirós S，Morais P，Fehske W，et al. Assessment of aortic valve tract dynamics using automatic tracking of 3D transesophageal echocardiographic images. Int J Cardiovasc Imaging，2019，35（5）：881-895.

[150] Kusunose K，Haga A，Abe T. et al. Utilization of artificial intelligence in echocardiography. Circ J，2019，83（8）：1623-1629.

[151] Sengupta PP，Huang YM，Bansal M，et al. Cognitive machine-learning algorithm for cardiac imaging：a pilot study for differentiating constrictive pericarditis from restrictive cardiomyopathy. Circ Cardiovasc Imaging，2016，9：e004330.

[152] Mahmood R，Syeda-Mahmood T. Automatic detection of dilated cardiomyopathy in cardiac ultrasound videos. Send to AMIA Annu Symp Proc，2014，865-871.

[153] Sudarshan V，Acharya UR，Ng EY，et al. Automated identification of infarcted myocardium tissue characterization using ultrasound images：A Review. IEEE Rev Biomed Eng，2015，8：86-97.

[154] Kusunose K，Abe T，Haga A，et al. A deep learning approach for assessment of regional wall motion abnormality from echocardiographic images. JACC Cardiovasc Imaging，2020，13（2 Pt 1）：374-381.

[155] Streiff C，Zhu M，Panosian J，et al. Comprehensive evaluation of cardiac function and detection of myocardial infarction based on a semi-automated analysis using full-volume real time three-dimensional echocardiography. Echocardiography，2015，32（2）：332-338.

[156] Diller GP，Lammers AE，Babu-Narayan S，et al. Denoising and artefact removal for transthoracic echocardiographic imaging in congenital heart disease：utility of diagnosis specific deep learning algorithms. Int J Cardiovasc Imaging，2019，35（12）：2189-2196.

[157] Sun L，Li Y，Zhang YT，et al. A computer-aided diagnostic algorithm improves the accuracy of transesophageal echocardiography for left atrial thrombi. J Ultrasound Med，2014，33（1）：83-91.

[158] Kumar S，Nilsen WJ，Abernethy A，et al. Mobile health technology evaluation：the mhealth evidence workshop. Am J Prev Med，2013，45：228-236.

[159] Loizou CP. Loizou. A review of ultrasound common carotid artery image and video segmentation techniques. Med Biol Eng Comput，2014，52：1073-1093.

[160] Menchón-Lara RM，Bastida-Jumilla MC，Morales-Sánchez J，et al. Automatic detection of the intima-media thickness in ultrasound images of the common carotid artery using neural networks. Med Biol Eng Comput，2014，52（2）：169-181.

[161] Chaudhry A，Hassan M，KhanA，et al. Automatic active contour-based segmentation and classification of carotid artery ultrasound images. J Digit Imaging，2013，26（6）：1071-1081.

[162] Destrempes F，Meunier J，Giroux MF，et al. Segmentation of plaques in sequences of ultrasonic B-mode images of carotid arteries based on motion estimation and a Bayesian model. IEEE Trans Biomed Eng，2011，58（8）.

[163] Ten Kate GL，Renaud GGJ，Akkus Z，et al. Far-wall pseudoenhancement during contrast-enhanced ultrasound of the carotid arteries：Clinical description and *in vitro* reproduction. Ultrasound Med Biol，2012，38（4）：593-600.

[164] Carvalho D，Akkus Z，van den Oord S，et al. Lumen segmentation and motion estimation in B-mode and contrast-enhanced ultrasound images of the carotid artery in patients with atherosclerotic plaque. IEEE Trans Med Imaging，2015，34（4）：983-993.

[165] 血管内超声在冠状动脉疾病中应用的中国专家共识专家组. 血管内超声在冠状动脉疾病中应用的中国专家共识（2018）. 中华心血管病杂志，2018，46（5）：344-351.

[166] Ukwatta E，Awad J，Ward AD，et al. Three-dimensional ultrasound of carotid atherosclerosis：Semiautomated segmentation using a level set-based method. Med Phys，2011，38（5）：2479-2493.

[167] Yang J，Faraji M，Basu A. et al. Robust segmentation of arterial walls in intravascular ultrasound images using Dual Path U-Net. Ultrasonics，2019，96：24-33.

[168] Bonanno L，Marino S，Bramanti P，et al. Validation of a computer-aided diagnosis system for the automatic identification of carotid atherosclerosis. Ultrasound Med Biol，2015，41（2）：509-516.

[169] Lorenz M，Schaefer C，Steinmetz H，et al. Is carotid intima media thickness useful for individual prediction of cardiovascular risk? Ten-year results from the Carotid Atherosclerosis Progression Study（CAPS）. Eur. Heart J，2010，31（16）：2041-

2048.

[170] Vancraeynest D，Pasquet A，Roelants V，et al. Imaging the vulnerable plaque. J Am Coll Cardiol，2011，57（20）：1961-1979.

[171] Pazinato DV，Stein BV，de Almeida WR，et al. Pixel-level tissue classification for ultrasound images. IEEE J Biomed Heal Inform，2016，20（1）：256-267.

[172] Lekadir K，Galimzianova A，Betriu À，et al. A convolutional neural network for automatic characterization of plaque composition in carotid ultrasound. IEEE J Biomed Health Inform，2017，21（1）：48-55.

[173] Jun TJ，Kang SJ，Lee JG，et al. Automated detection of vulnerable plaque in intravascular ultrasound images. Med Biol Eng Comput，2019，57（4）：863-876.

[174] Afonso D，Seabra J，Suri JS，et al. A CAD system for atherosclerotic plaque assessment. Conf Proc IEEE Eng Med Biol Soc，2012，2012：1008-1011.

[175] Busse R，Fleming I. 1998. Pulsatile stretch and shear stress：physical stimuli determining the production of endothelium-derived relaxing factors. J Vasc Res，2012，35（2）：73-84.

[176] 杜宜纲，刘德杰，沈莹莹，等. 血管壁面剪切应力的测量及其临床研究进展. 中国生物医学工程学报，2018，37（5）：593-605.

[177] Efstathopoulos EP，Patatoukas G，Pantos I，et al. Measurement of systolic and diastolic arterial wall shear stress in the ascending aorta. Phys Med，2008，24（4）：196-203.

[178] Gnasso A，Carallo C，Irace C，et al. Association between intima-media thickness and wall shear stress in common carotid arteries in healthy male subjects. Circulation，1996，94（12）：3257-3262.

[179] Wang C，Chen M，Liu SL，et al. Spatial distribution of wall shear stress in common carotid artery by color doppler flow imaging. J Digit Imaging，2013，26（3）：466-471.

[180] Pessana F，Venialgo E，Rubstein J，et al. Assessment of human instantaneous arterial diameter using B-mode ultrasound imaging and artificial neural networks：Determination of Wall mechanical properties. Conf Proc IEEE Eng Med Biol Soc，2010，2010：1409-1412.

[181] Nicolaides AN，Shifrin EG，Bradbury A，et al. Angiographic and duplex grading of internal carotid stenosis：can we overcome the confusion? Endovasc. Surg，1996，3（2）：158-165.

[182] Kyriacou EC，Pattichis MS，Pattichis CS，et al. Classification of atherosclerotic carotid plaques using morphological analysis on ultrasound images. J Appl Intell，2009，30（1）：3-23.

[183] Kyriacou EC，Pattichis C，Pattichis M，et al. A review of noninvasive ultrasound image processing methods in the analysis of carotid plaque morphology for the assessment of stroke risk. IEEE Trans Inf Technol Biomed，2010，14（4）：1027-1038.

[184] Araki T，Jain PK，Suri HS，et al. Stroke risk stratification and its validation using ultrasonic echolucent carotid wall plaque morphology：A machine learning paradigm. Comput Biol Med，2017，80：77-96.

[185] Biswas M，Kuppili V，Saba L，et al. Deep learning fully convolution network for lumen characterization in diabetic patients using carotid ultrasound：a tool for stroke risk. Med Biol Eng Comput，2019，57（2）：543-564.

[186] Ciompi F，Balocco S，Rigla J，et al. Computer-aided detection of intracoronary stent in intravascular ultrasound sequences. Med Phys，2016，43（10）：5616.

[187] Sadoughi F，Kazemy Z，Hamedan F，et al. Artificial intelligence methods for the diagnosis of breast cancer by image processing：a review. Breast Cancer（Dove Med Press），2018，10：219-230.

[188] Huang Q，Luo Y，Zhang Q. Breast ultrasound image segmentation：a survey. Int J Comput Assist Radiol Surg，2017，12（3）：493-507.

[189] Ikedo Y，Fukuoka D，Hara T，et al. Development of a fully automatic scheme for detection of masses in whole breast ultrasound images. Med Phys，200，34（11）：4378-4388.

[190] Chang RF，Chang-Chien KC，Takada E，et al. Rapid image stitching and computer-aided detection for multipass automated breast ultrasound. Med Phys，2010，37（5）：2063-2073.

[191] Kim K，Song MK，Kim EK，et al. Clinical application of S-detect to breast masses on ultrasonography：a study evaluating the diagnostic performance and agreement with a dedicated breast radiologist. Ultrasonography，2017，36（1）：3-9.

[192] Moon WK，Shen YW，Bae MS，et al. Computer-aided tumor detection based on multi-scale blob detection algorithm in automated breast ultrasound images. IEEE Trans Med Imaging，2013，32（7）：1191-1200.

[193] Lo C，Shen YW，Huang CS，et al. Computer-aided multiview tumor detection for automated whole breast ultrasound. Ultrason Imaging，2014，36（1）：3-17.

[194] Xu Y，Wang Y，Yuan J，et al. Medical breast ultrasound image segmentation by machine learning. Ultrasonics，2019，91：1-9.

[195] Wu GG，Zhou LQ，Xu JW，et al. Artificial intelligence in breast ultrasound. World J Radiol，2019，11（2）：19-26.

[196] Shan J，Alam SK，Garra B，et al. Computer-aided diagnosis for breast ultrasound using computerized BI-RADS features and machine learning methods. Ultrasound Med Biol，2016，42（4）：980-988.

[197] Huo D，Hu H，Rhie SK，et al. Comparison of breast cancer molecular features and survival by African and European ancestry in the cancer genome atlas. JAMA Oncol，2017，3（12）：1654-1662.

[198] 黄巍，程文，向佳兵，等.乳腺癌超声图征象与分子生物学之间的相关性研究.中国超声医学杂志，2010，11（26）：970-973.

[199] 张晓晓，周建桥，朱樱，等.乳腺癌超声征象与分了亚型相关性的研究.诊断学理论与实践，2012，10（2）：153-157.

[200] Çelebi F，Pilancı KN，Ordu Ç，et al. The role of ultrasonographic findings to predict molecular subtype histologic grade，and hotmone receptor status of breast cancer. Diagn Interv Radiol，2015，21（6）：448-453.

[201] Bi WL，Hosny A，Schabath MB，et al. Artificial intelligence in cancer imaging：Clinical challenges and applications. CA Cancer J Clin，2019，69（2）：127-157.

[202] 李佳伟，时兆婷，郭翌，等.超声影像组学对浸润性乳腺癌激素受体表达预测价值的探索性研究.肿瘤影像学，2017，26（2）：128-135.

[203] Flores WG，de Albuquerque Pereira WC，Infantosi AFC，et al. Improving classification performance of breast lesions on ultrasonography. Pattern Recognit，2015，48（4）：1125-1136.

[204] Nemat H，Fehri H，Ahmadinejad N，et al. Classification of breast lesions in ultrasonography using sparse logistic regression and morphology-based texture features. Med Phys，2018，45（9）：4112-4124.

[205] Hsu SM，Kuo WH，Kuo FC，et al. Breast tumor classification using different features of quantitative ultrasound parametric images. Int J Comput Assist Radiol Surg，2019，14（4）：623-633.

[206] Chen DR，Huang YL，Lin SH. Computer-aided diagnosis with textural features for breast lesions in sonograms. Comput Med Imaging Graph，2011，35（3）：220-226.

[207] 毕珂，王茵.计算机辅助诊断技术在超声医学中的应用进展.肿瘤影像学，2019，28（5）：296-300.

[208] Alvarenga AV，Infantosi AFC，Pereira WCA，et al. Assessing the combined performance of texture and morphological parameters in distinguishing breast tumors in ultrasound images. Med Phys，2012，39（12）：7350-7358.

[209] Thijssen JM. Ultrasonic tissue characterization and echographic imaging. Med Prog Technol，1987，13（1）：29-46.

[210] Insana MF，Wagner RF，Brown DG，et al. Describing small-scale structure in random media using pulse-echo ultrasound. J Acoust Soc Am，1990，87（1）：179-192.

[211] Shankar PM，Reid JM，Ortega H，et al. Use of non-Rayleigh statistics for the identification of tumors in ultrasonic B-scans of the breast. IEEE Trans Med Imaging，1993，12（4）：687-692.

[212] 童莹，严郁.基于超声 RF 信号的乳腺肿瘤分级检测方法.光电工程，2019，46（1）：1-13.

[213] Marcomini KD，Fleury EFC，Oliveira VM，et al. Evaluation of a computer-aided diagnosis system in the classification of lesions in breast strain elastography imaging. Bioengineering（Basel），2018，5（3）：62.

[214] Moon WK，Choi JW，Cho N，et al. Computer-aided analysis of ultrasound elasticity images for classification of benign and malignant breast masses. AJR Am J Roentgenol，2010，195（6）：1460-1465.

[215] Xiao Y，Zeng J，Niu L，et al. Computer-aided diagnosis based on quantitative elastographic features with supersonic shear wave imaging. Ultrasound Med Biol，2014，40（2）：275-86.

[216] Yu Y，Xiao Y，Cheng J，et al. Breast lesion classification based on supersonic shear-wave elastography and automated lesion segmentation from B-mode ultrasound images. Comput Biol Med，2018，93：31-46.

[217] Xiao Y，Zeng J，Zhang X，et al. Ultrasound strain elastography for breast lesions：Computer-aided evaluation with quantifiable elastographic features. J Ultrasound Med. 2017，36（6）：1089-1100.

[218] Moon WK，Shen YW，Huang CS，et al. Computer-aided diagnosis for the classification of breast masses in automated whole breast ultrasound images. Ultrasound Med Biol，2011，37（4）：539-548.

[219] Tan T，Platel B，Huisman H，et al. Computer-aided lesion diagnosis in automated 3-D breast ultrasound using coronal spiculation. IEEE Trans Med Imaging，2012，31（5）：1034-1042.

[220] Chiang TC，Huang YS，Chen RT，et al. Tumor detection in automated breast ultrasound using 3-D CNN and prioritized candidate aggregation. IEEE Trans Med Imaging，2019，38（1）：240-249.

[221] Chang RF，Huang SF，Moon WK，et al. Computer algorithm for analysing breast tumor angiogenesis using 3-D power Doppler ultrasound. Ultrasound Med Biol，2006，32（10）：1499-1508.

[222] Moon WK，Huang YS，Lee YW，et al. Computer-aided tumor diagnosis using shear wave breast elastography. Ultrasonics，2017，78：125-133.

[223] Huang YS，Takada E，Konno S，et al. Computer-Aided tumor diagnosis in 3-D breast elastography. Comput Methods Programs Biomed，2018，153：201-209.

[224] Zhang Q，Song S，Xiao Y，et al. Dual-mode artificially intelligent diagnosis of breast tumours in shear-wave elastography and B-mode ultrasound using deep polynomial networks. Med Eng Phys，2019，64：1-6.

[225] Liu Y，Cheng HD，Huang JH，et al. Computer aided diagnosis system for breast cancer based on color Doppler flow imaging. J Med Syst，2012，36（6）：3975-3982.

[226] Lai YC，Huang YS，Wang DW，et al. Computer-aided diagnosis for 3-d power Doppler breast ultrasound. Ultrasound Med Biol，2013，39（4）：555-567.

[227] Ciritsis A，Rossi C，Eberhard M，et al. Automatic classification of ultrasound breast lesions using a deep convolutional neural network mimicking human decision-making. Eur Radiol，2019，29（10）：5458-5468.

[228] Rodríguez-Cristerna A，Gómez-Flores W，de Albuquerque Pereira WC. A computer-aided diagnosis system for breast ultrasound based on weighted BI-RADS classes. Comput Methods Programs Biomed，2018，153：33-40.

[229] Chang RF，Hou YL，Huang CS，et al. Automatic detection of microcalcifications in breast ultrasound. Med Phys，2013，40（10）：102901.

[230] Moon WK，Huang YS，Lo CM，et al. Computer-aided diagnosis for distinguishing between triple-negative breast cancer and fibroadenomas based on ultrasound texture features. Med Phys，2015，42（6）：3024-3035.

[231] Drukker K，Sennett CA，Giger ML. Computerized detection of breast cancer on automated breast ultrasound imaging of women with dense breasts. Med Phys，2014，41（1）：012901.

[232] Stoffel E，Becker AS，Wurnig MC，et al. Distinction between phyllodes tumor and fibroadenoma in breast ultrasound using deep learning image analysis. Eur J Radiol Open，2018，5：165-170.

[233] Zhang L，Li J，Xiao Y，et al. Identifying ultrasound and clinical features of breast cancer molecular subtypes by ensemble decision. Sci Rep，2015，5：11085.

[234] Qi X，Zhang L，Chen Y，et al. Automated diagnosis of breast ultrasonography images using deep neural networks. Med Image Anal，2019，52：185-198.

[235] Hizukuri A，Nakayama R. Computer-aided diagnosis scheme for determining histological classification of breast lesions on ultrasonographic images using convolutional neural network. Diagnostics（Basel），2018，8（3）：48.

[236] Chen DR，Chien CL，Kuo YF. Computer-aided assessment of tumor grade for breast cancer in ultrasound images. Comput Math Methods Med，2015，2015：914091.

[237] Šroubek F，Bartoš M，Schier J，et al. A computer-assisted system for handheld whole-breast ultrasonography. Int J Comput Assist Radiol Surg，2019，14（3）：509-516.

[238] Cho E，Kim EK，Song MK，et al. Application of computer-aided diagnosis on breast ultrasonography：evaluation of diagnostic performances and agreement of radiologists according to different levels of experience. J Ultrasound Med，2018，37（1）：209-216.

[239] Liang XW，Cai YY，Yu JS，et al. Update on thyroid ultrasound：a narrative review from diagnostic criteria to artificial intelligence techniques. Chin Med J（Engl），2019，132（16）：1974-1982.

[240] Ardakani AA，Bitarafan-Rajabi A，Mohammadzadeh A，et al. A hybrid multilayer filtering approach for thyroid nodule segmentation on ultrasound images. J Ultrasound Med，2018，38（3）：629-640.

[241] Meiburger KM，Acharya UR，Molinari F. Automated localization and segmentation techniques for B-mode ultrasound images：A review. Comput Biol Med，2018，92：210-235.

[242] Ma J，Wu F，Jiang T，et al. Ultrasound image-based thyroid nodule automatic segmentation using convolutional neural networks. Int J CARS，2017，12（11）：1895-1910.

[243] Poudel P，Illanes A，Sheet D，et al. Evaluation of commonly used algorithms for thyroid ultrasound images segmentation and improvement using machine learning approaches. J Healthc Eng，2018，2018：8087624.

[244] Mailloux G，Bertrand M，Stampfler R，et al. Computer analysis of echographic textures in ashimoto disease of the thyroid. J Clin Ultrasound，1986，14（7）：521-527.

[245] Koprowski R，Wróbel Z，Zieleźnik W. Automatic ultrasound image analysis in Hashimoto's disease. Adv Pattern Recogn，2010，6256：98-106.

[246] Acharya UR，Vinitha Sree S，Mookiah MRK，et al. Diagnosis of Hashimoto's thyroiditis in ultrasound using tissue characterization and pixelclassification. Proc Inst Mech Eng H，2013，227（7）：788-798.

[247] Acharya UR，Sree SV，Krishnan MM，et al. Computer-aided diagnostic system for detection of Hashimoto thyroiditis on ultrasound images from a polish population. J Ultrasound Med，2014，33（2）：245-253.

[248] Omiotek Z. Improvement of the classification quality in detection of Hashimoto's disease with a combined classifier approach. Proc Inst Mech Eng H，2017，231（8）：774-782.

[249] Zhu LC，Ye YL，Luo WH，et al. A model to discriminate malignant from benign thyroid nodules using artificial neural network. PLoS One，2013，8（12）：e82211.

[250] Wang L，Yang S，Yang S，et al. Automatic thyroid nodule recognition and diagnosis in ultrasound imaging with the YOLOv2 neural network. World J Surg Oncol，2019，17（1）：12.

[251] Xia J，Chen H，Li Q，et al. Ultrasound-based differentiation of malignant and benign thyroid Nodules：An extreme learning machine approach. Comput Methods Programs Biomed，2017，147：37-49.

[252] 宋歌声，刘文慧，李进叶，等.利用超声图像纹理特征鉴别甲状腺实性结节良恶性的研究.医学影像学杂志，2015，25（4）：612-616.

[253] Abbasian Ardakani A，Gharbali A，Mohammadi A. Application of texture analysis method for classification of benign and malignant thyroid nodules in ultrasound images. Iran J Cancer Prev，2015，8（2）：116-124.

[254] Tsantis S，Dimitropoulos N，Cavouras D，et al. Morphological and wavelet features towards sonographic thyroid nodules evaluation. Comput Med Imaging Graph，2009，33（2）：91-99.

[255] Ardakani AA，Mohammadzadeh A，Yaghoubi N，et al. Predictive quantitative sonographic features on classification of hot and cold thyroid nodules. Eur J Radiol，2018，101：170-177.

[256] Ardakani AA，Mohammadzadeh A，Yaghoubi N，et al. CAD system based on B-mode and color Doppler sonographic features may predict if a thyroid nodule is hot or cold. Eur Radiol，2019，29（8）：4258-4265.

[257] 胡婷丹，彭卫军，童彤.纹理分析在结直肠癌诊治中的应用进展.肿瘤影像学，2017，4（26）：306-310.

[258] Martina S，Luca C，Arturo C，et al. Texture analysis and machine learning to characterize suspected thyroid nodules and differentiated thyroid cancer：Where do we stand? Eur J Radiol，2018，99：1-8.

[259] Bhatia KS，Lam AC，Pang SW，et al. Feasibility study of texture analysis using ultrasound shear wave elastography to predict malignancy in thyroid nodules. Ultrasound Med Biol，2016，42（7）：1671-1680.

[260] Li H，Weng J，Shi Y，et al. An improved deep learning approach for detection of thyroid papillary cancer in ultrasound images. Sci Rep，2018，8（1）：6600.

[261] Guan Q，Wang Y，Du J，et al. Deep learning-based classification of ultrasound images for thyroid nodules：a large scale of pilot study. Ann Transl Med，2019，7（7）：137.

[262] 左东奇，韩霖，陈科，等.基于卷积神经网络提取超声图像甲状腺结节钙化点的研究.生物医学工程学杂志，2018，35（05）：21-29.

[263] 李涛，李怡勇，米永巍，等.甲状腺结节钙化特征的自动提取方法研究.医疗卫生装备，2015，36（12）：28-30.

[264] Acharya UR，Faust O，Sree SV，et al. ThyroScreen system：high resolution ultrasound thyroid image characterization into benign and malignant classes using novel combination of texture and discrete wavelet transform. Comput Methods Programs Biomed，2012，107（2）：233-241.

[265] Ardakani AA，Gharbali A，Mohammadi A. Classification of benign and malignant thyroid nodules using wavelet texture analysis of sonograms. J Ultrasound Med，2015，34（11）：1983-1989.

[266] Gao L，Liu R，Jiang Y，et al. Computer-aided system for diagnosing thyroid nodules on ultrasound：a comparison with radiologist-based clinical assessments. Head Neck，2018，40（4）：778-783.

[267] Reverter JL，Vázquez F，Puig-Domingo M. Diagnostic performance evaluation of a computer-assisted imaging analysis system for ultrasound risk stratification of thyroid nodules. AJR Am J Roentgenol，2019，11：1-6.

[268] Gitto S，Grassi G，De Angelis C，et al. A computer-aided diagnosis system for the assessment and characterization of

low-to-high suspicion thyroid nodules on ultrasound. Radiol Med，2019，124（2）：118-125.

[269] Choi YJ，Baek JH，Park HS，et al. A computer-aided diagnosis system using artificial intelligence for the diagnosis and characterization of thyroid nodules on ultrasound：initial clinical assessment. Thyroid，2017，27（4）：546-552.

[270] Chen KY，Chen CN，Wu MH，et al. Computerized quantification of ultrasonic heterogeneity in thyroid nodules. Ultrasound Med Biol，2014，40（11）：2581-2589.

[271] 华兴 . 肌骨超声的应用现状与发展趋势 . 第三军医大学学报，2015，37（20）：2005-2010.

[272] Nwawka OK. Update in musculoskeletal ultrasound research. Sports Health，2016，8（5）：429-437.

[273] Zatsiorsky VM，Prilutsky B. Biomechanics of skeletal muscles. Human Kinetics，2012.

[274] Rana M，Hamarneh G，Wakeling LM. Automated tracking of muscle fascicle orientation in B-mode ultrasound images. J Biomech，2009，42（13）：2068-2073.

[275] Koo TK，Wong C，Zheng Y. Reliability of sonomyography for pectoralis major thickness measurement. J Manipulative Physiol Ther，2010，33（5）：386-394.

[276] Loram ID，Maganaris CN，Lakie M. Paradoxical muscle movement in human standing. J Physiol，2004，556（Pt 3）：683-689.

[277] Magnusson SP，Hansen P，Aagaard P，et al. Differential strain patterns of the human gastrocnemius aponeurosis and free tendon，in vivo. Acta Physiol Scand，2003，177（2）：185-195.

[278] Cronin NJ，Carty CP，Barrett RS，et al. Automatic tracking of medial gastrocnemius fascicle length during human locomotion. J Appl Physiol，2011，111（5）：1491-1496.

[279] Zhou GQ，Zheng YP. Automatic fascicle length estimation on muscle ultrasound images with an orientation-sensitive segmentation. IEEE Trans Biomed Eng，2015，62（12）：2828-2836.

[280] 李乔亮，任盼盼，张会生，等 . 基于光流的超声图像肌肉厚度自动测量方法 . 中国生物医学工程学报，2013，32（02）：149-153.

[281] Chen X，Zheng YP，Guo JY，et al. Sonomyographic responses during voluntary isometric ramp contraction of the human rectus femoris muscle. Eur J Appl Physiol，2012，12（7）：2603-2614.

[282] Zhao H，Zhang LQ. Automatic tracking of muscle fascicles in ultrasound images using localized Radon transform. IEEE Trans Biomed Eng，2011，58（7）：2094-2101.

[283] Falla D，Farina D. Neural and muscular factors associated with motor impairment in neck pain. Curr Rheumatol Rep，2007，9（6）：497–502.

[284] 王华，沈华良，陈佳佳，等 . 运动所致肌肉损伤的超声诊断价值 . 中华全科医学，2019，17（04）：641-643.

[285] 赵佳琦，徐琪，章建全，等 . 骨骼肌超声诊断迈向人工智能新领域：计算机辅助骨骼肌损伤超声定量诊断 . 第二军医大学学报，2017，38（10）：1217-1224.

[286] Kim KB，Song DH，Park HJ. Computer vision based automatic extraction and thickness measurement of deep cervical flexor from ultrasonic images. Comput Math Methods Med，2016，2016：5892051.

[287] 林懋贤 . 多发性肌炎和皮肌炎诊治指南（草案）. 中华风湿病学杂志，2004，8（5）：317-319.

[288] 傅晓红，刘森，沈燕，等 . 灰阶超声和超声弹性成像对比及联合诊断多发性肌炎、皮肌炎的探索 . 中国临床医学影像杂志，2011，22（7）：518-520.

[289] Burlina P，Billings S，Joshi N，et al. Automated diagnosis of myositis from muscle ultrasound：Exploring the use of machine learning and deep learning methods. PLoS One，2017，12（8）：e0184059.

[290] Faisal A，Ng SC，Goh SL，et al. Multiple LREK Active contours for knee meniscus ultrasound image segmentation. IEEE Trans Med Imaging，2015，34（10）：2162-2171.

[291] Faisal A，Ng SC，Goh SL，et al. Knee cartilage segmentation and thickness computation from ultrasound images. Med Biol Eng Comput，2018，56（4）：657-669.

[292] Aletaha D，Neogi T，Silman AJ，et al. 2010 rheumatoid arthritis classification criteria：an American College of Rheumatology/ European League Against Rheumatism collaborative initiative. Arthritis Rheum，2010，62（9）：2569-2581.

[293] Martins N，Sultan M，Veiga D，et al. Segmentation of the metacarpus and phalange in musculoskeletal ultrasound images using local active contours. IEEE，2016.

[294] Martins N，Sultan S，Veiga D，et al. A new active contours approach for finger extensor tendon segmentation in ultrasound images using prior knowledge and phase symmetry. IEEE J Biomed Health Inform，2017，22（4）：1261-1268.

[295] Andersen JKH，Pedersen JS，Sundahl MS，et al. Neural networks for automatic scoring of arthritis disease activity on ultrasound images. RMD Open，2019，5（1）：e000891.

[296] Olowoyeye A，Fadahunsi O，Okudo J，et al. Ultrasound imaging versus palpation method for diagnostic lumbar puncture in neonates and infants：a systematic review and meta-analysis. BMJ Paediatr Open，2019，3（1）：e000412.

[297] Yu S，Tan KK，Sng BL，et al. Lumbar ultrasound image feature extraction and classification with support vector machine. Ultrasound Med Biol，2015，41（10）：2677-2289.

[298] Li J，Chen M，Cao CL，et al. Diagnostic performance of acoustic radiation force impulse elastography for the differentiation of benign and malignant superficial lymph nodes：A Meta-analysis. J Ultrasound Med，2020，39（2）：213-222.

[299] Liu T，Ge X，Yu J，et al. Comparison of the application of B-mode and strain elastography ultrasound in the estimation of lymph node metastasis of papillary thyroid carcinoma based on a radiomics approach. Int J Comput Assist Radiol Surg，2018，13（10）：1617-1627.

[300] Mei M，Ye L，Quan J，et al. Contrast-enhanced ultrasound for the differential diagnosis between benign and metastatic superficial lymph nodes：a meta-analysis. Cancer Manag Res，2018，10：4987-4997.

[301] Gor DM，Langer JE，Loevner LA. Imaging of cervical lymph nodes in head and neck cancer：the basics. Radiol Clin North Am，2006，44（1）：101-110.

[302] Liu T，Zhou S，Yu J，et al. Prediction of lymph node metastasis in patients with papillary thyroid carcinoma：A radiomics method based on preoperative ultrasound images. Technol Cancer Res Treat，2019，18：1533033819831713.

[303] Zhang J，Wang Y，Dong Y，et al. Computer-aided diagnosis of cervical lymph nodes on ultrasonography. Comput Biol Med，2008，38（2）：234-243.

[304] Lam J，Ying M，Cheung SY，et al. A comparison of the diagnostic accuracy and reliability of subjective grading and computer-aided assessment of intranodal vascularity in differentiating metastatic and reactive cervical lymphadenopathy. Ultraschall Med，2016，37（1）：63-67.

[305] Ardakani AA，Rasekhi A，Mohammadi A，et al. Differentiation between metastatic and tumour-free cervical lymph nodes in patients with papillary thyroid carcinoma by grey-scale sonographic texture analysis. Pol J Radiol，2018，83：e37-e46.

[306] Zhang J，Wang Y，Yu B，et al. Application of computer-aided diagnosis to the sonographic evaluation of cervical lymph nodes. Ultrason Imaging，2016，38（2）：159-171.

[307] Lee JH，Baek JH，Kim JH，et al. Deep learning-based computer-aided diagnosis system for localization and diagnosis of metastatic lymph nodes on ultrasound：a pilot study. Thyroid，2018，28（10）：1332-1338.

[308] Abbasian Ardakani A，Reiazi R，Mohammadi A. A clinical decision support system using ultrasound textures and radiologic features to distinguish metastasis from tumor-free cervical lymph nodes in patients with papillary thyroid carcinoma. J Ultrasound Med，2018，37（11）：2527-2535.

[309] Kim SY，Lee E，Nam SJ，et al. Ultrasound texture analysis：Association with lymph node metastasis of papillary thyroid microcarcinoma. PLoS One，2017，12（4）：e0176103.

[310] 荣雪余，冀鸿涛，朱强，等 . 超声对乳腺癌腋窝淋巴结转移诊断作用评价 . 中国医学影像技术，2006，22（12）：1812-1814.

[311] Yu FH，Wang JX，Ye XH，et al. Ultrasound-based radiomics nomogram：A potential biomarker to predict axillary lymph node metastasis in early-stage invasive breast cancer. Eur J Radio，2019，119：108658.

[312] Meinel LA，Abe H，Bergtholdt M，et al. Multi-modality morphological correlation of axillary lymph nodes. Int J Comput Assist Radiol Surg，2010，5（4）：343-350.

[313] Drukker K，Giger M，Meinel LA，et al. Quantitative ultrasound image analysis of axillary lymph node statusin breast cancer patients. Int J CARS，2013，8（6）：895-903.

[314] Moon WK，Chen IL，Yi A，et al. Computer-aided prediction model for axillary lymph node metastasis in breast cancer using tumor morphological and textural features on ultrasound. Comput Methods Programs Biomed，2018，162：129-137.

[315] Shu LQ，Sun YK，Tan LH，et al. Application of artificial intelligence in pediatrics：past，present and future. World J Pediatr，2019，15（2）：105-108.

[316] Kozak BM，Jaimes C，Kirsch J，et al. MRI Techniques to decrease imaging times in children. Radiographics，2020，40（2）：485-502.

[317] Sarkar S，Shankaran S，Barks J，et al. Outcome of preterm infants with transient cystic periventricular leukomalacia on serial

cranial imaging up to term equivalent age. J Pediatr. 2018，195：59-65.

[318] Vandemeulebroucke J，Vansteenkiste E，Philips W. A multi-modal 2D/3D registration scheme for preterm brain images. Conf Proc IEEE Eng Med Biol Soc，2006，2006：3341-3344.

[319] Vansteenkiste E，Huysmans B，Govaert P，et al. Texture-based classification of periventricular leukomalacia in preterm ultrasound images. Curr Med Imaging Rev，2008，4（2）：113-124.

[320] Vansteenkiste E，Govaert P，Conneman N，et al. Segmentation of white matter flaring areas in ultrasound images of very-low-birth-weight preterm infants. Ultrasound Med Biol，2009，35（6）：991-1004.

[321] Tenorio V，Bonet-Carne E，Botet F，et al. Correlation between a semiautomated method based on ultrasound texture analysis and standard ultrasound diagnosis using white matter damage in preterm neonates as a model. J Ultrasound Med，2011，30（10）：1365-1377.

[322] You SK，Choi YH，Park SJ，et al. Quantitative sonographic texture analysis in preterm neonates with white matter injury：Correlation of texture features with white matter injury severity. J Ultrasound Med，2015，34（11）：1931-1940.

[323] Narchi H，Mahmoud-Ghoneim D，Skinner A，et al. Texture analysis of periventricular echogenicity on neonatal cranial ultrasound predicts periventricular leukomalacia. J Neonatal Perinatal Med，2013，6（2）：117-124.

[324] Jung HN，Suh SI，Park A，et al. Early prediction of periventricular leukomalacia using quantitative texture analysis of serial cranial ultrasound scans in very preterm infants. Ultrasound Med Biol，2019，45（10）：2658-2665.

[325] Jalali A，Buckley EM，Lynch JM，et al. Prediction of periventricular leukomalacia occurrence in neonates after heart surgery. IEEE J Biomed Health Inform，2014，18（4）：1453-1460.

[326] Jalali A，Simpao AF，Gálvez JA，et al. Prediction of periventricular leukomalacia in neonates after cardiac surgery using machine learning algorithms. J Med Syst，2018，42（10）：177.

[327] Bolisetty S，Dhawan A，Abdel-Latif M，et al. New south Wales and Australian capital territory neonatal intensive care units' data collection. Intraventricular hemorrhage and neurodevelopmental outcomes in extreme preterm infants. Pediatrics，2014；133（1）：55-62.

[328] Verrees M，Selman WR. Management of normal pressure hydrocephalus. Am Fam Physician，2004，70（6）：1071-1078.

[329] Tabrizi PR，Obeid R，Mansoor A，et al. Cranial ultrasound-based prediction of post hemorrhagic hydrocephalus outcome in premature neonates with intraventricular hemorrhage. Conf Proc IEEE Eng Med Biol Soc，2017，2017：169-172.

[330] Tabrizi PR，Obeid R，Cerrolaza JJ，et al. Automatic segmentation of neonatal ventricles from cranial ultrasound for prediction of intraventricular hemorrhage outcome. Conf Proc IEEE Eng Med Biol Soc，2018，2018：3136-3139.

[331] Qiu W，Yuan J，Kishimoto J，et al. Lateral ventricle segmentation of 3D pre-term neonates US using convex optimization. Med Image Comput Comput Assist Interv，2013，16（Pt3）：559-566.

[332] Chen Y，Qiu W，Kishimoto J，et al. A framework for quantification and visualization of segmentation accuracy and variability in 3D lateral ventricle ultrasound images of preterm neonate. Med Phys，2015，42（11）：6387-405.

[333] Qiu W，Yuan J，Kishimoto J，et al. User-guided segmentation of preterm neonate ventricular system from 3-D ultrasound images using convex optimization. Ultrasound Med Biol，2015，41（2）：542-556.

[334] Qiu W，Chen Y，Kishimoto J，et al. Automatic segmentation approach to extracting neonatal cerebral ventricles from 3D ultrasound images. Med Image Anal，2017，35：181-191.

[335] Qiu W，Chen Y，Kishimoto J，et al. Longitudinal analysis of pre-term neonatal cerebral ventricles from 3d ultrasound images using spatial-temporal deformable registration. IEEE Trans Med Imaging，2017，36（4）：1016-1026.

[336] Csutak R，Unterassinger L，Rohrmeister C，et al. Three-dimensional volume measurement of the lateral ventricles in preterm and term infants：evaluation of a standardised computer-assisted method *in vivo*. Pediatr Radiol，2003，33（2）：104-109.

[337] Boucher MA，Lippé S，Dupont C，et al. Computer-aided lateral ventricular and brain volume measurements in 3D ultrasound for assessing growth trajectories in newborns and neonates. Phys Med Biol，2018，63（22）：225012.

[338] Hope TA，Gregson PH，Linney NC，et al. Selecting and assessing quantitative early ultrasound texture measures for their association with cerebral palsy. IEEE Trans Med Imaging，2008，27（2）：228-236.

[339] Tenorio V，Bonet-Carne E，Figueras F，et al. Correlation of quantitative texture analysis of cranial ultrasound with later neuro-behavior in preterm infants. Ultrasound Med Biol，2014，40（9）：2285-2294.

[340] Sakalauskas A，Laučkaitė K，Lukoševičius A，et al. Computer-aided segmentation of the mid-brain in trans-cranial ultrasound images. Ultrasound Med Biol，2016，42（1）：322-332.

[341] Chatelain P，Pauly O，Peter L，et al. Learning from multiple experts with random forests：application to the segmentation of the midbrain in 3D ultrasound. Med Image Comput Comput Assist Interv，2013，16（Pt2）：230-237.

[342] Koob S，Garbe W，Bornemann R，et al. Is prematurity a protective factor against developmental dysplasia of the hip? A retrospective analysis of 660 newborns. Ultraschall Med，2020.

[343] Kishimoto J，de Ribaupierre S，Lee D，et al. 3D ultrasound system to investigate intraventricular hemorrhage in preterm neonates. Phys Med Biol，2013，58（21）：7513-7526.

[344] Furnes O，Lie SA，Espehaug B，et al. Hip disease and the prognosis of total hip replacements. A review of 53，698 primary total hip replacements reported to the Norwegian Arthroplasty Register 1987-99. J Bone Joint Surg Br，2001，83（4）：579-586.

[345] Hareendranathan AR，Mabee M，Punithakumar K，et al. A technique for semiautomatic segmentation of echogenic structures in 3D ultrasound，applied to infant hip dysplasia. Int J Comput Assist Radiol Surg，2016，11（1）：31-42.

[346] Hareendranathan AR，Zonoobi D，Mabee M，et al. Semiautomatic classification of acetabular shape from three-dimensional ultrasound for diagnosis of infant hip dysplasia using geometric features. Int J Comput Assist Radiol Surg，2017，12（3）：439-447.

[347] Hareendranathan AR，Mabee M，Punithakumar K，et al. Toward automated classification of acetabular shape in ultrasound for diagnosis of DDH：Contour alpha angle and the rounding index. Comput Methods Programs Biomed，2016，129：89-98.

[348] Mabee M，Dulai S，Thompson R，et al. Reproducibility of acetabular landmarks and a standardized coordinate system obtained from 3D hip ultrasound. Ultrason Imaging，2015，37（4）：267-276.

[349] Quader N，Hodgson AJ，Mulpuri K，et al. Automatic evaluation of scan adequacy and dysplasia metrics in 2-D ultrasound images of the neonatal hip. Ultrasound Med Biol，2017，43（6）：1252-1262.

[350] Sezer A，Sezer HB. Deep convolutional neural network-based automatic classification of neonatal hip ultrasound images：A novel data augmentation approach with speckle noise reduction. Ultrasound Med Biol，2020，46（3）：735-749.

[351] Jaremko JL，Mabee M，Swami VG，et al. Potential for change in US diagnosis of hip dysplasia solely caused by changes in probe orientation：patterns of alpha-angle variation revealed by using three-dimensional US. Radiology，2014，273（3）：870-878.

[352] Liang HY，Liang XW，Chen ZY，et al. Ultrasound in neonatal lung disease. Quant Imaging Med Surgl，2018，8（5）：535-546.

[353] Moshavegh R，Hansen KL，Moller-Sorensen H，et al. Automatic detection of B-lines in *in vivo* lung ultrasound. IEEE Trans Ultrason Ferroelectr Freq Control，2019，66（2）：309-317.

[354] Wang X，Burzynski JS，Hamilton J，et al. Quantifying lung ultrasound comets with a convolutional neural network：Initial clinical results. Comput Biol Med，2019，107：39-46.

[355] Bari A，Sadruddin S，Khan A，et al. Community case management of severe pneumonia with oral amoxicillin in children aged 2-59 months in Haripur district，Pakistan：a cluster randomized trial. Lancet，2011，378（9805）：1796-1803.

[356] Correa M，Zimic M，Barrientos F，et al. Automatic classification of pediatric pneumonia based on lung ultrasound pattern recognition. PLoS One，2018，13（12）：e0206410.

[357] Raimondi F，Migliaro F，Verdoliva L，et al. Visual assessment versus computer-assisted gray scale analysis in the ultrasound evaluation of neonatal respiratory status. PLoS One，2018，13（10）：e0202397.

第四章 超声医学与人工智能的思考

一个领域的飞速发展必然伴随着一系列新问题的产生。人工智能被誉为"第四次工业革命"，在为人们带来诸多便利的同时，也带来了新的问题，如在一些文学作品中，不乏描绘人类对人工智能未来发展的担忧。在超声医学领域，与人工智能的融合始终围绕着"如何解决临床问题"，看似全然正向的发展下，是否也存在一些需要留心的"陷阱"？究竟超声医师在人工智能相关研究中的定位如何？人工智能是否会代替超声医师？由谁来对人工智能产品做出的诊断负责？随着研究及应用的愈发深入，超声医师们可能会产生越来越多的困惑。

拥抱它、发展它，还是怀疑它、警惕它？这是个有趣的话题。本章将主要围绕这一话题展开叙述。

第一节 超声医学与人工智能的困境

随着超声检查需求的剧增，在人工智能在超声领域的应用越来越受关注的同时，潜在的问题也愈发显著——研究者们逐渐发现，与其他影像学检查不同，开发适用于临床的超声医学人工智能方法存在巨大的挑战[1]。

一、来源于数据和技术的挑战

《斯坦福医学2017年健康趋势报告》显示，医疗相关数据的数量正在以天文数字的速度增长，预计2020年医疗数据产生量将达到2314EB。这只是普遍现象，而对超声数据而言，同时具备数据量大、数据类型复杂、数据信息丰富等特点，使其数据处理及分析面临艰巨的挑战[2,3]。

（一）数据量大、数据类型复杂带来的处理问题

临床需求的增加及仪器性能的提高加速了超声数据量的增长。然而，超声诊断仪器本身并不具备存储及分析海量数据的条件，研究人员往往需要人为收集有效数据（包括排除质量不佳的数据、收集不同仪器来源的数据等烦琐步骤），把控数据的准确性和质量，以确保数据的有效存储。然而，这种人工操作的模式并不能应对快速增长的数据量。

此外，超声数据的复杂性也给人工智能在超声医学领域的应用带来了困难。超声数据不仅同时具备结构化（如测量数值）和非结构化数据（如动态视频），也同步包含静态和动态图像；不同仪器型号、不同的参数设置、不同的检查医师在不同时间段获取的图像数据，均存在一定的差异；每名患者检查的数据量大小也存在差异（可能只留取1～2幅

图就能说明问题，也可能同一名患者需要留取近 100 幅图像）。超声数据这种集视频、图像、文字、数字于一体，集时间维、空间维于一体的特性，是人工智能技术开展首先要解决的问题。

（二）数据共享带来的安全性问题

人工智能成果在进入实际临床应用前，需通过大量数据明确其诊断效能，这就涉及数据共享及使用的问题。数据共享在带来便捷的同时，也产生了相应的信息安全隐患——患者的个人信息可能在数据传输、保存过程中发生泄露[4]。当下，越来越多的人工智能大数据管理采用云平台管理的方式，患者数据的存储和分析都在医院监控范围之外。此外，为尽可能实现影像信息的规范化，超声图像的存储及分析多采用 DICOM 格式。然而，DICOM 数据除了记录图像信息外，同时记录了患者的个人信息、患病情况、诊断结果等，此类数据的上传更易引发信息泄露；再者，为了确保诊断的准确性，人工智能相关研究往往要求输入尽可能多的关联性数据[5]。一旦患者个人信息泄露，将可能对患者造成财产、精神及名誉上的损失，如 2017 年 5 月，DeepMind 人工智能企业与英国国家医疗服务体系合作，采用 160 万名患者的数据进行早期肾脏损伤检测的方法研究，但在这过程中，DeepMind 除了获取研究目标所需的数据外，同时也获取了患者的私密数据（如艾滋病病毒感染状况、人工流产史及既往吸毒史等），最终，此试验因未能保护患者隐私被勒令整改[6]。此外，纽约大学研究机构 AI Now 研究所的一份报告建议医疗保健等公共机构避免使用人工智能技术，因为人工智能应用过程中的"暗箱性"可能增加信息泄露的风险。

数据隐私及安全保护对人工智能建立跨行业、跨领域的大数据模型提出了政策、法规与监管方面的要求。如何有效地管理数据以保护患者隐私既是一个技术问题，也是一个社会学问题，要实现数据合理规范使用，需要从这两方面共同入手。

（三）算法、算力的局限性

尽管人工智能在医疗领域取得了诸多进展，但其实际临床应用仍存在困难，研发成果的低普适性是重要原因之一，如美国得克萨斯州安德森癌症中心与 IBM 公司于 2016 年达成合作的人工智能项目，在投入了千万美元的资金后，最终却于 2017 年取消了合作，其关键问题在于所构建的沃森（Watson）机器人无法自动读取该中心的医疗数据记录系统，大量数据仍需要人为输入系统才能开展计算机辅助决策，这种行为与人工智能开发的目的相去甚远。

实际上，不同医院所采用的医疗数据信息记录系统大多不同，而目前多数人工智能预测 / 诊断模型是基于独立数据库所构建，针对性较强，尚无法实现良好兼容（即模型只适用于某个数据库，而难以应用于其他场景）。为此，有研究对如何扩大人工智能模型的适用范围展开分析，如构建适用于不同肿瘤的分类诊断模型，或验证现有模型在其他应用场景的适用性。尽管近年来发展迅猛的深度学习技术可有效提高分析效能及准确性，但该技术对图像变化较为敏感，一个图像像素的改变可能导致输出结果大相径庭[7]，甚至将正常图像标记为异常结果，造成误诊；另外，深度学习的临床应用也受限于"黑盒子"问题，即所自动提取的特征中包含较多的抽象特征，导致模型的输出结果难以直接跟临床特征挂钩，其解释性及临床接受度不佳。为进一步推动人工智能发展，已有研究开始将深度学习特征与临床特征进行关联，相信这个"黑盒子"将逐渐被打开。

尽管人工智能在超声医学领域的应用仍存在挑战和困境，但其潜力可见一斑。重要的是，如何优化人工智能算法、提高人工智能算力，并通过规范超声图像数据，提高输入数据质量，以保证人工智能在超声医学领域的可持续发展。

二、势在必行的超声医学人工智能规范化建设

"教人工智能学习错误的知识，人工智能也只能反馈错误的结果"。在超声医学领域，人工智能的应用具有重要意义，其关键在于规范。超声医学是影像医学的重要分支，具有鲜明的特点——既有实时性及较好的可重复性，也存在着较强的主观性及操作者依赖性，如何做好规范是提高诊疗水平的关键。规范化的超声数据决定了人工智能成果的价值，而高质量的人工智能成果，又能进一步促进超声医学的规范化建设，二者可谓是"源于规范，而回归于规范"。

规范化建设是超声医学人工智能远期发展的前提，然而，对人工智能的定义、技术应用、顶层设计、应用模式等仍未有统一共识。人工智能技术的成果及突破需依托产品落地，而缺乏统一标准，将会产生一系列"不能用"或"不实用"的人工智能产品。随着超声医学人工智能的研究重心从相对简单的"图像识别、测量及良恶性判定"，逐步转移至"结局预测及预后评估"，缺乏规范化的问题将愈加凸显，如无有效解决的方法，将对该领域发展造成持续性的影响。

对超声医学来说，图像数据的规范化确保智能决策的准确性，人工智能的规范化确保智能产品的实际落地。双管齐下，超声医学人工智能产品才能在临床实际应用，实现精准医疗，切实解决民生问题。

三、超声医师的角色转换与责任归属

研究数据表明，IBM 沃森机器人可以在 17 秒内阅读 3469 本医学专著、248 000 篇论文、106 000 份临床报告、61 540 次试验数据和 69 种治疗方案，而超声医师需花费大量时间才能达到以上水平。两者比较之下，人工智能系统的研发比培养一名具备一定诊断经验的超声医师更加快速、低成本及高回报。有学者开始担忧未来，认为医师将会因此而失业、下岗[8]。对此，国际影像战略策略研讨会副主席 Donoso 认为，"人工智能是否会完全替代影像科医师无法下定论，但肯定的是，那些使用人工智能技术的影像科医师，势必会代替那些不使用人工智能技术的医师"。

（一）超声医师在诊断中的主体地位

加拿大蒙特利尔大学与魁北克省基金会于 2018 年联合公布的《蒙特利尔宣言》（全称《人工智能负责任发展蒙特利尔宣言》），是由公民、专家、公共政策制定者和行业利益相关者、民间社会组织等多领域角色历经 1 年时间，以"确定适用于人工智能领域的道

德原则和价值观，以促进人民和群体的根本利益"为目标所拟定。该宣言是目前对人工智能发展中的"人权保护"具有代表性意义的文件之一。宣言特别指出，当人工智能应用于医学领域时，要做好医师保留决策权与人工智能委托决策权的平衡。尽管人脑在大数据分析及处理方面存在局限性，但超声医师的诊疗行为并不仅仅局限于分析和处理，而是基于科学基础和人文关怀的综合行为。检查过程中，超声医师需要与患者进行沟通，对患者的一般状况进行观察评估，并随时变换扫查角度观察，结合多种信息做出全面的综合性判断，而目前人工智能还处于弱人工智能阶段，尚无法完全满足临床实际应用需求[9]。人工智能所做出的决策主要以技术人员预先设定的程序为依据，缺乏临床实际经验。既往报道指出，应用计算机辅助诊断系统可有效提高低年资超声医师对乳腺癌、甲状腺癌的诊断效能，但并不能增加高年资医师的诊断效能，且该人工智能辅助系统诊断敏感度及特异度较低[10, 11]。总而言之，可以预测，在未来很长一段时间内，超声医师在诊疗中的主体地位不可撼动。

（二）超声医师的新角色

在人工智能时代，明确超声医师的战略定位对人工智能在超声医学中的应用至关重要。超声的临床需求大，且往往需要当场出具报告，提供给超声医师的诊断时间有限。超声医师既需要仔细扫查，以避免遗漏病灶，也需要即时对病灶做出准确诊断，而人工智能的应用可有效缩短筛查时间，其发展预期目标是"解放影像医师的双手"，可以将医师从繁重的机械性工作中解脱出来，把应用重点从"手"转移到"大脑"，超声医师的角色将从操作者转变为思考者，以完成更复杂、更深入的研究[12]。

在超声医学与人工智能的融合发展中，超声医师的重要角色是临床需求的发现者。超声医师长期处于临床一线，面对各种各样的疾病，对临床需求具有高度敏感性，能从临床实践中提炼出既能满足临床需求又符合医学原理的新思路，指导新技术和新器械的研发。而超声医师也可在创新技术和器械研发过程中起到关键作用——对于超声医学与人工智能结合的领域，其面临的技术问题、医学原理都是全新的，需要医师的深度参与，提出决策性的意见，把握研发方向，才能使研究成果真正适用于临床。在新技术或新设备成型后，超声医师又是最好的实施者及验证者——在研究成果真正应用于临床前，必须经过多次"使用-反馈-完善"的循环过程，才能保证技术或设备具有临床应用价值。

其次，超声医师是超声医学人工智能方案标准的制订者及规范的执行者。相较其他影像学检查，超声图像的规范化建设更为复杂，如缺乏标准化方案及流程，则难以保证人工智能输出决策的准确性。目前市面上出现了大量号称取得显著技术进步的人工智能研发公司，但其中具有高质量诊断水平的超声辅助诊断系统并不多。基于此，2017年国家卫生和计划生育委员会发布《人工智能辅助诊断技术临床应用质量控制指标（2017年版）》，对人工智能辅助诊断的质量控制进行了明确规定，其评价指标包括诊断准确率、信息采集准确率、人工智能辅助诊断平均时间及人工智能辅助诊断增益率等。超声医学人工智能的发展，仍需要众多经验丰富的超声专家齐聚一堂，根据临床实际经验及技术开发的可行性，制定医疗人工智能应用评价体系，规范其开发流程，明确产品性能，引导超声医学人工智能产业化的健康发展，创造良性竞争环境；明确超声医学人工智能进行临床试验前应达到的诊断水平，从而筛选出高质量的人工智能诊断系统，以增加诊断可信度，使超声医学人工智能真正应用于临床工作、服务于临床。

中国科学院自动化研究所影像分析与生物特征识别专家田捷教授认为，人工智能不会替代医师，只会更有效地辅助医师，医师也不应惧怕新兴技术，而是应积极地去拥抱它。在人工智能时代，超声医师应该用好人工智能带来的便利，最大限度地发挥超声与人工智能 "1+1 > 2" 的作用，构建高质量、高实用型的超声医学人工智能辅助诊断系统。

第二节　寻求超声医学人工智能发展的应对之策

学科的融合不仅仅局限于科学研究，还是一个体系与另一个体系的碰撞。超声医学人工智能还处于起步阶段，面临上述存在的困境，各界都在积极思考应对之策。本节将从法律体系完善、超声医学规范化体系构建、复合型人才培养及产品转化体系建设方面，阐述该如何应对超声医学人工智能发展中的问题。

一、完善人工智能法律体系

随着智能化诊断系统的研究不断涌现，新的风险随即产生，其中较为显著的为数据安全及伦理问题。"无规矩不成方圆"，针对超声医学人工智能存在的困境，设置法律和监管框架是规范人工智能法律、伦理问题的有效措施。关乎个体权益的人工智能，单靠道德的规范力度并不足够，亟须通过整合法律、道德准则及社会各界资源，建立相应体系，以应对融合学科发展中存在的问题[13]。

（一）数据安全相关的法律

针对数据安全性保护，国内外已有诸多相应的条例法规。欧盟在 2018 年正式发布《通用数据保护条例》，其中规定了数据的合法性使用范围，充分肯定用户个人所具有的数据处理权利，保护个人数据安全。条例明确规定，数据持有者在收集数据前需向个人详细清晰讲述数据使用风险，尊重对方的知情同意权。《中华人民共和国网络安全法》[14] 第四十二条中同样规定，"网络运营者不得泄露、篡改、毁损其收集的个人信息；未经被收集者同意，不得向他人提供个人信息。但是，经过处理无法识别特定个人且不能复原的除外"，即患者数据上传或用于研究前，需通过技术手段对患者图像、病历中的敏感信息脱敏处理，这既保护了患者隐私信息，也实现了数据应用于临床研究的目的。此外，基于大数据背景，我国制定了《国家健康医疗大数据标准、安全和服务管理办法（试行）》，其中第十七条规定"责任单位应当建立健全涉及国家秘密的健康医疗大数据管理与使用制度，对制作、审核、登记、拷贝、传输、销毁等环节进行严格管理"，明确提出责任主体就医疗数据、患者隐私管理的原则性要求。通过法律维护数据安全，在一定程度上遏制了"恶"人工智能的出现，保证了超声医学人工智能研发的规范性，可增加患者对人工智能的信心，推进人工智能在医疗领域的发展与应用。

（二）伦理相关的法律

除了数据安全问题，完善相应法律准则，保障人工智能研发的科学性和伦理性是避免道德伦理纷争的良好办法。2015年，欧盟议会法律事务委员会（JURI）成立专门研究人工智能发展相关法律问题专家组，并于2018年发布以"以人为本"为核心观点的战略计划，提出相应的措施来解决人工智能算法偏见问题（指在看似没有恶意的程序设计中，实际已包含了程序创建者的偏见，或者采用带有偏见的数据进行算法设计），从立法上推进人工智能法律和伦理研究；2017年，电气和电子工程师协会（IEEE）发布的倡议中明确规定"开发和研究需优先考虑伦理问题，体现人权，推动人工智能的发展，增加人们对人工智能的可信度"[15]；国际电工委员会/国际标准化组织（IEC/ISO）成立研究组以寻找建立人工智能信任度的方法，评估人工智能的风险，调查算法歧视的来源并将其缩小化；我国也相应建立行业专家组，旨在将人工智能领域安全标准化。

尽管各国对人工智能相关研究所关注的内容有所不同，但人工智能法律体系构建的必要性已成为国际共识。立法机构应建立健全相关法律法规体系，规范市场行为，明确责任边界，为"人工智能+健康医疗"的发展创造良好的环境；在全面落实国家信息安全等级保护制度基础上，建立数据安全管理责任制度，制定标识赋码、科学分类、风险分级、安全审查规则，明确数据应用、信息安全与隐私保护之间的边界，对人工智能应用的安全性进行评估和监管，确保信息安全，加强隐私保护；制定相关政策，保障医疗安全及服务质量，重点在建立追溯和问责制度，对人工智能可能产生的医学伦理问题进行研究，加强对人工智能在医疗领域潜在危害与收益的评估。

人工智能与医疗的结合发展属于跨学科领域发展，社会要持审慎的态度应对，只有通过国家政策、法律法规的监管，才能与科研、医疗体系形成良性循环。值得注意的是，凡事都有两面性，应理性看待人工智能的立法监管问题，不能因为其所带来的伦理风险问题就过于谨慎而限制人工智能发展，也不能过于乐观而导致人工智能的不可控性造成严重后果。

二、超声医学规范化体系构建

纵观国内外，越来越多的企业、研究者们将大量资金和精力投入到人工智能产业领域中。超声医学与人工智能结合确实有利于超声医学的发展，但它是否能够切实立足于临床需求、是否真正具有临床价值仍值得商榷。2017年初，《新英格兰》杂志刊登了一篇名为《机器学习和医学预测——远超过高期望的峰值》的文章，研究者犀利地批判目前人工智能发展的理想化趋势，并认为反复乏味的"人机大战"、不可预测的伪证（如纠结于癌症发病率预测的几个百分点）及脱离临床指南的幻想都是十分常见的错误理念[16]。这篇文章给当下人工智能热潮适时降温，使人们的关注点又逐渐回到了人工智能的实用性（而非"功利性"）上。

2017年，国家卫生和计划生育委员会发布了《人工智能辅助诊断技术管理规范（2017年版）》，表明人工智能的规范化发展已受到政府部门的重视。针对医疗人工智能面临的数据质量问题，首先是制定数据收集标准，即在图像采集、处理、标注中，制定适合超声人工智能软件适用的行业标准。由于医疗健康数据种类繁多、标准不统一，超声领域专家应该规范超声术语及操作流程并达成共识，加快医疗数据电子化、标准化的进程，形成规范化人工智能数据集，夯实人工智能应用的数据基础；在全国范围内进行标准的规范化统一，实现影像评价的规范化，建立数据共享机制，确保各医疗数据质量，促进不同机构之间、地区之间的数据共享，解决数据孤岛问题，以形成真正的大数据。其次，国家应对数据进行科学规范的管理，促进人工智能与超声结合在临床的应用，获得准确有效的输出结果，更有利于开展高质量的超声医学人工智能诊断系统。

超声医学人工智能起步较晚，但发展迅猛。为了遏制无意义、无实用性的超声医学人工智能俯拾皆是的现象，2019 年，中国医师协会超声医师分会成立中国超声医学人工智能联盟，并发布了《中国超声医学人工智能（USAI）行为准则：北京宣言》（以下简称《宣言》），其内容主要包括规范制定、科学管理，实现医工结合、促进转化，以临床为中心、使患者利益最大化等方面。《宣言》对规范人工智能在超声领域的发展起着引领和指导作用。《宣言》规定需"制定规范、科学管理"，提出超声数据应切实有效，图像采集应规范和标准，确保为人工智能的研发与准确率的持续提升提供高质量的数据保障，即一切人工智能试验的数据需严格按照规范标准，并通过伦理审查后方可进行相关研究[17]。

《宣言》指出，需"实现医工结合、促进转化"，即超声医师需要在实际应用前进行人工智能的应用培训。只有超声医师了解人工智能辅助超声诊断的基本过程，结合自身经验，才能实现有效的人工智能。此外，宣言还规定了"以临床为中心，使患者利益最大化"，即作为理性的医疗工作者，需冷静面对人工智能的狂暴热潮，不能被"功利心"冲昏头脑，要注重人工智能成果的"实用性"，为患者谋利益。超声医学人工智能的设计要从临床需求出发，尊重临床指南的重要性，使用医学的评价体系，在临床中孵化技术；人工智能产品的开发应该由医院和医师来主导，企业或实验室提供相应的算法支持，帮助医师更好地完成工作。只有当医疗数据在医院和企业之间有流动过程，才能发挥大数据的作用，促进人工智能产品的落地；人工智能研发过程应始终将患者利益放在首位，评判人工智能对患者而言是否利大于弊，保护患者的人身安全，尊重患者的权利。

在未来生活中，人工智能必将在医疗领域扮演越来越重要的角色，我们不必惊慌，但也不可掉以轻心，面对人工智能应用于超声领域及医疗领域所存在的问题，应该制定确切的法律准则，采取合理的措施，消除人们对人工智能的不信任，找准医疗领域与人工智能共同发展的方向。

三、超声医学 – 人工智能复合型人才培养

人工智能在医疗领域的发展离不开医师及工程研究人员的共同参与，然而，超声医学乃至医疗领域本身属于独立的专业领域，人才培育需要耗费大量时间与精力。在超声医学人工智能研究中，一个普遍现象是医师不懂得人工智能知识及算法，而工程研究人员又难以理解临床实际及临床需求。据统计，我国医疗人工智能人才仅占 5%，既懂医疗又懂人工智能技术的复合型人才极其短缺，尤其是超声医学人工智能起步较晚，融合学科复合型

人才需求缺口大。在此背景下，建立医学人工智能复合型人才的培养体系迫在眉睫，需要各方共同努力。

人工智能是国家未来战略发展的重要方向，对医学人工智能复合型人才的培养应得到社会各界的重视。首先，政府应加强人工智能领域专业建设，培养人工智能算法和技术方面的优秀人才，形成"人工智能+X"复合专业培养新模式。同时，建立人工智能学院、研究院或交叉研究中心，引导高校通过增量支持和存量调整，加大对人工智能领域核心人才的培养力度。在职业院校大数据、信息管理相关专业中增加人工智能相关内容，培养人工智能应用领域技术人才。其次，医学院校作为科技第一生产力、人工智能人才输送、医学领域发展的交集点，是医学人工智能复合型人才培养计划的主策划者。医学院校可通过打造"双师"队伍，选拔有丰富医学素养的医学人才，提供人工智能相关课程学习，培养兼具医学及人工智能知识的教师；同时吸纳理工科人才，开设专业课，结合大量真实案例解读人工智能领域知识，定期举行以医学人工智能为主题的沟通交流会议，实现学科间知识的互通。

为了更好地开展人才交流，鼓励医学院校与工科方、企业方结合，成立以医疗单位、科研机构及各大高校为基础的人工智能联盟。以联盟为基础，从多方面促进人才培养计划的顺利进行：首先，整合现有的管理、人才及技术资源，创建科研平台，推动超声医学在新时期的全面发展；其次，联盟将提供产品研发及应用平台，为人工智能研发提供大量数据资源，也为产品应用提供测试平台，加快科研成果转化，为从事超声医学人工智能发展的研究者提供优质高效的沟通平台，减少前期调研寻求合作所耗费的时间与精力；此外，联盟可通过积极组织大小型交流活动，定期进行跨专业领域学习参观，如派送医学人才前往人工智能企业进修学习，深入了解人工智能的研发、操作及应用流程，共同培养兼具医学与人工智能知识的复合型人才；企业安排员工参与超声一线临床的跟学，近距离接触临床需求及问题，以更好地启发研究思路。

超声医学人工智能复合型人才要精益求精，运用丰富的临床经验及先进的人工智能技术研发符合社会医疗需求的医学人工智能产品，紧扣人工智能时代发展主旋律，适应时代改变带来的影响，促进医学未来发展。

四、引导交互式、通用型的智能辅助诊疗发展

智能辅助诊疗场景是人工智能在医疗领域最重要、最核心的应用场景之一。2017 年 7 月国务院印发的《新一代人工智能发展规划》明确指出要推广应用人工智能治疗新模式新手段。但临床超声智能辅助决策目前仍停留在"验证医师已经做出的治疗决策与人工智能辅助诊断决策的一致性"上，类似会诊的第二建议，尚不能独立诊断疾病。要真正实现智能辅助诊疗，需要引导人工智能向交互式、通用型方向发展。

目前人工智能尚处于弱人工智能时代，并不具备沟通的功能，其更多地应用在类似图像识别辅助分析这类无须实现双向交互的领域。真正的超声智能辅助诊疗则是让计算机全面地"学习"医师的行为，不仅模拟医师的思维和诊断推理，还能够进一步实现与患者、操作者之间的交互沟通，提高诊疗方案的准确性。另一方面，目前研发的超声人工智能绝大部分属于专用人工智能，即针对某一类疾病或器官实现自动识别、测量或诊断。在特定

的问题上，这些人工智能成果可以表现惊人，但却无法适用于其他疾病或领域，有专家认为，当前缺乏实现通用型人工智能的重大技术突破，如对迁移学习、无监督学习技术的深入探索。有报道表明，微软公司目前正在筹建名为 Microsoft Research AI 的人工智能技术研究院，其未来将专注于通用型人工智能技术的开发。这意味着人们已经意识到并正在采取措施使专用人工智能向通用人工智能过渡。通用型人工智能将具有更强大的临床功能，如识别任意组织及结构的图像，从而实现疾病诊断的系统性及高效性。

五、智能超声产品转化的规范化体系建设

超声影像数据逐年增长，超声医师的培养速度和工作效率难以应对这样的增长趋势，这将给医师带来巨大的压力。目前，大部分数据仍然无法离开人工分析，然而人工分析的精准性及客观性不足可导致结果的失真。基于超声医学目前存在的问题，促进超声医学人工智能产品的落地迫在眉睫。

构建人工智能医疗产品转化体系是促进人工智能产品落地的必备条件。2018 年，工业和信息化部发布了《促进新一代人工智能产业发展三年行动计划（2018—2020 年）》（以下简称《计划》），对完善人工智能发展环境提出明确要求。《计划》指出，2020 年应初步建立人工智能产业标准体系，如构建行业训练资源库、标准测试及知识产权服务平台，对相应的测试指标进行测试以筛选和评估，一系列人工智能标志性产品将取得重要突破。一个体系的建立需要多方尝试与磨合，人工智能医疗产品转化体系的建立也不例外。人工智能医疗产品转化体系的构建有以下三大要点。

首先，有效沟通是转化的前提，也是医疗人工智能产品形成的关键。在产品建模阶段，需要在已有科学原理的基础上，利用人工智能技术解决现有的实际临床问题，设计并实施建模方案。其中，临床问题的选择是关键，没有临床需求，人工智能产品将缺乏转化意义。可通过搭建产学研合作交流平台，通过医、工、企三者的有效沟通和良性竞争机制，组建真正有临床需求、有研发能力和有转化能力的研究团队。

其次，在产品化阶段，要注重产品的实用性。在产品设计和定型中，管理者需要更多地从产品使用者的角度考虑问题，了解实际的临床工作流程和使用者的实际偏好，使产品更易于被市场所接纳。产品化阶段的转化体系建设亦可依托产学研合作平台，让市场选择有竞争力的医疗人工智能研究成果进行产品化。

最后，相关监督部门应与研发机构进行定期的沟通及反馈，加强学习，共同探索人工智能医疗产品科学的审核体系，鼓励研究机构建立并明确产品上市前注册审核的准入门槛，即人工智能产品诊断性能的准确度、科学性、可靠性等；明确产品转化过程需使用统一的数据库，以验证产品的普适性；明确产品转化后的审批要求，以输出高质量的医疗人工智能产品。

目前，国内超声医学人工智能产品成功转化临床的案例尚不多，如浙江大学孔德兴教授联合浙江德尚韵兴图像科技有限公司共同研发了人工智能辅助甲状腺超声诊断系统——"DE- 超声机器人"，该系统基于深度卷积神经网络开发出自动识别甲状腺良恶性的人工智能诊断系统，能对甲状腺结节图像进行预处理，利用卷积神经网络自动分割出结节区域，并针对提取出的特征进行分类，仅需 0.5 秒即可自动生成甲状腺超声辅助诊断结果。该系

统识别甲状腺结节良恶性的准确率超过85%，并已在浙江大学附属第一医院、浙江大学医学院附属邵逸夫医院等医院开展临床试验，并于当地基层社区卫生中心进行试点，为居民带来了便捷、高效的诊疗服务。未来，将有越来越多的人工智能转化产品面世，为人们提供更多的便利。

"千人同心，则得千人之力"，只有通过多方面的共同探讨及合作，才能成功构建基于统一标准的、科学的医疗人工智能产品转化规范化体系，为从事超声医学人工智能的研发人员提供"出路"，加速高质量人工智能产品的临床转化及应用。

尽管各学科在实现优势互补的同时，带来了诸如"难以相互理解"、"流程机制不同"、"责任归属不明确"及"角色定位不清晰"等新问题，这些问题会延缓学科融合的发展进程。但正如IBM首席执行官吉尼·罗曼提所言，"有些人把这种技术称为'人工智能'，但实际情况是这种技术将增强我们人类的能力。增强的是人类的智能，而非'人工'的智能"。如何增加医工双方的有效沟通，确立研究及应用流程机制，明确各方角色定位及责任归属，是突破当下医疗人工智能发展瓶颈的关键，值得参与其中的研究人员去深入思考，并付诸实践。

参 考 文 献

[1] Akkus Z，Cai J，Boonrod A，et al. A survey of deep-learning applications in ultrasound：Artificial intelligence-powered ultrasound for improving clinical workflow. J Am Coll Radiol，2019，16（9 Pt B）：1318-1328.

[2] Fan J，Han F，Liu H. Challenges of big data analysis. Natl Sci Rev，2014，1（2）：293-314.

[3] Shahid S，Jaafar NI，Bahri S，et al. Sentiment analysis of big data：Methods，applications，and open challenges. IEEE Access，2018，6：37807-37827.

[4] Cardenas AA，Manadhata PK，Rajan SP. Big data analytics for security. IEEE Security and Privacy Magazine，2013，11（6）：74-76.

[5] 陈雪，霍原. 论远程医疗中患者隐私权的保护. 中国医学伦理学，2018，31（09）：1143-1147.

[6] Miller DD，Brown EW. Artificial intelligence in medical practice：The question to the answer? Am J Med，2018，131（2）：129-133.

[7] Su J，Vargas DV，Sakurai K. One-pixel attack for fooling deep neural networks. IEEE Transactions on Evolutionary Computation，2019，23（5）：828-841.

[8] Tang X，Wang B，Rong Y. Artificial intelligence will reduce the need for clinical medical physicists. J Appl Clin Med Phys，2019，19（1）：6-9.

[9] Goldhahn J，Rampton V，Spinas GA. Could artificial intelligence make doctors obsolete? BMJ，2018，363：k4563.

[10] Chabi ML，Borget I，Ardiles R，et al. Evaluation of the accuracy of a computer-aided diagnosis（CAD）system in breast ultrasound according to the radiologist's experience. Acad Radiol，2012，19（3）：311-319.

[11] Choi YJ，Baek JH，Park HS，et al. A computer-aided diagnosis system using artificial intelligence for the diagnosis and characterization of thyroid nodules on ultrasound：Initial clinical assessment. Thyroid，2017，27（4）：546-552.

[12] Zeng FY，Liang XW，Chen ZY. New roles for clinicians in the age of artificial intelligence. BIO Integration，2020. doi：10.15212/bioi-2020-0014.

[13] Liew C. The future of radiology augmented with artificial intelligence：a strategy for success. Eur J Radiol，2018，102：152-156.

[14] 全国人民代表大会常务委员会. 中华人民共和国网络安全法. 人民日报，2016-11-23（014）.

[15] Chatila R，Firth-Butterflied K，Havens JC，et al. The IEEE global initiative for ethical considerations in artificial intelligence and autonomous systems. IEEE Robotics & Automation Magazine，2017，24（1）：110.

[16] Chen JH，Asch SM. Machine learning and prediction in medicine-beyond the peak of inflated expectations. N Engl J Med，2017，376（26）：2507-2509.

[17] 何文. 中国超声医学人工智能行为准则：北京宣言. 中国医学影像技术，2019，35（01）：1.